Feel to Heal

釋放創傷，從呼吸開始

Giten Tonkov

吉騰・湯柯夫——著

致吾兒，聖吉

目錄

推薦序

一把探入身心奧祕的關鍵鑰匙——生物能呼吸法

——生物能呼吸執行師、PATH 身心靈中心創辦人 Kaveesha 吳曉艾

探索身心靈至今已經第十九個年頭了。

起初只能在職場上透過證明自己而找到價值，近十多年來專職的探索身心整合，把它變成了人生志業。我沒有想過我的生命還會再有其他的選擇。只不過這一路的探索也是跌跌撞撞，直到我開始真的正視我的「身體」，去了解它時時刻刻在訴說什麼，領會它超越頭腦認知的療癒力與奧祕。當我意識到心靈的探索必定得始於對身體（生理）的理解與和解，我終於感到一切就緒；這一條透過親近身體而解放心靈的路，只需我確信地、勤懇地走下去。

大約在十年前我經歷了人生第一次呼吸個案(Breath Session)，我對呼吸工作的威力震撼不已。我首次體驗到頭腦完全不知道發生什麼，但是身體經歷了無法控制激烈的釋放：情緒的崩潰，身體不自主的顫抖將近十多分鐘……我隱約知道有個很大的「能量」被釋

放。直到後來，在認識了「生物能呼吸」之後，我才理解發生在我身上的是典型的創傷釋放。而我甚至對於到底是哪一個創傷事件、我究竟經歷過什麼真的「創傷」一無所知，在頭腦的層次上一無所知。

我後來也理解，幸好我當時神經系統的「恢復力」（Resiliency）相對健康，所以對我身心系統帶來還算正向的影響。否則，那種猛爆性的釋放，有時候對於神經系統是會有後遺症的。在那次的震撼之後，我對於呼吸法升起極大的興趣而想要繼續探索。我發現以這種繞過頭腦的方式來觸及潛意識，進而改變內在狀態與信念，比其他我所知的方式直接多了。就在這時候，我在印度遇見了吉騰。

我和吉騰是在印度普那的靜心中心認識的，我們當時在同一個家族排列的訓練課中，我對他印象特別深刻。跟其他參與者比較不同的是，他對於排列案主本身所展現的身體反應特別有興趣，經常詢問訓練師相關的問題，我也因此在解讀肢體反應上受惠不少。後來我們熟識起來，知道他是個呼吸訓練師與身體工作者，他跟我說：他發展了一種呼吸工作方式，結合了幾種療癒方法與靜心。由於我對於這些方法有些了解，一聽到這樣的組合，腦子裡當下就「大放煙火」。Brilliant!! 我不假思索地讚嘆，並且知道這個肯定有奇效！吉騰整合了許多相互截長補短的工作方式，改善了我先前提到過於猛烈可能引發的後遺症，運用本書提到的「擺盪」（Pendulation）與「循序漸進」（Titration），讓創傷釋放變得溫和，卻更加有效。

接下來就是與吉騰長達十年的學習與合作；在台灣、印度與中國，擔任學員、翻譯、課程主辦方的各種角色。這些年來，在我身上所體驗到的，以及在訓練中看見的實證，我有著如吉騰在書中提到的感受：「我感到自己身體的每一個細胞都確信這種模式是有效的。」

印象最深刻的是在大陸的那幾年，有一位面容愁苦，身體緊縮的重度憂鬱症女學員，頭兩次的訓練，每一次呼吸她就崩潰抓狂，我當時心想，「老天！這真的對她有效嗎？」到了第三年，我忽然發現她的體態已改變，整個臉也明亮起來，多了許多笑容，呼吸時也不再「起肖」，非常進入狀況。我真是有說不出的感動。

我也是在大陸與娜塔莉（Natalie Keany）相遇的。當時她是吉騰的首席助教，一位美麗、優雅、飽富內涵又充滿著療癒力的女人。後來，我邀請她來台灣開工作坊，才有機會更了解她的故事。當時我們的團體課程中有位非常害羞，身體姿態與說話都十分畏縮的小女生，連眼神都很難與人接觸，娜塔莉對我說：「六年前的我，完全就是這個樣子！是呼吸改變了我的生命。」我詫異到極點，人真的可以有這麼大的變化啊！現在的她，是位非常優秀的療癒師與課程帶領人，協助了數以千計的人轉化生命。

而我自己在這些年來，除了身體的彈性與柔軟度提升，內在的莫名焦慮降低不少，心靈空間擴增，對於我多年的靜心修持有明顯的幫助。這些逐漸的改變，我無法明確指出是哪一次的呼吸，釋放了哪一個事件。但我知道改變持續發生著，頭腦其實不需要知道是如何做到的，而我對身體自行整合與療癒的力量越來越信任。

很高興這本書中文版終於問世，透過它，吉騰分享了他多年工作的精華，清晰說明了創傷的普遍性、原理與因應之道。無論「創傷」二字對你而言是否具有特別意義，我認為這本書傳遞出最珍貴的訊息，是關於「感受身體」對身心整合的必要性，以及對於「生命永遠會找到出路」的那份敬意。

編者序

一位代筆作家的回顧

我們與作者合作的方式通常是協助蒐集他或她發想的素材，並將這些想法整理後安排出版。我們這些文字技師會查看已編譯的內容，為當中不足的部分提出評論。我們探討文章的形式、風格、語氣和嗓音，並可能著手匯集支持書中論點的資料，查明其來源和分析例證。我們也會考慮語法，進行討論。有時討論不一而足。如果一位受聘的作家運氣夠好的話，他或她還可能被安排去一些有趣的地方旅行，參加專業研討會或家庭聚會，享用別人烹調的家常菜餚。

與吉騰的合作案有別於我以往的經歷。他是講求實際體驗的人。他過的生活是他所學領域的親身實踐與展現。他的使命是與世界各地的人們合作，除了英語外，他還會好幾種語言。他很勇敢，很有自信，對新的資訊充滿好奇、興趣和熱情。他也樂於改變。這些都是他能夠自創「生物能呼吸與創傷釋放法」（BioDynamic Breathwork & Trauma Release System®,BBTRS®）模式的原因。創造新的事物是需要具有靈活性的。

吉騰也在不停地移動中。如果你以研究員的身分，請他提供他所引用資料背後的科學依據，他會告訴你他讀過哪些資料，通常還會跟你說那是誰寫的。但由於他的生活行囊已經簡約成一只旅行箱，他的工作場所散布在幾個大洲的度假勝地，所以他沒辦法快速地翻找出哪一頁文件。不過他往往就是會知道一些事情，而且還能優雅而沉穩地解說它們。

吉騰將古老的傳統帶入當今的世界。就如巫醫和世世代代的能人異士一般，他走過一個又一個的村莊，把自己的知識分享給大眾。他並非帶著書庫旅行，而是靈活運用自己的經驗、直覺、知識和常識。在吉騰的例子中，他工作的場所是世界的舞台，在不同國家的村莊內。他身體力行自己所教導的一切。

不過，起初我不完全理解吉騰提供的資料其內容深度。當我在探索他所描述的一切時，很容易回到我受過的心理學訓練上，並停留在大腦的思維中。這是無法避免的，因為我們是以談話開始的——有時透過好幾天面對面的訪談，有時則是長時間密集的電話或視訊討論。我們記錄了一年多的對話內容。然而，當我開始認真對待事實時，我意識到需要投入的不僅僅是自己的頭腦；我必須親身體驗生物能呼吸。

我到底經驗了什麼？生物能呼吸法究竟是什麼？它利用呼吸訓練來刺激身體與生俱來的神經系統作用，使我們更能感知自身體內正發生的變化。練習者獲得指導後將學會如何感覺，允許身體以它天生結構性的表達來活動，進而真正釋放壓力。其他包括靜心、身體工作、聲音和情緒表達的元素也能促進釋放。

生物能呼吸法提供不同的思維方式來終止思考。只要讓身體接管一切，因為它已經知道該做什麼了。

「我不必負責」，上完第一堂課後，我才明白了吉騰曾告訴我這句話的意思。當一週結束，生物能呼吸法已經清理我的內在，彷彿接收了一場內心洗禮。

我頭一次知道該怎麼**實在地**、**真切地呼吸**。

此後，我從這個新的角度出發，再與醫生、心理學家、按摩治療師、生物能呼吸的學員、統計學家和創傷領域的專家進行訪談。我花了幾個月的時間研究具體的生理過程、物理學、能量、東西方的醫學、聲波、身體結構、壽命發展、表觀遺傳學、各種動物、焦慮症、創傷後壓力症候群（PTSD）、性、疾病、靜心、情緒、跨文化的影響，以及幸福。經由這個過程，我明瞭自己內在起伏的樣貌。

本書即是這些成果的問世，其內容企圖捕捉吉騰對當今創傷釋放的微妙過程所做的貢獻。他的訓練方式是假定世界比我們眼見的更廣大；它既是科學的，也是玄學的，是兼具靈性和物質的；而由於每隻蝴蝶都會振翅高飛（以及與吉騰合作的每個人），他的訓練法將繼續成長和改變，就像我們所有人一樣。

猶如我開始學習時那樣，我們以文字為這個計畫開頭——縱然文字只能言盡於此。

當你讀到這兒時，請卸下你的包袱，做好準備。

現在輪到你來體驗了。

克莉斯汀・唐楠　美國南達科他州

前言

這本書可以說在我十二歲時就誕生了，那時我因為一場突如其來的車禍而昏迷不醒。當時我沒有「看見車開過來」，車禍後的幾年裡，我以為經過醫療的手段，自己已經完全康復了。後來，當我成年後在練習宣洩式呼吸法時，我才發現自己體內還遺留著創傷殘留物。當我思索著十二歲的自己是怎樣經驗創傷衝擊時，我終於意識到我的「戰逃反應」（戰鬥或逃跑，fight-or-flight）在當時根本沒有得到處理。當我失去知覺時，任何可能讓「戰逃反應」解除或進行到底的機會都嘎然停止了。透過呼吸鍛練，我用心努力地剝離層層鎖在我體內的創傷。由於我當時選擇的呼吸法具有宣洩的性質，做完之後的幾個月我整個人都虛脫了。

呼吸練習很自然地成為我首選的療法，這源自於我的第一嗜好，我從七歲起就認真地練習吹小號直到十九歲，因為我打算成為一名專業音樂家。每天我都練好幾個小時，用我的呼吸來創造聲音。呼吸就是我的工具，也是我的娛樂。只有我的音樂夥伴們才能明白，為什麼我們會選擇練樂器而不是跟朋友們一起玩遊戲。

我們一家在我十七歲時從烏克蘭移居美國。幾年後，我意識到自己吹奏小號的功力已經到達極限，我天生的口腔結構成了我的阻礙。我接受了音樂不可能為我建構未來職涯的事實，轉而尋找自己在年幼時曾經探索過的其他事情。我叔叔見過我從小做事的認真和專注的精神，以及我對「操練」的投入。他是個天生的按摩師，經常幫我消除肩膀肌肉的緊繃狀態，他決定教我按摩。

因此，當我考慮音樂以外的職業時，我轉往物理治療和醫療按摩的領域，接著又朝更廣泛的身體工作發展。我發現以不同方式進行的療程令人著迷，包括瑞典式和泰式按摩、指壓、淋巴引流，以及中醫的五行。對我來說，把身體的內在看作是一座需要滋養和照料的花園是極有意義的。我個人提供服務的宗旨是，我接觸的每個人需要的都是量身訂製的個人療法。當我將手指放在任何人身上時，我能感覺出那個人的壓力、開放性或防衛的程度，以及我該使用的技巧。

我在紐約市開發的身體工作鍛練法蓬勃發展，每年我還會花幾個月的時間探索其他國家、經驗，以及不同形式的培訓法，並將它們加入我的訓練中。從人們的心理諮詢層面，到史坦・格羅夫（Stan Grof）的「整體自療呼吸法」（Holotropic Breathwork），再到迷幻藥草，我鑽研其中所有事物，這些都是為了擴大我對可能發生的一切認知。我與靜心的關係也成為我最喜歡的研究領域，而它最終成為我日常生活一部分。我第一次靜心冥想是在五歲時，一邊眺望著大海一邊進行；我很自然地調諧頻率，並將靜心導入我身體工作的療程中。很快地，我發現如果自己在靜心的狀態，案主們也會自然進入同樣的心靈空間。漸漸地，我會要求他們練習呼吸，這使他們更加放鬆。我們探索了自然呼吸和有意識呼吸之間的差異，有意識的呼吸能帶來更多身體和情緒方面的釋放。

釋放是發生在身體組織深處的，這個概念對我來說別具官能感知的意義。年幼時，我每天要花幾個小時用全身來創造聲音。諧振已成為我的一部分。它們是由橫膈肌、胸肌和肋肌、臂肌和腿肌，以及面肌的協調運作所產生的內在交響曲，而這些肌肉都是利用呼吸推動的。我由內而外地吹奏，感受我的吸氣變造出樂音的過程。當我以增強呼吸的身體工作來碰觸人們時，我在其中看見同樣的共鳴產生。

經過我對意外事故的宣洩式體驗後，接踵而來的是一個大難關。我發現自己繼續受到某些壓力源的激發，但它不只和事故本身有關。我已深刻地明瞭我的童年——我們家庭的動力、文化的涵養，以及這些環境是如何明顯地表現在我的身體和人格的發展上。我意識到我與自己和他人的關係，與這段成長背景息息相關。我的人生並不完美。就像每個人一樣，我得面對一些日常生活的挑戰和煩惱。我的成長史是我骨子裡的一部分。

為了讓自己和案主們能有更高層次的理解，我能轉變的面向只有一個：我的身體。很自然地，我找到了身體上的、或以身體為基礎的釋放方式。經過多次為期一年的訓練，我不僅真正釋放了因事故造成的創傷，對於如何以更強的韌性活在這世界上還有更充分的理解。我們使用的練習不包括呼吸法，但它確實帶來很大的紓解。我覺得自己好像「幾乎到達某個境界」，只是不知道確切到了哪兒。

引領我來到目前工作的最後一個關鍵是「死藤水」（ayahuasca），它是亞馬遜流域的原住民所使用的一種傳統啟靈藥物。我在哥倫比亞參加一個儀式時，經歷了一種異象。那是明白如何將呼吸、觸覺、靜心、意識和身體治療等要素結合起來的一種動態內在知曉，這把我的工作帶到另一個層次。在那一刻，我知道自己能夠大幅度地減少一個人用來跨越深藏體內創傷所需的時間。過些時候，我還把聲音和情緒表達的關鍵做法加入新的模式中，這個模式就是「生物能呼吸與創傷釋放法」。此模式在本書中通常簡稱為「生物能呼吸法」。

自從意識到這一點，這十年中，我感到自己身體的每一個細胞都確信這種模式是有效的。隨著每次培訓新的執行師〔譯註：引導師（facilitator）是受過更高階訓練的帶領者，執行師（practitioner）是受過初階訓練的人〕，或根據每位呼吸者的經驗，都強化了我所見到的異象。死藤水為我在靈視上展現了人體的內在樣貌，以及我們呼吸時會發生什麼事。我看到身體的自然律動，經由碰觸所帶來的支持力量，以及身體組織的反應方式。它有點像在看電影，但其景象遠不止是優美的視覺體驗而已，它讓你理解，這種模式是能夠幫助人們的。

本書是這項療法新的展現方式與分享管道。它會隨著每一個體驗過生物能呼吸法的人成長和蛻變。也許你的經驗也會使它提升為另一種樣貌。

第1部

承受創傷

「有些門僅由內在開啟，呼吸就是進入
那扇門的一種方式。」
——麥克斯・史卓姆（Max Strom）

第1章

瞥見內在樣貌

創傷是真實存在的。它不只是一個概念或一種不舒服的感覺。創傷是我們的身體對生活裡各種大大小小情況的反應，隨著歲月的累積，它會在我們的組織中堆積、駐留、盤據一席之地，並逐漸成為我們身體的一部分，進而在我們的日常生活中表達它自己，有時這種情況是長年累月延續不斷的。

由於任何人身上所承受的創傷可以看起來像任何形式的東西，因此我們不知道有哪一種阿司匹林、禱告、外科手術或瑜伽姿勢能夠消除創傷。我們所知道的是，即使是日常的壓力也會嚴重破壞我們的生活品質、健康和人際關係。請想像一下創傷會造成什麼後果。

創傷提高了風險。我們的身心系統不論是受到特定事件或生活環境的影響，當它變得不堪負荷時就會產生創傷。如果我們不能充分解決和「清理」來自這些經驗的感受（想想看長期承受虐待、攻擊、性暴力或戰爭的效應），我們將難以掌控自己的生活。重要的是，即使我們並非在被老虎追捕或被槍口瞄準的威脅下，我們也可能觸發身體自然的「緊急」反應。任何一個人都可能純粹因為一場事件的風暴而遭受創傷，影響它形成的因素大約有一百萬個以上。如果我們在身體、情感、心理或精神上感到疲憊、恐懼、困惑，或面臨其他我們無法應對的情境時，正好發生了不對勁的事，就可能造成創傷。

數十年來，研究人員和治療師與創傷患者們一直處於困境中——不管就實質上或象徵意義上來說。他們研究了各式各樣的治療方法，其中一些最有成效的研究集中在患有創傷後壓力症（PTSD）的退伍軍人身上。退伍軍人和其他在戰時或危險環境中工作生活的人們，正是承受密集或長期壓力影響的活生生例子，而研究證明，對他們有用的方法，也對面臨各種生活經驗和挑戰的人們有助益。

「何者奏效」始終是一個有爭議性的命題，因為沒有任何一種單獨的療法可以幫助所有人。然而，研究人員發現，有時在傳統的心理治療中，退伍軍人會「重新觸發」創傷的反應。也就是說，就在治療室裡，他們只不過是談論起以往的事件，就感覺那個事件彷彿「復活」了。創傷就像個定時炸彈一樣，隱藏在他們的體內。也就是這時期，研究人員把鑽研的焦點從「發生過什麼事」轉移到身體天生的功能。身體是如何處理劇烈經驗的？它是怎樣把這種緊繃狀態留在體內的？如果有兩個人遭遇相同的創傷經歷，而其中一人沒有PTSD，那麼這個人的壓力會去哪兒呢？人們是如何處理或釋放張力的？

隨著焦點的轉移，創傷復原的領域轉向「身體的」（somatic）治療。「身體」（soma）與生物學有關——它指的是我們的身體，顯然與思想、心理或靈魂是不同的。當研究人員嘗試將正念或放鬆的練習加入PTSD的治療時，獲得的是正向的成果。例如，有研究顯示，以呼吸為基礎的靜心冥想和瑜伽可以減輕PTSD的症狀，即使在美國海軍的海豹突擊隊（Navy Seals）裡的施行結果也是如此。作家兼冥想老師麥克斯・史卓姆（Max Strom）說：「海豹突擊隊並不是新時代思潮的擁護者。他們只採用行之有效的技術。」[1]在此同時，有些頂尖的治療師正進入下一階段的摸索。他們把精力集中在觸發人體的自動駕駛機制、自然釋放壓力的功能上。他們的工作徹底改變了創傷治療領域。

二〇一五年二月，美國總統巴拉克・歐巴馬（Barack Obama）簽署了《美國退伍軍人克萊杭特自殺防治法》（Clay Hunt Suicide Prevention for American Veterans Act）[2]。雖然這項法規的目的在於幫助患有PTSD的退伍軍人，但對創傷治療新增關注或挹注資金當然能使受益的族群更加擴大。由於近年來創傷研究的合法化以及新法案的成立，創傷釋放的實行已經逐漸成為一種主流。現在人們普遍認為，壓力或令人不安的事件會產生如催化劑的作用，遺留下某些東西。我們可以稱它為殘留物、「凝滯」、能量阻塞，或是一些包含複合概念的名稱。我們談論的是身體的實際表現，即身體已經適應了組織中維持額外壓力的狀態。科學資料顯示，我們的身心系統受創後所留下的殘存物並非只有這一種張力。其他如不明原因的症狀、反覆出現的夢魘、瞬間重歷往事、身體疾患和心理狀態的表露也很常出現。幸運的是，這種創傷可以像碎片一樣地被逐一移除。

在生物能呼吸法中，我們把成功的身體療法與其他元素結合起來，讓我們天生的生理功能得以清除創傷事件遺留的東西。當我們投入自然的生理過程時，結果就會產生——即哺乳動物在遇到危險時（無論是真實的或意識到的危險）會自發啟動的過程。

壓力與創傷

我們對於感受用語的定義是很主觀的。一個人對頭痛的概念可能與其他人的不同——而像「壓力」這樣的語詞可能有無限個含義。因此，在一本談論創傷的書籍中，我們的任務是對這些用語下定義。

我們全都感受到壓力，我們從家人、同事身上，或從鏡子裡那些彎腰駝背、收緊下巴的姿態中看到壓力。我們盡最大的努力讓自己過著擁有健康飲食、休閒時間、運動、豐富的人際關係；維持工作和娛樂良好平衡，但這些都無法阻擋壓力緩緩侵襲。

壓力確實是會蔓延的，它可能是一個看不見的移動指標。就本書而言，壓力通常是指思想和信念（不論來自有意識或無意識）的結果——尤其是那些基於恐懼的思想和信

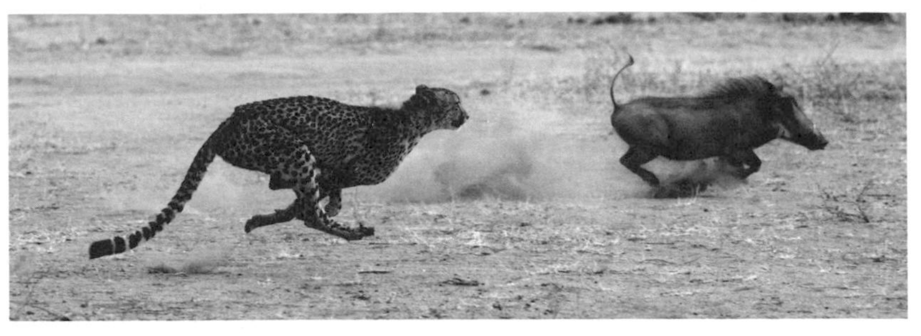

當這隻獵豹在追捕獵物時，它會刺激這頭疣豬啟動戰鬥或逃跑的自動機制。這種天生就已內建的反應過程是為了在我們面臨危險時，挽救我們的生命。

念。我們對自己能做或不能做的事情感到恐懼，對生活的掌控性，對金錢、愛與人際關係，以及對廣大世界正在發生的事情都感到恐懼。我們的思想助長了這種恐懼，並導致我們各種負面表現。

往昔的事件也會帶來壓力。心靈記憶和「感官記憶」不管是否被承認，都會埋藏在我們內心深處，通常會維持很長的時間。它們可能因為某件事而被意外觸發，或可能使我們生病或感到不適。

從另一面來看，創傷的影響更甚於壓力。創傷不像壓力，能以改變生活方式和各種形式的心理治療成功得到控制，創傷是我們身心系統不堪負荷的結果。當我們應付不了一個事件、一連串的情境、人際關係的變動，甚至是接續而來的壓力時，就會產生創傷。通常我們無法說放下就放下創傷，因為我們的身體已經接管它了。

當我們的身心系統偵測到某個情況並看到威脅

時，就會導致創傷。我們天生回應威脅的機制，就是繞過有意識的思維，而這正是創傷會暗中危害我們的地方。我們可能會認為自己很好，也可能感覺自己還算不錯，但有些事就是不對勁。創傷的出現有可能很明顯。想像一個患有PTSD的退伍軍人。汽車的引擎逆火可能會刺激他立刻躲進距離最近的桌子底下，就如在戰地閃避炮火那樣。另一方面，在其他與創傷關聯沒那麼明顯的情境下，當別人並未出現反應或只是稍有不舒服時，這個人可能已感到窒息、焦慮或「僵住」了。

在本書中，「壓力」被認為是造成創傷的一個可能因素，但創傷與壓力並不相同。「張力」（tension）並非壓力的代名詞，而是用來表示身體內攣縮的狀態。具體來說，張力是身體承受創傷的方式，它正是「生物能呼吸與創傷釋放法」釋放出來的東西。

因此，創傷並非一種體驗，而是我們身體對一種體驗所產生的反應。創傷所形成的張力是我們試圖要尋找、感受和釋放的東西。同時，壓力會在這個過程中躍然浮現，每一回的釋放過程都會走得更深入。對某些人來說，壓力也會導致創傷。

我們為什麼做出反應

我們的身體會對帶來創傷的事件和環境做出反應是與生俱來的。哈佛生理學家和心身醫學的權威沃特·坎農（Walter Cannon）於一九一五年首先將這種反應稱為「戰逃反應」（fight or flight），當動物和人類感知到危害或有威脅性事件時，就會產生「急性壓力反應」（acute stress response）。此時我們的體內會充滿壓力荷爾蒙，血流也會產生變化，所有這些反應都在不到二十分之一秒的時間內發生——比兩次心跳之間的時間還短，也比我們有意識的頭腦開始處理威脅的時間還早得多[3]。我們的身體會在那一瞬間的盤算中，自動評估怎樣把能夠拯救我們性命的多餘能量做最佳利用。

擺脫困境

坎農的研究顯示，當我們的身體對這類事件做出反應時，無意識的自動化過程將接管一切——我們在血液供應、大腦脈衝、荷爾蒙分泌和器官方面都出現變化，以使我們準備好做「能量的激烈展現」。坎農說，我們的身體為求存活所做的第一個決定是該逃跑或是對抗威脅。

自從坎農首次說明了戰逃機制後的一百年裡，許多其他的研究人員進一步完善了我們對人體的自動駕駛反應（自駕式反應）方面的認識。除了戰鬥或逃跑的選項外，還有一個可行的選擇是凍結。對某些動物來說，凍結的反應是預備戰或逃的一部分；即大腦已經為採取任何行動做好準備了，但保持不動能為生存提供最佳的機會。「裝死」或暈倒並非一個決定，而是野生世界裡一個有效的自動反應，因為某些掠食者對殺死獵物興趣缺缺，除非牠們正在奔逃或與之對抗。在這種情況中，獵物動物的心跳、呼吸頻率和體溫都會降低，並且在某些處境下，一隻動物甚至能中止呼吸好幾分鐘。不過，人類似乎無法克服這種凍結反應。「我就是動彈不得呀——當車子開過來時，我沒辦法跑到我孩子身邊。我的腿根本不聽使喚。」當我們完全不知所措時，我們可能會僵住而看不到生存或逃脫的機會。

對於人類和其他一些哺乳動物來說，面臨威脅還可能產生的另一種反應即所謂的「社會性參與」（social engagement）。基本上，這是以結交朋友來分散攻擊的一個過程。創造這個名詞的研究員斯蒂芬・波格斯（Stephen Porges）說：「如果有人真的生我們的氣，我們會想解釋發生了什麼事，使他們不會對我們大發雷霆。」[4]因此，在人們能夠與他人合作、擺脫困境或掌控局面的情況下，戰逃反應就會平息。但是，當我們無法逃脫或無法掌控時，即使威脅已經消退，我們可能仍陷在焦慮的狀態。

我們每個人都曾在某個時候，於某種狀態下感受過這種自然的過程。一件創傷性的事件可能如被一隻狂吠的狗嚇到那麼單純，也可能像受到人身攻擊那般令人崩潰。它也可能是某個不起眼的壓力源長期累積的效應，比如令人煩惱的人際困境，以及認為我們能把自己的生活處理得更好的想法，或是普遍性的焦慮。重要的是，這也是我們壓抑自己的身體，不讓它對這些事件和日常體驗表達它本身自然反應所造成的結果。

所有這些「決定」——戰鬥、逃跑、凍結或與他人合作，都是透過我們身體非意識控制的過程發生的。然而，儘管這些過程是天生的，並不表示它們是完美的。

在人類的經歷中，常出現兩種可能發生的不當反應。首先是具保護作用的「戰逃反應」可能被「假警報」所刺激。在沒有真的面臨危險時，我們所處的環境、心理或情緒的狀態可能觸發整個身心系統的連鎖反應。在這種情形下，我們的過度反應可能適得其反，並帶來不利的後果，一個明顯的狀況是，我們會受到不必要的觸發而引起焦慮，並且失去了平衡。更糟糕的是，我們可能習慣於這種程度的刺激，以至於它成為我們的常態——若非在熟悉的舒適區，就如驚弓之鳥般惶惶不安。根據PTSD研究人員貝塞爾．范德寇（Bessel van der Kolk）的說法，有創傷歷程的人在壓力下可能感覺更自在，他們會尋求承受高壓的時刻，不然就以酒精和藥物讓自己對壓力的痛苦感受變得遲鈍。他寫道：「許多受創傷的人似乎在尋找令我們多數人排斥的經驗，而患者常常抱怨說，當他們不生氣、不受脅迫或不參與某些危險活動時，他們會感到空虛和無聊。」[5]

第二種可能發生的不當反應與我們如何處理「戰逃反應」被激發後的能量有關。我們不讓身體「做它要做的事」，也就是讓能量自然地消散，我們反倒是把能量留存在體內。讓我們想想一個場景。假設我們面臨真正的危險，或恰好遇到別人發生爭吵或意外，比方搶劫、車禍、房屋失火等等。「戰逃反應」的觸發要我們做的第一個反應可能是逃跑、對抗、躲藏或嘗試援助受害者。我們可能會報警，甚至可能抬起車子救出受害人，或做出其他一些看似不可能辦得到的英勇行動。

接著，緊急情況結束後的下一刻來臨。眼前的危險已經解除了，可是我們的身體還充滿腎上腺素。這時候會怎樣呢？我們試著放慢呼吸，並且往往會本能地用胳膊摟住自己的上臂和肩膀以環抱自己。我們把身體的自然反應關閉了，絕對不會去體驗身體本身會做些什麼。因此，我們對於創傷事件最開始出現的反應是自動化的，其次的反應則是保護性的。兩者都可能形成創傷的殘留物，它們可能會伴隨我們許多年，甚至長達一生。

不幸的是，我們因為想避免創傷性事件，通常也因此錯失了最能有效驅散它們帶來多餘能量的方法——**發抖**或**顫動**。源於戰逃反應而積累的能量會在我們全身流竄，顫抖是這些能量的天然出口。身體只是把遺留下來的能量「抖出去」。在我們試圖「鎮定」自己以取代天生的顫抖反應時，便不經意地縮短了身體自然反應的週期。當這些週期縮短時，創傷就會繼續留在我們的組織內。

請記住，我們對於別人的身體激發通常會感到不舒服，彷如它發生在我們自己身上一般。想想看當一個孩子因為痛楚而「崩潰」時，我們會怎麼做？或假設當身體傷害並非主要問題的情況下，緊急救援人士在協助事故受害者時會做什麼？當任何人看見別人表現出激烈的反應，尤其是無法控制的顫抖時，他們會怎麼做？我們會讓他們平靜下來，在他們的肩膀上蓋上毯子，然後跟他們說：「噓……」另一方面，如果我們面對一個氣喘吁吁、大汗淋漓、渾身發抖的人，我們甚至會衡量自己是否處於危險之中。在當今世界，腎上腺素和血糖的氾濫令我們感到擔憂。這些受激發的跡象在社會上被看作是不正常的反應，這還算是最好的狀況，最糟糕的狀況是被當成波動性的指標。

平心而論，「失控」的狀態不論對我們本身和他人來說都是一個令人擔憂的現象。它可能代表危險的訊號，也可能是在傳達緊急災難的訊息。然而，如果我們開始理解創傷從身體消散的正常生理機能，那麼處理生活中的壓力源就變成另一回事了。我們只是換個角度來看待它，也以不同的眼光看待自己。

我們能否避免創傷或變得更具復原力？

當你的「戰逃反應」已經啟動，但你卻無處可逃時，通常就會造成創傷。在日常生活中，造成你「無處可逃」的事可能是萬千事項當中的任一件。也許是你真的無法躲避身體或情感方面的威脅；或可能代表某件事已超出你目前的處理能力。如果那是你本來可以應付的事，卻沒有機會去做或拒絕去做，仍然可能會有創傷。

人們很容易同情那些遭遇毀滅性地震或恐怖攻擊的人。我們所有人都能從電視採訪的報導中，想像被搶劫或僵住不動的後果。各種不同激烈程度的個別事件都會使身體留下持久的印象——但慢性的壓力源卻可能使人衰弱。隨著我們的社會已演變為有更多「工業和技術」的型態，不再有那麼多「掠食者和獵物」的鏈結，我們可能對於被攻擊的經歷並不熟悉，但我們已習慣不斷地擔憂。

從長遠來看，人類生來本就無法維持「戰逃反應」受激發的高能量狀態。我們具備的自駕式「戰逃反應」只是一種求生存的短效工具。想想看我們的社會是如何「應付」緊急狀況的。只要任選一件重大的公共事件。從一件根本沒發生在你身上的事件開始，設想它出現在螢幕上，影像剪輯的片段不斷地重播，而你正透過螢幕吸收那些事件當事人的焦慮、驚慌、恐懼和重創。作為螢幕前的觀察者，我們的頭腦會被社會的激化作用、對相關的假設結果沒完沒了的討論所感染。反觀另一面，當我們經歷的是親人過世這類私人事件時，我們通常會立即付諸行動。我們推掉在昨天還是最重要的義務；買了最後一刻的機票，安排事情，然後「勉強打起精神」。由於我們負荷過多的狀態，朋友們為我們帶來食物，幫我們照顧貓。

現在想像一下像這樣生活很多年——活在維持幾天或幾週的「緊急狀態」下。人們一直都是這樣過日子的。也許他們正遇到長期的醫療問題、法律上的困難或財務上的壓力。也許他們在擔心全球暖化或他們「無能改變」的重大問題，譬如難民、原住民或瀕臨絕種的動物的困境。在這種情況下，人們習慣於把日常生活中的事物「擱置一旁」。他們的注意力聚焦在痛苦上。他們感受痛苦，也適應痛苦感。接著他們就變習慣了，甚至圍繞著痛苦建立自己的生活。

像這種會使生活起變化的長期壓力會以無數種形式出現，並導致各類的身心疾病。好消息是我們具有驚人的復原力。當你質疑這一點時，想想無數個經歷過難以想像的困境而存活下來，成長得更為茁壯的案例。如果他們能做到，那麼想要「感覺過得更好」的一般人也能改變自己與壓力的關係。

目前，「減壓」已成為家喻戶曉的名稱。已有越來越多人意識到要有充足睡眠或與家人共度時光的習慣。諸如「正念」的修煉已經融入到主流詞彙中，而靜心冥想不再只是上師和嬉皮士會做的事。現在，藉由創傷的釋放，我們可以實際地在身體的細胞層次上改變我們體內正在發生的事。這個過程很自然，而且相當容易。它使我們能夠甩開痛苦和不舒服，讓我們過著真正的生活。

啟動復原力

尼薩加・艾爾克・多伯斯（Nisarga Eryk Dobosz）已有二十多年身體工作者的資歷，現在的他在世界各地帶領身體工作和呼吸療法的培訓課程。儘管多年來他能成功地指導別人，但在接觸生物能呼吸法以前，他也有自己的問題。在他個人的生活中，他很難與自己的心靈相通——當他的感情生活不順遂時，他會麻痺自己的感覺。尼薩加在童年時有過被遺棄的經驗，成年後的他總是與人保持疏離的關係，他根本不信任人與人之間的連結。

一切的改變就在他於印度的果阿（Goa）接受第一次的生物能呼吸法訓練期間發生了。他回憶道：「我們才剛進入為期十天的密集訓練沒幾天，我就收到了父親過世的消息。當時他住在法國，而我人在印度，在這過程裡，得知他的死訊是非常痛苦的，但我卻發生了意想不到的事。那時我有很強烈招架不住的感覺，但呼吸練習給了我一種前所未有的敏感度。我真的感覺到我自己了。空虛是如此地痛苦，但是透過呼吸，我有能力感覺到空虛的存在。我能夠說再見，也能夠理解我們的父母注定會死，而我們注定要感受這些演變。」

尼薩加的生活在接下來的幾天裡發生了變化。在團隊成員的幫助下，他以海灘上的聚會來慶祝父親的一生。他讓自己深刻地認知，他再也不能跟父親說話了，他生命中的一個篇章即將結束。

呼吸鍛練和團隊中其他成員的關愛給予他前所未有的支持系統、對人際關係的全新理解和新的職涯。「呼吸鍛練的本質是感覺，是與身體同在，」他說。「呼吸是一種內在資源。它讓我能夠體會狂喜和痛楚的經驗，又不執著於其中。這些狀態不會永久延續下去，這讓我得到平靜，並翻新我對生命的信任度。正是這樣讓我明白呼吸工作是我的道途。是呼吸改變了我，也改變了我對感覺和情緒的理解。」

尼薩加在八年多前被開啟的敏感度，依然是他觀察世界的新的方式。現在的他無需逃避自己的感覺，他不但更貼近自己當下的生活，也對自己的痛苦負責。他說：「我現在很珍惜自己的感覺。」[6]

重要的是要注意，並非所有人對壓力的反應都是一樣的。即使兩個人發現自己在分享同一段經歷，他們各自的反應也可能截然不同，因為每個人神經系統的復原力都是與眾不同的。因此，任何人承受創傷的程度完全是因人而異的，並始於我們的生理機能。我們將在第二章中更詳細地討論神經系統，但總括來說，我們如何處理好壓力與神經系統內的平衡有關。開端全球工作（Threshold GlobalWorks）的董事羅莉・里奇（Laurie Leitch）博士是一名心理治療師和臨床培訓師，她開發了社交適應力模型（Social Resilience Model，SRM）。SRM的重點是培養個人和團體的自我調節能力，靠的是深刻理解我們如何改善神經系統對壓力的反應。她如此說明其基本原理：

「當今，有部分原因乃是拜驚人進步的神經造影技術之賜，讓我們能看見電脈衝如何在大腦中傳輸的影像，以及當我們思考、感覺或做某些事情時，大腦的哪些部分會呈現亮點。這讓我們知道大腦在學習如何修補損傷方面有多聰明，也讓我們明白無論我們的年齡多大，我們的大腦都能夠學習（感謝上帝！）……建立新的神經元通道。有句話說，『一起激發的神經元，會一起變靈光。』這可能是好消息，也可能是壞消息。好消息是，透過練習強化大腦內健康通道的技巧，可以幫助人們增強復原力。壞消息是，持續卡在喪失能力的信念、負面的情緒和有害的習慣，會使連結大腦的調節功能不良。」[7]

里奇說，當神經系統的各個部分和諧運作時，身體會在「復原區」（The Resilient Zone）發揮作用，使我們能夠施展綜效功能。她解釋說：「思想、感覺和感官之間有一個契合點，你可以主動應付情況，而不是被動地對情況起反應。當它們在『復原區』時，人們能夠與他人合作得更好，表現出有原則的行為，並具有創造性的思維。」[8]

身體治療師彼得．列汶（Peter Levine）對創傷的定義是：妨礙身體表現其正常應對機制的東西，而且會把我們踢出自己的復原區。他說，如果戰鬥、逃跑或凍結的過程能夠成功地走完，那麼任何情境不盡然都是「創傷性的」。它可能是不愉快或是很糟糕的，但它不一定會傷害我們。舉例來說，如果我們從一個攻擊者身邊逃到安全地帶，而戰逃反應完成它的周期，包括抖掉所有剩餘的能量，那麼我們可能就不會遺留殘餘的創傷。另一方面，如果身心系統進入全面的激發狀態，但最後卻沒完整地表現出來，那麼被引發的能量可能會被束縛住或卡在體內。

列汶說，未完成的壓力循環其常見的結果是緊繃狀態和行為改變。每天把它當作新的「第一印象」來看。早晨時，想想你自己或你認識的某個人是否已從意識清醒、精力充沛及與人互動熱絡的表現，轉變為反應冷淡、焦躁不安，或有如迷失在白日夢中的狀態。你認識的人有沒有受到持續或間歇性的擔憂、焦慮和失敗的陰霾所困擾？

就像里奇描述的「喪失能力的信念」或「有害的習慣」一樣，創傷會阻礙我們的復原力。但是，信念或習慣與內在的創傷之間有一個關鍵的區別。我們可以跳脫一個信念來「思考自己的方向」，並「決定」改變一種習慣。我們可以和我們的諮商師或家人討論我們的擔憂或焦慮，即使我們可能並未觸及它們的根源。

然而，我們無法單靠思考、談論或決定我們的方向來擺脫寄宿在我們組織裡的創傷。生物能呼吸法從兩個層面來幫助人們應對壓力和創傷。首先是處理體內已經存在的創傷。如果我們的身體滿是創傷，我們內在的「杯子已滿」，那麼我們就是壓力過大了。我們必須先把杯子倒空。其次，這項工作不僅可以釋放組織中的創傷，還能教會人們深入地覺察體內發生的事情。我們能夠提高敏感度，學會調節我們的生理系統，並支持更健康的日常生活。在這個過程中，我們可以改變神經通道，亦即大腦發送訊息到身體其他部位的途徑。我們可以從根本上改變身體的運作方式。所以，當引發創傷的經驗進入我們的生活時，我們當然會變得更具復原力，並且在創傷發生時，我們也可以避免遺留創傷。

創傷滯留在哪裡？我們如何釋放它？

雖然創傷可能發生在身體的任何地方，但是創傷通常與瑜伽脈輪相對應的七個「張力帶」之間有直接的關係。創傷的活化始於大腦——它可能引起腦內結構和功能的長期變化[9]，然後漸漸滲入脊髓，通過神經進入身體的其他部位。

在本書稍後，我們將分別討論每個張力帶。但是，在此我們要先提出一個對創傷特別敏感的部位：核心區域，即人體下半身的一組深層肌肉結構。它特別容易受到傷害，因為腹部是人體唯一沒有骨骼保護的部位。我們依靠表層和深層的核心肌群來保持直立，並在不知不覺中「武裝」自己。無論是在面對重大威脅，或僅是在日常生活中與他人和環境互動時，身體會自動繃緊肌肉來保護我們。因此，當我們有尚未解除的張力時，腹肌會維持緊繃的情況並不罕見。事實上，核心肌群經常與緊張感有關，這在我們的用語中也很明顯。當我們收到令人吃驚的消息時，可能會形容它像是「肚子挨了一拳」，或在感到擔心時說是「胃痛」。

我們與張力之間的物理本質可以幫助我們釋放它。這就是身體創傷釋放的課程會把主要焦點放在創傷的生理殘留物，而不是放在創傷的情緒反應，或甚至是創傷的根本成因之緣故。身體創傷的釋放能在PTSD的患者群裡進行得那麼成功，是因為他們不必回憶、解釋，甚至不必考慮「發生過什麼事」、發生的原因、對事情感覺如何，或他們可以做些什麼來迴避它。創傷背後的原因往往是無關緊要的。關注「下一次該做什麼」可能會更有意義，但那是在我們更加瞭解創傷如何釋放，以及我們如何與自己的身體更加協調之後。

讓我們來看看喬治這個案主。現年三十二歲的他是一名人夫和人父，過去幾年來，他老是悶悶不樂，動不動就發脾氣，精力也大不如前。他是個電腦程式設計師，已經從軍中退伍三年了。他與妻子是在軍中結識的，兩個人都是大家庭的成員。他們在育兒方面得到很多幫助，也會與親戚們共度假期。就像任何家庭一樣，「生活」本身已自行展現在他們的家庭中。最近幾年，他們有兩位祖輩的成員過世，喬治和他的妻子以及喬治的幾個兄弟姐妹都經歷過工作或經濟的困境。然後，大約一年前，喬治開著舊車被撞上車尾，整起事故只讓他受了點輕傷；他不認為這是他的主要問題。

喬治跟自己說，這是「一般人」都會遇到的經驗，沒什麼特別的事情能夠解釋他的感受。尤其他在服役期間並未被派駐到危險區域，他沒理由「怪罪」創傷後壓力症；喬治根本不知道自己為什麼會情緒低落。他說：「我們過得很好，而且過去五年來情況已經有改善。」「為什麼我不再像我自己了？只是因為壓力嗎？」

由於大多數人都會注意到症狀或行為，因此喬治和他生活中的人們都可能說出喬治

七個脈輪系統

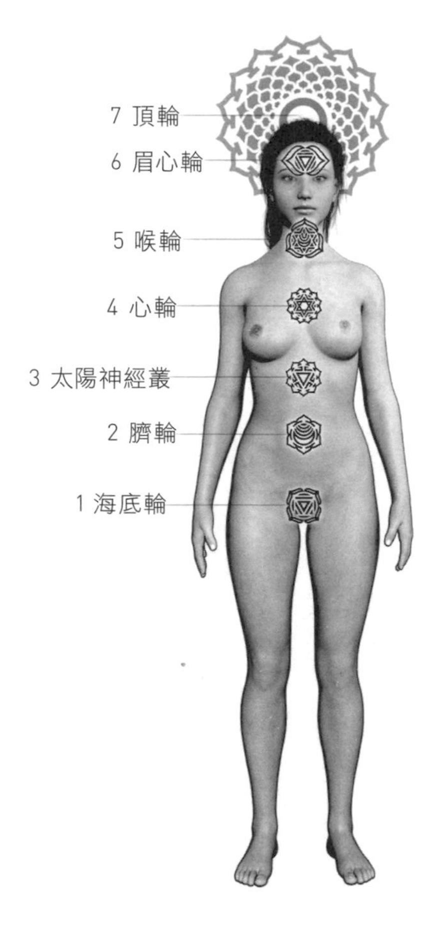

幾千年來，來自不同學科和文化的人們已經確定了人體的能量中心，或稱為人體的電荷帶。脈輪系統是源於吠陀傳統的一張能量中心的地圖。心理治療師威廉・賴希（Wilhelm Reich）發現了與脈輪大致相關的「張力帶」（Belts of Tension）。

七個張力帶

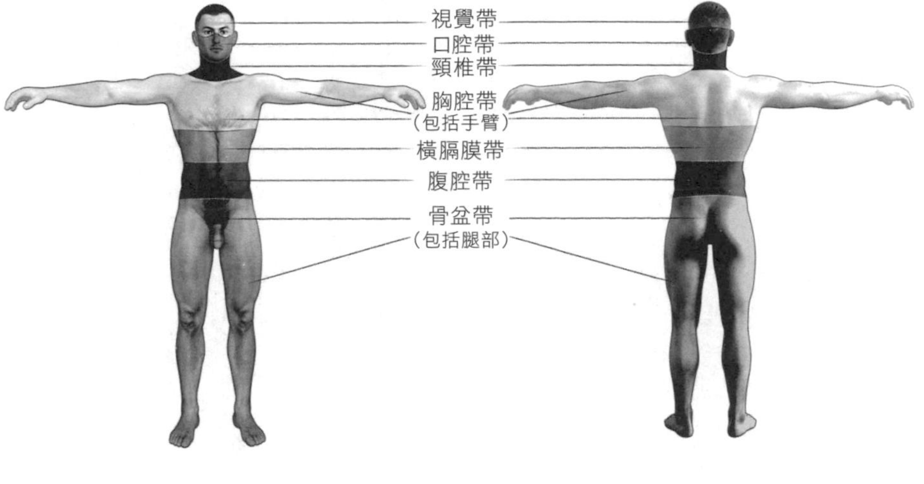

情緒變化的歷程。每個人都看到了他的改變。如果他們仔細想想，他們也可能會看到自己的改變。無論創傷有沒有被發現，都可能表現為精神渙散的樣貌——疾病、懷疑、恐懼、疲勞，這些都會改變我們「出生的原廠設定」。創傷的微妙效應可以把我們的注意力從「存在」轉移到「受苦」。創傷可能變成一個篩檢器，我們透過它來審視生活、人際關係、工作、娛樂和情感。

為喬治進行創傷釋放時，他因此而緩解了疲勞並平息自己的憤怒。我們所需要知道的一切是，發生什麼事會對他產生負面的影響。那件事可能是一次談話、一次肢體衝突、他的車禍，或甚至是一個想法。他可能曾擔心錢的問題，或是憂心部隊可能會移防到作戰區。

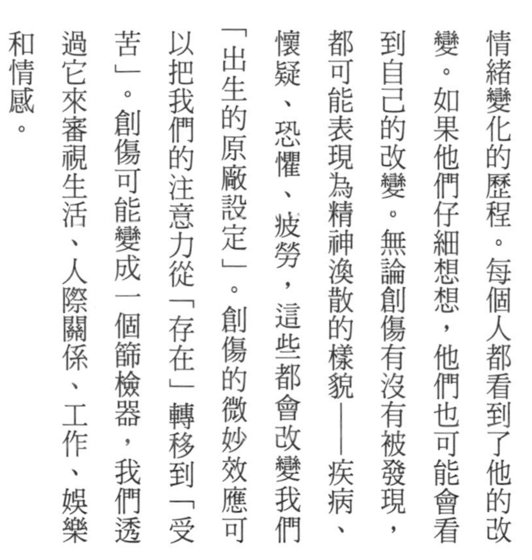

喬治在過去或許遭遇過類似的事件，不過那時對他並沒有產生和這次相同的影響。但這次，只因為這個無以名之的「東西」存在，就影響了喬治的整個身心系統。即使喬治的身體通常都能處理或表達它，但這次卻因為某種原因就是辦不到。我們不需要知道原因，也不需要知道那個「東西」是什麼，或它是否會再次發生。在生物能呼吸法的第一階段裡，喬治只需要說：「我想放下它。」

當然，有時在回想某起創傷事件時確實是彷彿身歷其境和令人癱瘓的，比如遭受天災、暴力衝突或罹患絕症的歷程。尤其在這一類讓人震驚的生活事件中，受創的程度可能非常高，導致神經系統急遽地陷入了非戰即逃的模式。除了過度刺激神經系統外，嚴重度較高的創傷也會導致人們壓抑自己的某些面向。譬如，一個士兵可能會下意識地抑制自己天生的戰術能力——變得不太會操作他實際上非常擅長的技能。想像一下，面對經過多年訓練而強化的瞬間決策，卻突然出現猜測或停頓的行為。這種變化會粉碎一個人的自信心，並且會在已經很危險的情況下招來更多的危險。在一個程度比較輕微的例子中，想想看一個外向、活潑的人，他逐漸壓抑自己本來具有的喜悅或性慾。壓力及其造成的創傷會截斷個人的表達和人際關係的所有部分，最終改變了我們的人生觀。

在試圖幫助有過這種經驗的人時，要避免再次激起他們的「戰逃反應」是很重要的。就如其他的身體訓練一樣，生物能呼吸法關注的焦點也是在身體層面，因此「談話療法」

不是必要的，甚至是不需要的。然而，如果一個呼吸學員希望在課堂中討論一件創傷的經歷，我們可能會針對一個非常特殊的目的而謹慎交談。一旦有輕微的觸發產生，我們就會把注意力轉移到身體的反應上。我們的任務是尋找與經驗有關的張力。

釋放是透過專門的呼吸模式和身體律動的結合來達成的。這兩個過程都與交感神經系統密切相關，交感神經系統是戰逃反應中「自動的」主要發動者。呼吸和運動的結合能「鬆開」肌肉筋膜，使沉滯在神經系統中過多的張力得以從組織裡釋放和消散。在這釋放過程中可能會出現情緒反應。哭或笑可以釋放一些滯留的能量，但在這些情緒的反應過後會產生根本性的釋放。

釋放成功後，創傷就失去對它宿主的控制了。讓我們看看這對喬治來說會是什麼樣子。在他的車尾被撞後，每當有車擠到他旁邊時，就算是在雜貨店的停車場，他都會發現自己的手死抓著方向盤。他可以把關注的焦點放在療癒上，而不是放在減少尖峰時段開車的頻率——這是以迴避交通壅塞來克服焦慮的作為。創傷釋放後，與駕駛相關的不自主緊張感將會消失。這也許需要經過好幾次的療程，但戰逃反應的刺激作用將逐漸地淡去，對他身體的影響也會隨著消退。

當然，喬治可能會經歷一段情緒激動的時期，但這也會慢慢消失。也就是說，身體的張力會引發情緒的反應，它從內在提醒我們，我們有些事已失衡了。隨著身體張力的消散，喬治變得不再那麼容易被交通狀況所觸發，並且更善於調適自己的情緒。如果還有任何刺激作用存在，它的程度通常很小，不至於會造成麻煩。這就是回憶創傷事件不如釋放殘餘創傷那麼重要的原因。如果沒有潛藏的「滯留」創傷，記憶就失去了牽引作用。最後，它根本不會有反應。

重要的是要讓讀者們明白，生物能呼吸法集結了不同治療形式中的精挑特點，是各類模式的綜合體。訓練課程的安排分為開始、經過和結束三個階段，以便參與者可以先熟悉這種體驗，再將他們的生理、情感、心理和精神的反應整合一起。生物能呼吸法帶給任何人的影響都是獨一無二的，而且每一次都是不同的。沒有人能預料任何人可能出現怎樣的反應。其變化有時是安靜而微妙的，只有「呼吸者」能感覺得到。有時，變化彷如山脈撼動般地明顯，以至於目睹過程的人都流下了眼淚。

在生物能呼吸法「誕生」之前，雀塔娜・羅倫・巴肯（Chetana Lauren Barkan）是一名身體工作者和靜心帶領人。她形容自己在印度普那（Puna）接受的第一次呼吸訓練是「我體內流淌的感覺和情緒遠遠超出我的跟隨能力」。在那一次課程中，她說：「我明白我需要做更多這方面的鍛練來繼續自我的成長和擴展，而我作為身體工作者的職業生涯已經永遠改變了。呼吸工作是我新的焦點。」此後一直如此。從二〇〇〇年代中期剛開始時，當新模式的核心開始融合時，雀塔娜是生物能呼吸法的第一個見證人、支持者和合作者。她成為生物能呼吸法的首位協辦人，並幫助發展基礎架構來支援世界各地進行的生物能呼吸法培訓課程。在這關鍵的角色中，她每年還為數百位執行師護持場地。

在這過程中，雀塔娜看到人們綻放出自信的光采。當被問及她所見過最動人、最難以磨滅的轉變時，她回想起兩個故事。其中一個故事的案主是一位在印度果阿參加初階課程的婦女。「我們知道她遭受過極嚴重的發展性創傷，由於那些經驗，她的一隻耳朵失去了聽力。我對她的記憶還很清楚，因為在課程結束時，她的聽覺突然打通了，」雀塔娜說：「我記得她臉上的表情，還有我們在當時那種驚奇的感受。在過了那麼久之後，她突然又聽得見了。」

另一個深具意義的時刻是發生在峇里島舉行的生物能呼吸法課程中。「有個年輕的女子來參加我們的課程，她的身材很矮小。從她的敘述推測，她的生理發育似乎受到發展性創傷的影響而中斷了，」雀塔娜回憶道。「她和別人幾乎沒有交流或連結，她身體的動作沒辦法開放而自由地表達，」舞蹈和有意識的身體律動是生物能呼吸法培訓的重要組成部分，因為它們創造了一個支持性的環境，鼓勵參與者能自在地探索自己的身體，引動能量和歡樂，以及在不同的練習之間進行轉換。「這個女人的動作很像被程式設定好的機器人那樣。她生活在羞愧感中，很害怕自己的快樂和自我表達。」雀塔娜回憶道。

雖然「說出自己的故事」不是生物能呼吸法的必要部分，但這位參與者表示，她把自己的身材和壓抑與童年的經歷連在一起。「她分享說，她父親過去常把她放在他和電視之間的椅子上，讓她跟著他一起看色情片，」雀塔娜說：「她說她父親會在她看著螢幕時看著她，並且對她說，她不討人喜歡，不值得被關心和尊重，永遠都會孤單無伴，而她從小就相信這一點。」但在幾天內，這個女人有了深刻的轉變。「訓練結束時，她在我們眾人圍起的圈子中間獨自跳舞。她不僅隨著音樂搖擺，並且表現全然的歡欣狀態。她以一生從未有過的自由舞動身體。」

從雀塔娜加入生物能呼吸法開始，她已經見證了好幾百人選擇轉化自己的生命，如她所說的「從受創傷影響到創傷的釋放」。她說：「每一團學員在我心裡都是心意最堅定和最美麗的一群人——然後接續下一群。」這種輪番起伏的歷程證實了世界上充滿著有共同意圖的人：都想過著自由、平靜、更幸福和更充實的生活。當雀塔娜被問到，她在世界各地、年復一年地貼近這麼多人的巔峰時刻是什麼感覺時，她說：「我充滿感激、榮幸，當然還有喜悅。我能看到這麼多不可思議的人聚在一起，在最不可預測的領域裡，為他們的自由找尋方向。我欣賞他們深刻且全心全意的承諾，以及願意探索、看見、允許、接受，並帶著這種脆弱、溫柔和優雅進入當下的實相。」

創傷釋放對於像這樣的兩個女人都發揮了作用——無論她們知不知道自己為什麼聽力受損，或與生活的接觸為什麼被切斷。它對於像喬治這樣無法明確說出自己問題的人，

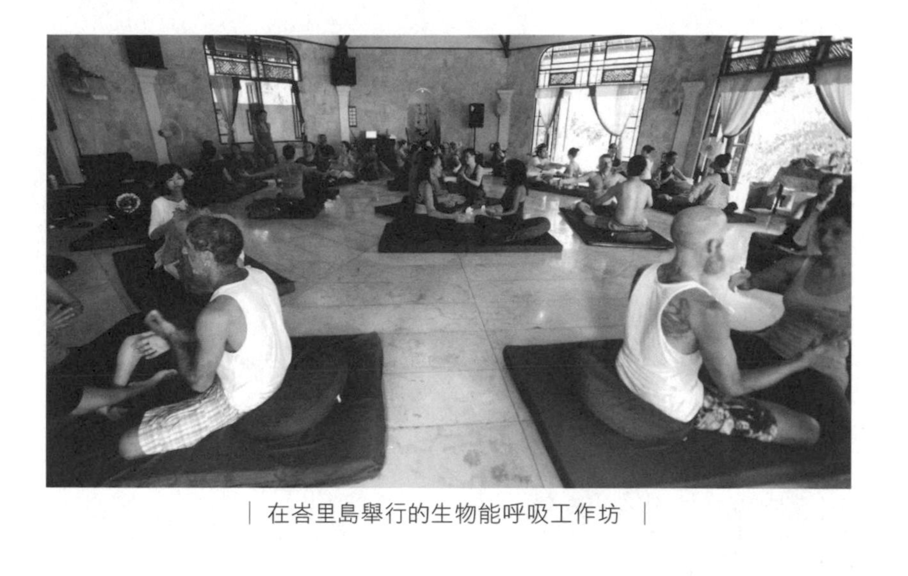

在峇里島舉行的生物能呼吸工作坊

或是那種經歷過被孤立的戲劇性事件之人同樣奏效。不管原因是什麼，它也能幫助那些有特殊症狀的人，比如離開家是件艱困任務的社交焦慮症患者。他們全都可以享受不被自己的「問題」設限或控制的生活。他們的觸發器可以從根本上停止引動。

最後，週期性地釋放創傷可以讓人保持「清明的狀態」，也可以幫助人們更能學會在創傷發生時如何處理它。如果我們能單純地讓創傷通過而不駐留，那麼創傷的衝擊力就很小。另一個好處是：無論有什麼生活經驗，過去用什麼方式鍛練身體、釋放情緒和進行治療，也不管是什麼年齡，都能夠釋放創傷。不過請注意，兒童釋放創傷的方式與成人的不同，他們要用刺激較小的方式來進行。在第六章和第十章中可以找到有關這項主題的更多資訊。

既然創傷是真實存在的，而不是一種概念，就沒辦法征服它、粉碎它或讓它從宇宙中消失。但我們可以移動它。我們可以放手。我們可以達成中斷戰逃反應，進而消除它所造成的創傷。消除創傷會讓你對「存在」有更清晰的體會。

觀照

本書涵蓋的許多資訊，牽涉的主題十分廣泛。其中一些可能對你特別有意義，甚至會刺激你體內的反應。因此，在每一章的結尾，都會有一個自我觀照的機會。每一次的觀照就如做一次靜心或持一個咒語般，內容都是一樣的。請花點時間以這種方式體驗每一部分。

謝謝你讀完這一章。現在，請花一點時間把你的注意力帶到自己身上。請閱讀以下的段落，然後閉上眼睛並掃描你的身體。注意你讀到的內容如何反映在你身上。你的體內正發生什麼事——它放鬆了嗎？也許從注意你的呼吸開始，看看它是否能自由地流動。接著，無論你是坐著或躺著，都請注意你的姿勢。你感覺平衡嗎？或是你的身體有緊張、疼痛或不舒服的感覺？留意你身體的不同面向，包括內在和外在的緊繃感。深吸一口氣，然後用嘴巴吐氣。接下來，觀察你的想法——你的念頭是不是通常聚焦於你本身以外的所在？如果外在有什麼東西吸引你的注意，此刻你能放下它嗎？

現在，想一想本章的內容是否引起你內心的共鳴，以及這種共鳴是否與你或你認識的人有關。如果有一些觸動你的因素——正面的、負面的、情緒上、身體上、精神上或其他層面的體驗，那麼，它像什麼感覺？也許你覺得你在閱讀關於自己的一些很私密的、個人的或很真實的東西，或者你不喜歡你讀到的內容，那是什麼呢？你的反應是因為這些訊息正揭穿、挑戰、滋養你或其他原因嗎？有可能那是某些你心裡沒有注意到的事，或是你曾經忽略或已遺忘的事，它們可能還在發揮作用，並藉此讓你知道它們的存在嗎？也有可能這些資訊喚醒了你的內在，或也可能並非如此。你才是那個下判斷的人。

當你讀完這段文字，閉上雙眼並做完觀照後，請張開眼睛，並將注意力帶到你周圍的環境。聽一聽聲音。注意你看到什麼？在各章節之間，也許可以做個簡短的散步，或隨著歌曲舞動身體。四處走動一下，重新就定位，然後準備好進入下一章。謝謝。

第2章

科學問題

請注意：有些讀者對身體釋放的科學基礎特別感興趣；其他讀者則較為好奇此過程的體驗層面。我們收錄了一個以研究報告為依據的章節，解釋我們的身體為何會有那般自然的反應方式、戰逃機制是如何運作的、來自世界各地有關創傷的統計數據、以及創傷後壓力症候群在協助各類人們應對創傷方面，是如何幫助研究人員和治療師的。如果你對這種背景資料沒興趣，可以快速瀏覽第二章，再往後讀下去。不過，請做好準備——這裡可是有一些有趣的資訊呢！

人們經常問道，我們怎麼知道誘發體內的抖動就能釋放創傷呢？對於那些還沒有親身體驗它的人，也許最簡單的確認方式是觀察戰逃反應的激發在別人身上消散的演變過程。而最容易找到的「別人」通常存在動物界中，尤其是時常遭遇生死威脅的哺乳動物身上。

在一段記錄自然界驚奇實況的影片中[10]，有隻黑斑羚似乎死定了。獵豹已經抓住它，牠就快窒息了。但這時恰好有兩件好事（至少，對黑斑羚來說是如此）改變了事態發展的軌跡。首先是有一對鬣狗分散了獵豹的注意力；其次是有兩隻狒狒好奇地走近殺戮現場，牠們的及時出現迫使獵豹放棄了牠的獵物。儘管黑斑羚看起來已經死了，但攝影機鏡頭仍然對準牠；一時間，在受害的黑斑羚身上幾乎看不見任何的呼吸或活動。片刻後，終於……牠開始一口接一口地深呼吸——直到牠坐起來並開始劇烈地顫抖。

過了一會兒，黑斑羚停止抖動，跳起來並快步離開了。牠看起來狀況很好，還帶回一個能和同伴分享的刺激瀕死體驗。

能量如何遺留在體內

把黑斑羚的身體想像成是一條繃得很緊的橡皮筋。橡皮筋一旦鬆開，那力量很可能使它從空間的這一頭彈到另一頭；同理，黑斑羚沒有用到的「逃跑能量」顯然轉變成顫抖的表現。假如能任由「戰逃反應」的能量自然完成它的釋放過程，緊繃的能量便會自動消散。

就物理學來看，收縮作用需要用到能量。如果我們收縮手臂的肌肉來握緊拳頭，我們就是在使用能量。能量一經釋放就會開始流竄，解開包藏著滯留能量的組織，使肌肉得以放鬆。然而，在低度的「戰逃模式」中——也被稱為焦慮，我們的身體產出的能量大於消耗的能量，但這股多出來的能量無法供我們握拳或賽跑所利用。我們可能像是被過度激發那般，生理上總是在準備好迎接下一次危險的狀態。再不然，假如我們的身體沒辦法維持這種受激發的程度，我們可能變得身心解離且精神不濟，不過那些已被引發的能量依然在我們的體內蠢動。

反之，我們在不焦慮時是很放鬆的，這時我們的能量可以用來追求別的事物，比如創作、靈感、冥想、工作、娛樂等等，不管做什麼都行。我們的身心系統生來就像魔術一樣神奇，能夠啟動能量，然後處理和釋放已被激起的能量。這是我們人體結構組織的運作原理；黑斑羚的生理運作也是這樣。

由於我們不可能找黑斑羚和我們對談，因此無法真正瞭解牠內心的感受。但是，探討動物界裡存在的創傷問題並不是新鮮事，事實上，它已經帶動一些關於動物和人類方面非常有趣的研究。

「恐懼生態學」

長期以來，科學家們一直以「掠食者誘發的壓力」作為測試人類壓力的模型。問題是：人類的長期壓力與黑斑羚隨時準備逃命的狀態要怎麼做比較？就人類這一方來看，研究往往是從人類經歷中，對於不斷出現的、與生存相關的物質挑戰（例如應付食物短缺）所做出的自然反應開始。科學家稱之為「純粹與思想有關的持續性心理壓力」。反觀動物這一面，牠們的壓力通常被歸類在非心理性的研究範疇。[11]

科學家把動物暴露在有掠食者和「暗示掠食者存在的線索」之環境中，以模擬野生世界的境況，動物的出生率和存活率會隨著掠食者暴露程度的不同而產生變化——環境裡的掠食者越多，動物的出生率就越低。造成這種結果的原因，除了草食動物無法自由地四處覓食外，某部分是因為掠食者帶來的「威脅作用」。生活在野外這些被研究的動物，會表現出各種不同的生理壓力效應；其他被放置在實驗室中的同樣動物則會出現持續性的心理壓力。[12]

由於在動物身上發現了心理壓力，一些科學家主張動物是生活在「恐懼的生態系」（ecology of fear）裡的。他們把掠食者引入一個新的生態系統，裡頭的動物從未有過被這掠食動物攻擊的經驗，藉由對這個生態系統區域的研究來驗證此一概念。為了弄清楚麋鹿是否「天生害怕狼」[13]，保育生物學家喬爾．柏格（Joel Berger）針對兩個麋鹿群落進行了研究——一群曾有被狼攻擊的相關經驗，另一群則無。除了其他的干預措施外，他還在麋鹿群中播放了好幾種聲音：從狼叫聲到來自另一大陸的各種動物的叫聲。他還扔進一些雪球，雪球裡混合了熊糞和狼尿，以測試不同氣味帶來的影響。

研究結果發現：曾住在狼群附近的麋鹿群會害怕與狼有關的聲音和氣味；而另一群麋鹿則是表現得無動於衷。「伯格認為，受過野狼攻擊而倖存的母麋鹿，可能會將這新的恐懼經驗傳授給牠們的小鹿，使下一代能受到更高階的生存訓練。」[14] 類似伯格的研究者表示，這項成果支持了「恐懼生態學」的論點，亦即對威脅的認識能使動物時時保持警惕。

科學家把恐懼生態學作為研究人類PTSD的一個通用模型。[15]它看起來是像是要我們假定，動物界可以幫助我們理解為什麼我們會恐懼——以及我們如何相互傳遞與恐懼有關的訊息。有了這些知識之後，我們就可以向這些毛茸茸的「恐懼專家」學習如何應對壓力了嗎？具體來說，如果黑斑羚能夠用顫抖來處理並「甩掉」瀕死經驗的感受，我們也可以做到嗎？還是我們的「大腦袋」意味著我們的情況更複雜？我們能不能進入我們的自動駕駛機制後，把問題交給它處理？如果能這樣，這會幫我們治癒自己嗎？

關於這些問題的簡答是：是的，我們可以的。詳細的答案總結如下。

戰鬥或逃跑——自動駕駛式反應

「戰逃反應」是由管理我們生理功能的自動駕駛系統裡其中一個「分支」（department）引發的。大腦的核心回應網絡（Core Response Network）能讓我們的身體系統保持連線運作的狀態——從唾液分泌到心臟功能，到記憶如何運作，再到我們的睡眠平衡，這一切作用都是在我們有意識的頭腦不知道的情況下發生的。大腦核心回應網絡是由自律神經系統（包括交感神經和副交感神經系統）、邊緣系統、情緒驅動系統和網狀活化系統組成。交感神經系統是戰逃反應的主要中樞，但它相關的「凍結」功能則源自與其相鄰的副交感神經。

這些不同的作用合力進行，使我們的身體運轉不停——只要看一眼它們的功能說明，便能知道我們人體是一部多麼複雜的機器。想想看，當危險浮現時，先不談其他作用，單就戰逃反應來說，身體會立即產生的因應措施有：

- 為了增加能量，腎上腺素和葡萄糖的產生會增加，以加速心臟和肺部功能的運作。
- 流向大型骨骼肌群的血流量會增加，其他部位的血流量則減少。
- 凝血劑增加，以防我們受傷。
- 我們的瞳孔擴張，周邊視力通常會暫時消失。
- 我們會出汗以保持涼爽。
- 催淚和消化等功能會變慢或停止。在這關頭，膀胱會鬆弛而性反應受到抑制。

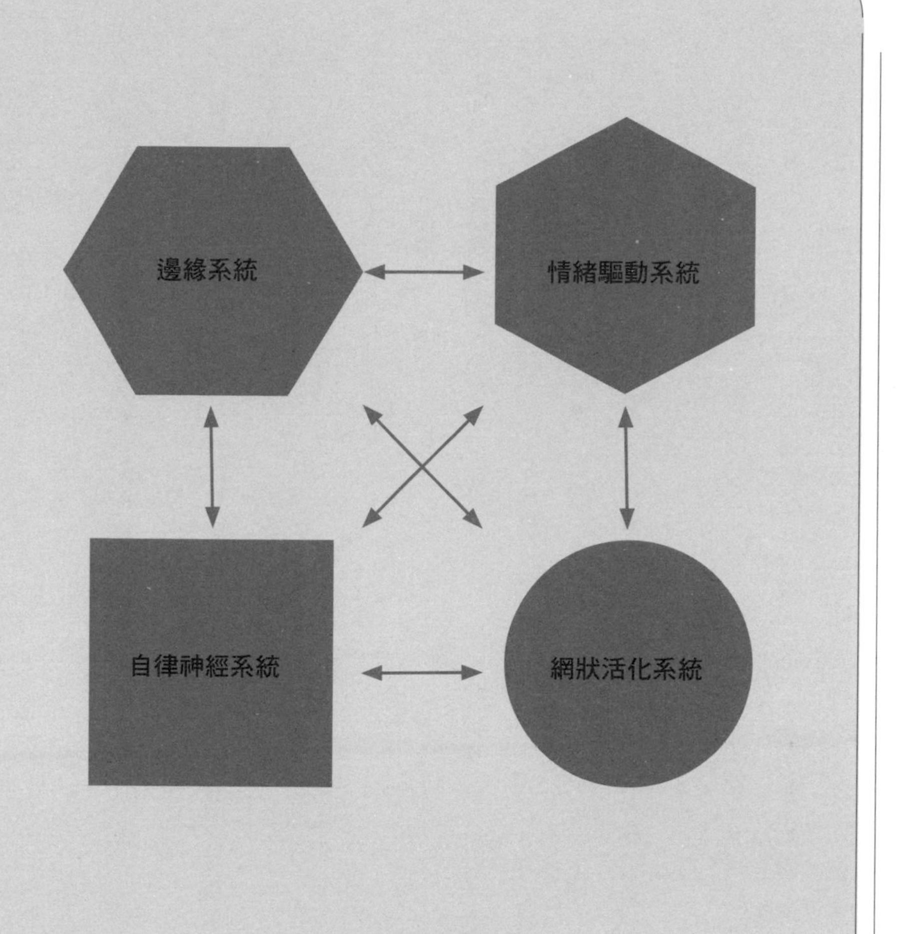
邊緣系統
情緒驅動系統
自律神經系統
網狀活化系統

生物學的基本要素：大腦核心回應網絡[16]

位於下丘腦中的自律神經系統能調節人體的無意識動作，並分成兩個組成部分：

A.交感神經系統（Sympathetic Nervous System）刺激人體的戰鬥或逃跑反應，並不斷維持體內動態平衡。

B.副交感神經系統（Parasympathetic Nervous System）刺激靜止的功能，尤其是與飲食有關的功能，如流涎、消化、排尿和排便，以及性興奮和淚水的生成。在副交感神經系統上主要發揮影響力的是迷走神經。迷走神經與呼吸、心臟功能和「腸道反應」有關，也是引起昏厥和促成放鬆的所在，因此在「戰逃反應」啟動時，迷走神經會釋放鎮靜荷爾蒙、酶和蛋白質到身體系統中。

邊緣系統（Limbic System）位於杏仁核、海馬體和中隔區，是情緒和記憶形成的發源地。它是由一組支援情感、行為、動機、長期記憶和嗅覺的大腦結構組成。它也是對痛苦和快樂產生反應，調節恐懼，以及控制憤怒和攻擊性或暴力行為的地方。

情緒驅動系統（Emotional Motor System）是一個爭論的來源。學者們普遍認為這個系統與支配身體、自律神經和內分泌的激發反應（包括生存行為）的整體驅動系統有關。然而，儘管有些人從心理學的角度來思考情緒驅動系統，但也有人認為它是「一種內心狀態，不同於其他的認知層面，因此，也許不能從其他認知功能方面來定義。」[17]

網狀活化系統（Reticular Arousal Systems）是一組相互連接的細胞核，負責調節睡眠及甦醒的轉換和清醒度。

神經系統分支之一的交感神經，是「戰逃機制」的主要中樞，它好比汽車的油門踏板，為我們打算採取的任何行動提供能量，並幫助我們做好對抗所有威脅的準備。相反的，副交感神經分支的功能就像是剎車踏板一樣，幫助我們平靜、放鬆，最後再把交感神經受驅動後所激發出來的能量釋放。當一個人長期處於壓力狀態下，他的「油門踏板」可能被持續踩著幾天、幾週、幾個月或幾年，就如黑斑羚或任何生活在恐懼生態系裡的動物一樣。想想你自己或其他人的生活，長期承受壓力的人總是緊張、易怒、急躁。我們憑想像就能清點出那些創傷性壓力可能造成的症狀：焦慮、恐慌、過動、過度驚嚇反應、無法放鬆、躁動不安、過度警戒、消化系統的問題、情緒氾濫、慢性疼痛、失眠、敵意和憤怒。

再想想看，當壓力太大而身體最後被拖垮時會發生什麼事。副交感神經系統會踩下剎車踏板，找尋任何能緩解焦慮的方式。如果「踏板」踩不動，我們可能會感到沮喪、情感淡漠、無精打采、精神耗弱、長期的疲憊、生命沒有目標、失去連結、身心解離、疼痛、低血壓和消化不良。

如果沒有實際並確切地緩解和釋放創傷，就會阻礙我們神經系統正常的調節功能。過度受刺激的神經系統，猶如把油門和剎車踏板都踩到底來行駛的汽車。在這種情況下，神經系統的每一個環節都承受著壓力，一個人想達到體內的動態平衡根本是不可能的事。

這種程度的刺激會導致大腦發生重要的變化或「調節異常」，這會模糊身體區分過去和當前壓力的能力。也就是說，如果創傷沒有從我們的身心系統中釋放，它不僅會滯留在我們的組織中，還會使我們錯把它當成眼前的經驗，而在我們的整個存在中不斷重複。身體根本「沒領悟到」我們現在並不在創傷的歷程中，但它表現得好像我們正在經歷創傷一樣。

這代表因為我們持續過著有壓力的生活，或我們的身體以為我們想這樣過生活，使

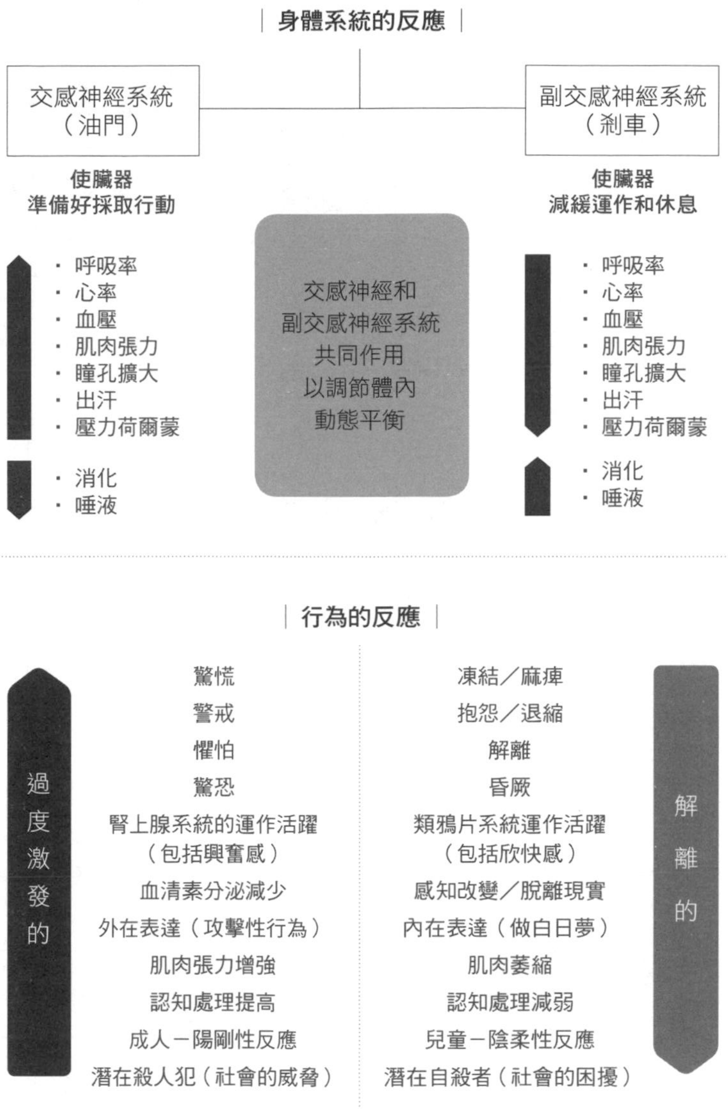

身體系統的反應

交感神經系統（油門）		副交感神經系統（剎車）
使臟器準備好採取行動		**使臟器減緩運作和休息**
・呼吸率	交感神經和副交感神經系統共同作用以調節體內動態平衡	・呼吸率
・心率		・心率
・血壓		・血壓
・肌肉張力		・肌肉張力
・瞳孔擴大		・瞳孔擴大
・出汗		・出汗
・壓力荷爾蒙		・壓力荷爾蒙
・消化		・消化
・唾液		・唾液

行為的反應

過度激發的	解離的
驚慌	凍結／麻痺
警戒	抱怨／退縮
懼怕	解離
驚恐	昏厥
腎上腺系統的運作活躍（包括興奮感）	類鴉片系統運作活躍（包括欣快感）
血清素分泌減少	感知改變／脫離現實
外在表達（攻擊性行為）	內在表達（做白日夢）
肌肉張力增強	肌肉萎縮
認知處理提高	認知處理減弱
成人－陽剛性反應	兒童－陰柔性反應
潛在殺人犯（社會的威脅）	潛在自殺者（社會的困擾）

當我們的身體自動對壓力做出反應時（無論是準備戰鬥、逃跑還是凍結），我們會產生的感覺。

油門和剎車踏板都是一直被踩住。不管怎樣，隨之而來的荷爾蒙和化學物質的氾濫，使我們預備採取的行動會影響我們的記憶、學習、調節情緒的能力、社交和道德的發展，以及新陳代謝的功能。這些化學物質也會影響我們的神經心理體系，亦即大腦功能與我們的思維、感覺和行為模式之間的平衡。我們會更難找出訊息，也更難確定其中有哪些是相關的。當我們在壓力之下，我們也會失去天生信任「直覺」的能力——這個能力是神經系統發揮功效的結果。我們可能完全感覺不到任何東西。並且，當身心斷聯達到最嚴重程度時，受創傷的人可能連自身的體內都感到不安全。

現在想想那些神經系統的負荷並未過度飽和的幸運兒，他們的「踏板」運作正常，對壓力的反應也調節得不錯。他們通常把注意力集中於「進行中的事情」，比如當天的活動、家人們的需要和工作的義務。所有自駕式機制都在表面下進行——連同它們相關的生理和情緒表徵之外。

再者，我們來看看那些過得不算悲慘，但也沒達到完美平衡的一般人。這些人過慣的生活可能是像搭雲霄飛車那般地帶點刺激感，他們忙著應付日常瑣事，抱著事情將會改善的希望，或朝著下一個目標而努力。「等我還清車貸時會覺得好過一些」或「等我小孩上高中，一切就變順利了」。這些人可能不會注意到自己的身體或情緒發出訊號，試圖告訴他們沒必要在壓力下過生活。這表示在任何一天，任何一個普通的日子，在正常的情況下，即使是功能運作良好的人也可能對自己正在創傷受激發的狀態毫無意識，更不可能知道那是什麼感覺了。

要「體認」我們的緊繃感可能在哪裡，並學會釋放它是需要練習的。不僅如此，我們還需要練習才能真正感覺到我們體內發生的一切波動，甚至體會到體內的動態平衡，這是交感神經系統的另一個主要功能。我們「該怎麼感覺」？我們本該成為什麼人，或該怎樣生活？我們「應當」如何將威脅、危險和創傷結為一體？最後，生物能呼吸法是如何利用神經系統讓我們達成療癒的？

普萊瑪．麥基芙（Prema McKeever）是生物能呼吸法的執行師和協辦人，她特別有科學頭腦。有部分原因是她具有中醫理學碩士的學位和其他身體鍛練方面的專業知識，她能夠將生物能呼吸法在體內的「感覺」與課程中實際發生的內在歷程連結起來。她說：「我對於在生理層面上發生什麼事，以及這種方式為什麼能這麼成功感到特別好奇……練習過生物能呼吸法後，我能感受到它帶來的變化。我跟自己的身體和感覺更加融合。我覺得自己更有活力，但我想知道為什麼。我想瞭解它是怎麼辦到的，尤其是對創傷的作用。」當她深入研究這療法背後的科學依據時，麥基芙發展出一些她個人的理論。

在她看來，生物能呼吸法幫助人們進入交感神經系統的激發狀態，然後進入副交感神經的鎮定狀態，一切過程都是在安全的環境中進行的。「那些神經系統中還遺留未釋放的、與創傷有關的觸發因子的人，經常會從他們神經系統的「啟動」中體驗到一些感覺，包括呼吸加速、心率加快、肌肉緊繃，以及行經體內的能量增加——要感覺這一切對他們來說太可怕了，因此他們會迴避這些感覺。」她說。「但是當人們待在安全的場地，被他們的引導師所支持，他們就能體驗這些難受的情緒而依然覺得還好。他們的感受通常是進入一個創傷的觸發，然後就被困在那裡。利用生物能呼吸法，他們得以感受與創傷有關的感覺，並讓創傷可以自然而然地完成它的過程。關鍵就在於要能走完交感神經的激發與接下來副交感神經的平靜和保護過程的循環，藉此我們擴展了神經系統的能力，以承受更多的觸發與更深層的放鬆狀態。生物能呼吸法圓滿達成這個循環。」

對於麥基芙來說，生物能呼吸法與其他類型的呼吸療法不同。「我喜歡生物能呼吸法的一點是它對我們身體的尊重。我們不會強迫自己做什麼，」她解釋道：「我們引導身體敞開自己。每個人在過程中的處境都會被深深地尊重。對於那些很難連結自己身體的人來說，生物能呼吸法是一位了不起的老師。它教我們學會如何聆聽、如何呼吸、如何帶著敬意地驅動身體並解開創傷。彷彿你是生平第一次與你的身體相遇那般。」[18]

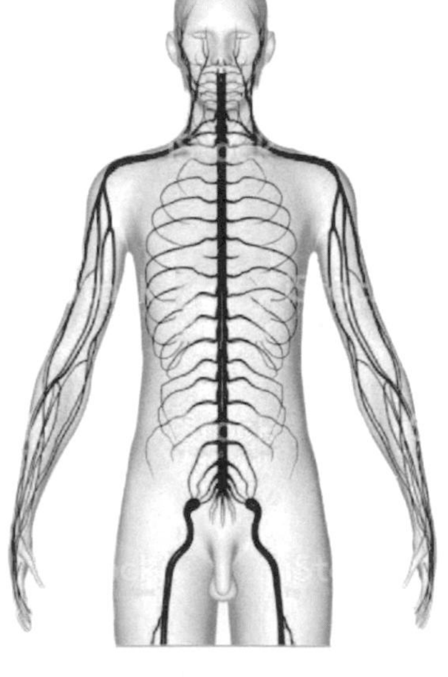

與自己對話

我們將針對如何提高我們體認和感覺的能力提供更多的討論，特別是在第七章。不過，讓我們先回到生物學上——副交感神經系統的首腦：迷走神經。它是我們顱神經中最長的一組神經，它的神經纖維從大腦擴及全身的臟器。由於它這種超乎尋常的延伸範圍，以及它「浪跡似的」蜿蜒路徑，因而被命名為「迷走神經」。[19]

許多研究報告都和迷走神經有關，但是它與我們如何感覺的根本關連（可以說是所有的「感覺」面向）能用「多層迷走神經理論」（Polyvagal Theory）來解釋。這個由史蒂芬．波格斯（Stephen Porges）博士所提出的理論，說明了迷走神經幫助我們適應環境的各種方式。迷走神經參與的作用有：

- 戰逃反應。
- 靜止不動，即「凍結」，這個功能在動物身上就變成裝死，

迷走神經是我們體內最長的神經，支持感覺和運動功能。它因遍布全身的「浪跡」歷程而得此命名，它從腦幹延伸到結腸的一部分，並允許大腦與內在臟器之間進行交流——包括耳朵、喉嚨、心臟和消化道。

在人類身上則轉變為行為封閉。

・社交溝通，這牽涉到我們感知他人的激發程度或一般狀態的能力。

「生物能呼吸法幫助我們從迷走神經背側分支（凍結功能，即反應『我做不到』的狀態）轉移到迷走神經腹側分支（社會性參與的系統），」執行師普萊瑪・麥基芙解釋說：「當我們完成戰或逃的循環時，我們會釋放創傷，最終與他人建立起連結。我們可以注視某個人的臉，就能恢復我們的安全感。」[20]

這三種迷走神經功能都需要我們的身體和環境之間的快速溝通，並且都和「神經感知力」（neuroception）相關。神經感知力是我們評估周遭環境是否安全的能力。[21] 波格斯說，我們透過「來自臟腑的傳入反饋」[22]（也稱為神經脈衝）來獲得此訊息。我們於是感覺到自己。

所以思考一下。如果我們的身體評估了環境，然後決定要做什麼，那麼我們與自身臟腑的連結就是一種自動導航式的親密關係。我們體內的器官、腺體、血管和組織在對我們說話。如果我們傾聽，就能感知不舒服、警告、平靜和其他無數的訊息。這些感覺也有助於我們理解在其他層面上的感受，譬如我們的情緒、態度和人際關係。基本上，我們每個人都有能力感知到自己的平衡——身體、心理、情感和精神方面——這進而定義了羅莉·里奇在社交適應力模型中所主張的功能運作與平衡的最佳狀態，即體內的動態平衡。

根據世界上某些哲學的論點，體內的動態平衡簡單地說就是快樂，但是快樂的涵義則因文化而異。想想亞里斯多德提倡的人本主義思想中，主張快樂是來自道德高尚的行為；他為個人在尋求意義、自我實現和全面發揮功能方面（又稱心理幸福感）奠定了基礎。[23] 抑或享樂主義裡的「幸福」即是快樂——無論是身體、心理和精神方面。

在中華文化發展之初，並沒有「快樂」這個字眼。與之意義最接近的中文字是福，它被解釋為是「來自天界的賜福，以及來自人類社會的快樂」。後來，在古中國文學五經之一的《尚書》中，明確地定義了福包括「長壽、富裕、健康、平安、美德和善終。」[24]

在當今的心理學中，快樂被認為是一種精神狀態，而不是一種短暫的情緒，如今它是二〇〇〇年所創辦的《快樂學雜誌》（Journal of Happiness Studies）的主題。快樂通常被定義為「正面影響大於負面影響，以及對生活的滿意度，包括人們對自己的生活、情感和認知的整體評價。」[25]

這種「和諧的體內動態平衡」、內心的平靜和喜悅正是我們所追求的。這是我們天生的存在方式。它源於真正的愛，以及對身體、心理和生活境遇的完全自我接納。這種接納是我們的自然狀態；其他一切都如同握拳一樣需要用到能量。處於壓力、緊張和不快樂的狀態，比維持體內動態平衡（整潔、滿意、快樂的平衡）更費精力。對於那些已經太熟悉創傷迴圈的人來說，可能很難走出緊張的型態和生活方式。改變的一開始需要關注和自我照顧。知道我們需要什麼來達到平衡的狀態，對於自己的生活品質和我們共有的能量都是至關重要的，因為犧牲和忽略自我的生活不會讓創傷的迴圈停止循環。它無助於我們本身，也無助於我們關照別人。

是誰經歷創傷？

人們很容易就認同「糟糕的一天」和「創傷」是不一樣的，並且認為「創傷」是那些有過特殊遭遇的人的專門用語。然而，全世界的研究顯示，創傷事件的發生比我們想像的更普遍、更「平常」。由世界各地的許多來源所取得的創傷統計資料，描繪出一個令人震驚的景象。根據美國疾病控制中心（U.S.' s Centers for Disease Control）所屬的一個分支機構國家傷害預防和控制中心（National Center for Injury Prevention and Control，NCIPC）的報告，年齡層一歲至四十六歲群眾的頭號死因即是創傷，它也是最有可能使人的壽命縮減到小於七十五歲的原因。在這份參考資料中的「創傷」所指的是人身傷害和燒燙傷；蓄意傷害，如自殺或攻擊；以及意外事故、碰撞、墜落、溺水和中毒。[26]

但創傷造成的結果絕對不是只有死亡，經歷特定事件的主要成員可能不是唯一的創傷受害者。比方說，眼見「別人」創傷事件的目擊者可能會在自己的體內留下這個經驗的殘留印象。個人的創傷可能是由一場衝擊造成的，例如災難或意外事故、凌虐、人際關係中的問題，或與文化、個人或社群的認同有關的負面互動。它也許能從外觀很明顯地看出來，或可能是很隱蔽而私密的。創傷可以源於單一事件或是由重複的、長期的或慢性的事件引起。它甚至可能是由一些看起來不太像「創傷性」的情況造成的，例如羞愧感。因此，創傷能以各種形式發生在每個人身上。它的影響取決於事件發生時的境況，也取決於當事人的神經系統在當時的恢復力。有時我們比較能處理和釋放它，有時我們卻辦不到。

讓我們面對它吧。生活在地球上的有超過七十億的人，每年都要經歷無數的人際交往、社會和政治的不同情況、以及自然界和全球性的事件。要在一個日益複雜的世界中發揮自身作用的能力，我們需要調節精良的身體、心理和精神，而在生活的過程中，創傷是不可避免的。每個人的存在都有一個個人發展的連貫性，同時也會有偶遇他人和意想不到的時刻發生。

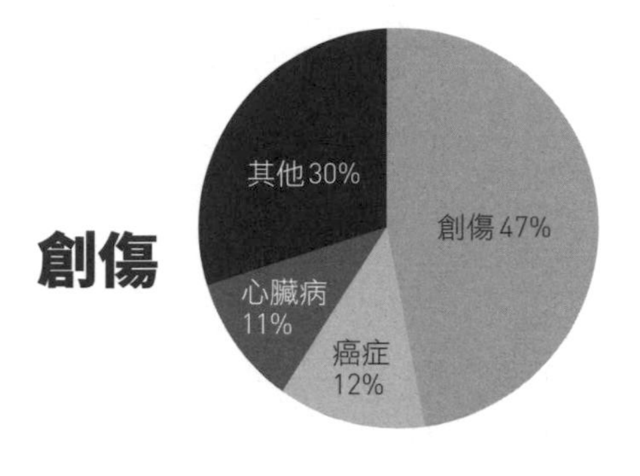

#1 死亡原因（1–46歲）

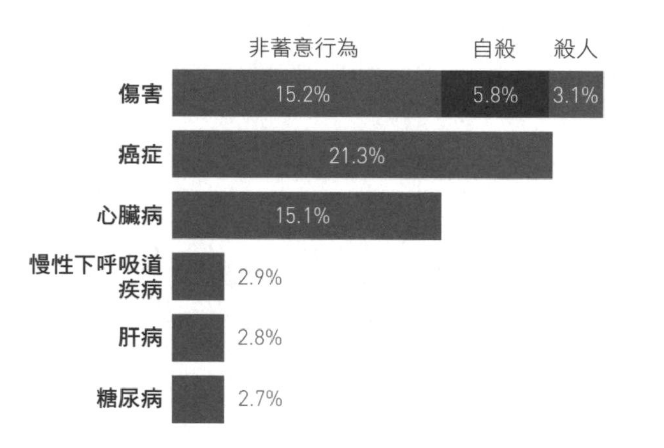

各因素造成75歲前失去潛在總壽命所占的百分比。

世界各地的創傷統計資料

讓我們回顧一些驚人的數字，僅作為參考。災害流行病學研究中心（Centre of Research on the Epidemiology of Disasters，CRED）及其緊急事件資料庫（Emergency Events Database，EM-DAT）提供了關於地球在以下主題領域內發生的災害事件之全球統計資料：地球物理領域（如地震和火山）、水文領域（洪水）、氣象領域（暴風雨）、氣候領域（從乾旱到野火的一切）、生物學領域（人類流行病或蟲害）和大氣圈外的領域（撞擊或太空天氣）。在二〇一五年，CRED發布了一份為期二十年，關於災害對人類的人口數造成的影響觀察報告，以評估和促進減少全球災害的風險。這份評估報告陳述的內容，可能為我們帶來創傷：一九九四年至二〇一三年期間，每年有二·一八億人受到自然災害的影響。在此期間，EM-DAT記錄了全球六八七三次的自然災害，共造成一三五萬人死亡——平均每年奪走近六八〇〇〇人的生命。[27]

世界心理健康調查協會（World Mental Health Survey Consortium）對全

球創傷的關注焦點稍有不同，此協會報告了人們遭受創傷事件後，對其身心健康所造成的負面影響。在二〇一五年發表的一項研究中，涵蓋六大洲內共二十四個國家對將近六九〇〇〇名的成人進行的調查，內容涉及他們經歷二十九種創傷事件的頻率。有超過七〇%的受訪者回答曾遭遇過一次創傷事件；三〇．五%的人曾經歷過四次或四次以上的事件。其中有五類的事件占一半以上的發生率：即目擊死亡或重傷、親人的意外死亡、被搶劫、發生危及生命的車禍，以及面臨威脅生命的疾病或傷害。[28]

其他的統計資料顯示，大多數的創傷——被量化為「七十五歲之前失去潛在總壽命的百分比」——是由傷害造成的（約二四%），其中大部分是非蓄意的行為。癌症（占二二%）和心臟病（占十五%）也是前列排名的因素；慢性下呼吸道疾病、肝病和糖尿病的發生率基本上都僅占三%左右。[29]

現在，讓我們把政治因素納入這些範疇中，無論是全球的、國際的、國家的還是地方性的，包括從戰爭到政府政策，再到種族政治、性取向、性別、工作場所動態或其他各種「政治的」情況。接著還有我們在人際關係中如何運作的問題，以及人際互動可能影響我們的微妙方式。不管我們往哪個面向看，都會有創傷。沒有一個人的生命可以避免創傷；我們的挑戰在於如何對付它。

當我們試圖釐清創傷究竟是什麼時，我們可以用廣義的或個別的角度來思考它。然而，當社會不得不處理創傷，協助治療它並為之付出代價時，醫學模式就要有措施和定義來介入這問題。美國精神病學協會（American Psychiatric Association）第五版的《精神疾病診斷和統計手冊》（Diagnostic and Statistical Manual of Mental Disorders，簡稱DSM）將創傷性事件定義為遭受死亡威脅、嚴重傷害或性暴力的經驗。患有創傷性相關疾患的人必須是曾經直接經驗或目睹創傷事件者；得知親近的家人或親密友人發生了創傷事件的人；或是像緊急救難人員一樣，是「直接反覆地接觸或極近接觸創傷事件的人」。[30]

罹患某種疾病的概念來自於我們的醫療體系試圖量化和限定症狀，以便決定何種程度的影響要導向何種程度的護理。這項努力的結果之一即是PTSD，這個定義不僅使眾多患者受到辨識，也讓他們得到幫助。在DSM的整個發展週期中，PTSD的定義一直是心理健康領域裡最具爭議性的問題之一。[31]以往，PTSD被認為是一種焦慮症，但事實證明它很難被掌握——因為沒有兩個人會以相同的狀態經歷同一個事件。某個人的神經系統可以控制的事，可能會造成另一個人疲軟虛弱。對一個人有效的方法可能對另一個人無效。創傷是一個變動性的目標。

創傷和身體

我們知道創傷會導致PTSD，但它的影響不只如此。創傷是造成許多相關疾病的原因。以下就是一個實例：

在極端情況下，人們可能會失去感官知覺或經歷其他的身體狀況，包括自體免疫疾病、心血管疾病和糖尿病。尤其是曾經遭受身心虐待、家庭暴力或藥物濫用的兒童，他們不僅表現出依附缺陷，而且成年後會出現自體免疫疾患症狀的可能性也會增加——從偏頭痛到肌肉痙攣。[32]

一項針對越南退伍軍人的研究報告說，PTSD的症狀在退役超過十五年後依舊存在。就如過去的研究對象一樣，這些老兵「在接觸誘發創傷的幻燈片、聲音和文字時，都會出現靜止心率增加、驚嚇反應增大、心跳速率加快和血壓升高的反應。」所有這些都與壓力荷爾蒙腎上腺素和去甲腎上腺素的攀升有關——兩者分別可導致心血管疾病[33]或影響記憶力和注意力。

PTSD也會加速人類衰老的過程，加速認知能力的衰退和失能。[34]在年輕人當中，「由創傷造成的慢性壓力」會過早引發與老齡相關的心臟動力問題。「總之，與PTSD有關的心血管、新陳代謝和發炎性的全身變化，會跟加速衰老同樣的方式影響身體。」[35]由於大腦的變化與壓力相關，阿茲海默症的發病和失智症也都與PTSD相關[36]。

在一項令人印象深刻、歷時二十二年的研究中顯示，「與未曾遭受創傷的婦女相比，患有最多種PTSD症狀的女性罹患第二型糖尿病的早期風險增加了兩倍。」[37]這項研究是顯示這兩者之間的因果關係「至目前為止最有力的證據」。

創傷後壓力症候群如何使一切變調

痛苦可能會成為一種習慣、一種生活方式，成為我們身體中似乎不可動搖的一部分。當然，每個人都會經歷正常生活的跌宕起伏——得意與失望、生與死、不測與鴻運。有時，我們成功處理了「低潮」，有時則不然。這是意料中的事，也是受PTSD所苦的士兵和其他患者們能為我們其餘的人提供如此偉大服務的原因。他們之中有些人一直生活在異常高度的激發狀態和令人崩潰的病症之中。他們需要幫助，而這種幫助已擴及到一般大眾。也就是說，如果某些東西對PTSD起功效，它很有可能對PTSD以外的疾患也有效。

一般來說，遭受過創傷事件的美國成人中，有高達二〇%的人會繼續發展成PTSD。[38] 關於在任何時期內，患有PTSD的美國人民的人數則有不同的報導，大約從七%到八%不等。[39] 雖然其他國家報導的統計資料是以不同的方式蒐集和管理的——也因此彼此之間不能直接做比較，但中國的估計值低至百分之三，而紐西蘭的僅略高於百分之六。[40]

許多研究通常聚焦在PTSD的各種潛在因素上。除了軍事創傷外，肇因通常還包括恐怖的處境、性侵害和複雜性的創傷——這是長期接觸創傷性源頭關係的結果，這種關係的對象往往是父母或其他令人感覺自己的權力被剝奪的人。

最能說明生物能呼吸法及與其相關的身體研究工作，已經由像是醫學博士貝塞爾·范德寇、彼得·列汶博士、大衛·貝賽利（David Berceli）博士及其同事們完成了。他們的工作為呼吸者提供了幫助，不論呼吸者是否意識到自己痛苦的根源。經由把注意力的焦點放在釋放身體的張力上，他們就免除了在使用其他治療形式時，有時會引起再度激發或二度傷害的可能性。

范德寇是司法資源研究所創傷中心（Trauma Center at Justice Resource Institute）的創始人，波士頓大學醫學院的精神病學教授，以及國際創傷壓力研究學會（International Society for Traumatic Stress Studies）的前任主席。他出版了幾本書——其中最新的一本是《心靈的傷，身體會記住》（大家出版，二〇一七）——並且發表過一五〇篇以上關於神經造影、自我傷害、記憶、神經反饋、發展性創傷和眼動心身重建法（Eye Movement Desensitization and Reprocessing，EMDR）等主題的科學論文。EMDR是一種用來減輕與創傷和創傷記憶有關的壓力療法。

范德寇從一九七〇年代起就在這一領域工作，甚至大力協助PTSD的界定範圍。由於有像他這樣的研究人員努力探究越戰老兵的戰後創傷症，才將PTSD推向合法化，並使這個定義被納入一九八〇年版的《精神疾病診斷和統計手冊》中。然而，范德寇很早就意識到創傷所影響的對象是普及大眾的，尤其是兒童。他指出，創傷受害者所遭遇的一切都發生在大腦中，這實際上改變了人們體驗世界的方式。

人們是如何看待世界的，這一點從我們把注意力放在哪裡就能看得出來。記憶是我們生命故事的基石。范德寇在《心靈的傷，身體會記住》一書中指出，創傷創造了與日常生活事件不同的記憶類型，因為創傷的記憶會近似電影情節般地「刺激」視覺皮層。從另一面來看，他說：「日常生活的大多數經驗都會立刻被遺忘。」[41]他回想起從一九三九年起開始對兩百多名哈佛男性進行的「格蘭特成人發展研究」（Grant Study of Adult Development）。這些人當中有許多人將繼續參加第二次世界大戰，它們如何應對自己的經歷可以從兩個系列的訪談中明顯地看出來，其中一段的訪談時間在一九四五／四六年，另一段則在一九八九／九〇年。「大多數人所做的描述，與他們在戰後立即受採訪時所記錄的說法截然不同：隨著歲月的流逝，事件的劇烈恐怖性已被淡化。」但是，受訪者中的PTSD患者卻沒有任何記憶是褪色的。「戰爭結束的四十五年後，他們的記憶基本上是完整保留的。」[42]

在嚴重的PTSD病例中，創傷可能會「挾持大腦」，使患者的身體和心理產生變化。創傷可能導致我們的海馬迴（大腦的記憶中心）變得比正常的體積小，[43]或使理智的前額葉皮層（我們大腦負責推理和分析的部分）短路。由於理性的大腦脫節了，「負責維生的」腦幹和「情緒化的」邊緣系統就接管它的工作，使我們根本無法克服焦慮感。[44]

范德寇說：「人們有一種錯誤的觀念，認為創傷主要與記憶有關，即過往發生的事。」但實際情況複雜多了，其中包括「思想和大腦中的各種反應」，這些反應可能會造成患者自身發生問題。「受創傷的人往往對自己變得麻木。他們發現自己很難感受到快樂，也難以產生參與感。有了這些理解迫使我們設法來喚醒人們的感知模式。」[45]

針對 PTSD 的研究揭示了創傷帶來的深遠影響。毫無疑問的，研究已經證實創傷的壓力不僅是一種困難或暫時的狀態。它可能使人變得衰弱；也可能會威脅生命。[46]

事實的檢驗

觀察從理論上探討釋放創傷與實際上進行釋放創傷之間的差異是很有趣的。想想你認識的那些對接受心理治療感到遲疑的人；現在再想像一下要真正放下自己人身防護時的猶豫不決。在考慮身體創傷的釋放時，重要的是要在獲得其益處之前，預先瞭解寬心接受此方法的理由。

身體的創傷釋放之所以有效，是因為它建立在生物學和生理學事實的科學基礎上。這個基礎對許多人來說可能很重要。比方倚賴醫學範型的西方人可以信任發展身體創傷釋放模式的研究。他們知道這並非只是某種「另類」療法時便可大鬆一口氣。同理，對於那些難以接觸自己的感覺的人，就任由他們表露自己，這可能有助於他們明瞭——他們可以依靠自己的身體來獲得答案。這個過程是很自然的。另一方面，那些對生物能呼吸法或其他身體訓練法做出本能或直覺反應的人，可以用科學來解釋創傷釋放的潛在作用。「我毫不懷疑生物能呼吸法能產生功效，」克蕾兒．科尼（Claire Kearney）說，她已經將生物能呼吸法加入她的按摩療法中。「但是我想瞭解它的科學根據，這樣就能證明我所知道的是真的。」[47]

如果「要像受創傷的黑斑羚那樣行動」的想法會令人反感，那就想想看所有飽受PTSD折磨的退伍軍人吧。如果生物能呼吸法對他們有效，那麼它對你也有效。在釋放的過程中，把「你看起來有多怪異」或「你有多脆弱」的想法拋開。一旦你忙著體驗自己體內所發生的一切，任何對顫抖或其他身體活動的尷尬或膽怯感都會消失。這些感覺很快就會被溫暖和感激所取代——它們將感染願意進入療程中的你，以及為你提供安全療癒空間的引導師。

本書將以此處所介紹的科學原理為基礎並擴展其運用，將它們融入到你生活中任何時候的情境感受，以及對情境回應上的理解。生物能呼吸法的廣泛功用之一是，任何一個操練它的人都能在日常生活中獲得更大的復原力。因此，任何日常的、潛在的創傷事件都能在得到簡單處理後拋諸腦後。

並非所有值得做的事情都能在科學實驗中獲得明確的證據，或許「有些我們就是知道的事」還沒有得到清楚的解釋。思考一下所有的宗教、個人的信仰體系、巧合、直覺，或你個人可能曾經歷過的任何無法解釋的現象。或是想想我們某個出自本能的做法，比方抱起嬰兒來安撫他。我們知道，兒童在遭受不幸的戰時或孤兒院的現實生活後，缺乏與人的接觸會阻礙他們童年的發展，影響大腦的活動[48]甚至是DNA[49]。同樣地，身體工作從科學方面得到的支持，與它從意向及能量中得到的一樣多，而後兩者都是難以界定的棘手主題。我們生活在一個充滿未知的神祕世界中。要想擺脫創傷，以及過著更充實、更生動、更愉快的生活，需要開放的思想、開放的心靈，還有與身體的深刻連結。根據貝塞爾・范德寇的說法：「我們的直覺會暗示什麼是安全的、是能維持生命的、或具有威脅性的，即使我們無法完全解釋自己為何會有這種特殊的感覺。如果你能與你的內在感覺建立一種自在的連結，如果你能相信它們可以為你提供準確的訊息，那麼你將感到能掌控自己的身體、自己的感覺和自己本身。」[50]生物能呼吸法支持我們每一天、無時不刻擴展與我們身體這種「無法解釋的」關係。

觀照

謝謝你讀完這一章。現在，請花一點時間把你的注意力帶到自己身上。

請閱讀以下的段落，然後閉上眼睛並掃描你的身體。注意你讀到的內容如何反映在你身上。你的體內正發生什麼事——它放鬆了嗎？也許從注意你的呼吸開始，看看它是否能自由地流動。接著，無論你是坐著或躺著，都請注意你的姿勢。你感覺平衡嗎？或是你的身體有緊張、疼痛或不舒服的感覺？留意你身體的不同面向，包括內在和外在的緊繃感。深吸一口氣，然後用嘴巴吐氣。接下來，觀察你的想法——你的念頭是不是通常聚焦於你本身以外的所在？如果外在有什麼東西吸引你的注意，此刻你能放下它嗎？

現在，想一想本章的內容是否引起你內心的共鳴，以及這種共鳴是否與你或你認識的人有關。如果有一些觸動你的因素——正面的、負面的、情緒上、身體上、精神上或其他層面的體驗，那麼，它像什麼感覺？也許你覺得你在閱讀關於自己的一些很私密的、個人的或很真實的東西，或者你不喜歡你讀到的內容，那是什麼呢？你的反應是因為這些訊息正揭穿、挑戰、滋養你或其他原因嗎？有可能那是某些你心裡沒有注意到的事，或是你曾經忽略或已遺忘的事，它們可能還在發揮作用，並藉此讓你知道它們的存在嗎？也有可能這些資訊喚醒了你的內在，或也可能並非如此；你才是那個下判斷的人。

當你讀完這段文字，閉上雙眼並做完觀照後，請張開眼睛，將注意力帶到你周圍的環境。聽一聽聲音。注意你看到什麼？在各章節之間，也許可以做個簡短的散步，或隨著歌曲舞動身體。四處走動一下，重新就定位，然後準備好進入下一章。謝謝。

第3章

對治創傷：各種途徑

讓我們假設人類社會總是在經歷壓力和創傷——而且總有一些人專門在幫助別人有更好的感受。從部落裡的薩滿巫師到瑜伽士，從醫生到靈媒，到教會長老，再到心理學家，人類對於理清自己在生理、心理、情感、心靈和精神痛苦的複雜性上，都表現出他們的興趣和能力。如今，即使有人已經決定用身體療法來釋放創傷，但可能仍不知如何選擇其模式和做法。

經過周詳構思的生物能呼吸法囊括了各種基本要件，每一種都有它趨近和撫慰身體的方式，為這模式增添了平衡感。每個要件，例如戰逃反應或PTSD本身就是一項研究專題。第四章中將更深入地探討每個核心元素是如何為生物能呼吸法增加力量的，但首先讓我們對這方法做一個全盤的理解。生物能呼吸法是怎樣把西方和東方的療法調和在一起的？它與其他的身體釋放或呼吸工作的方式相比有何不同？身體創傷釋放是否已被證明有效？靜心冥想真的會增加創傷的釋放嗎？或它只是「對你有好處」呢？生物能呼吸法如何利用「能量」？

西方與東方

西醫已經證明了它在治療人類疾病方面的成就。這種醫學模式提供了涵蓋各個國家和各大洲無數的科學研究，甚至根除了疾病。醫生可以延長人們的生命，並在分娩、疾病管理和其他成千上萬種情況下將死亡率降到最低。西方系統也已考慮到建立一個科學研究的網絡，有助於我們集體理解無數的生心理狀況和進展，並解釋為什麼身體創傷釋放會奏效的原理。不過，西醫是否會完全接受身體工作，最終需取決於它的有效性。到目前為止的進展還不錯。比方說，以身體為基礎的PTSD的研究能如此地成功就很令人興奮，以至於美國退伍軍人事務部（U.S. Department of Veterans Affairs）已經採納了一些身體治療法。

在古英語中，「健康」一詞的解釋為「完整性」或「成為整體」。然而，西方醫學構思身體的模式是把身體視為一台機器，是各種徵兆或特別部位的一個集合體，雖然其中並沒有不敬的暗喻。這是一個很有趣的概念——它把身體切割為各個系統，再把醫生訓練為專門的「機械師」。也是這種處理方法讓醫療保險制度得以發展，在此制度下，某些治療方案可以與某些問題連結，然後以系統的方式支付費用。

反之，東方醫療則將身體視為是一個多層次的綜合系統。「全人」（holistic）的療法來自希臘文的 holos，意思是「整體」，針對的是我們失衡的根本原因。重要的是，在東方醫學中，根據我們的病症來看，我們的「問題」可能會、也可能不會很明顯。由於西醫的醫師看到了全人工作的成功，他們已經開始合併一些東方醫學的做法。例如，近年來的跨界療法的處方即包括了正念練習、冥想和瑜伽。

雖然一般的西醫醫生可能不會開立草藥酊劑、順勢療法或其他類似藥物作為處方，但許多人對它們已有更多的認識。還有一些醫生正積極地將呼吸法融入他們的治療中。醫學博士湯瑪士．伊施勒（Thomas Ischler）於一九八六年開始在德國做外科醫生。他的職業生涯涉及患者護理、企業藥理學、醫院業務流程再造工程的諮詢以及教學。如今，伊施勒與德國境內呼吸訓練的患者，和印度地區阿育吠陀的患者共同合作。已修畢生物能呼吸法的伊施勒，成功地將他的學習和經驗與西方和東方的傳統整合起來。

「工程師或物理學家們雖然知道一件東西應該怎麼運作，但我們不能以同樣的方式來對待人體。醫學並非一門精準的科學，」伊施勒說。「目前我是以一名全人醫學的醫生身分從事我的工作，因為西醫還沒有準備好接受來自心理治療、自然療法，或甚至用亞甲基雙氧甲基安非他命（MDMA，俗稱搖頭丸）來測試所產生的許多結果。我使用生物能呼吸法所得到的成功經驗告訴我，其他類型的工作也可以協助從內在醫治人們。」[51]

他有一位來自瑞士日內瓦的案主，對於伊施勒在醫療工作中進行的生物能呼吸法提出了下列評論[52]：

凱瑟琳：

我對於如何能用自己的呼吸來釋放所有的壓力和創傷，依舊感到很驚訝。我覺得自己完全擺脫了生活中積累的一切負擔。我的體態改變了，我再次對自己和自己的能力充滿信心。我睡得很香；生活裡似乎沒什麼大不了的挑戰。我想再次學習，我所有的好奇心又回來了。

在生物能呼吸法中，東方人處理疾病或失衡的哲學被加入我們的科學知識中——包括關於戰逃機制、訊號在我們體內傳導的方式、以及已被證明對身體和心理保健有效的各種方法。我們從中醫的觀點出發，中醫認為身體是一個精良而充滿能量的花園，裡頭的所有部分是相互關連的。平衡與和諧貫穿整個中醫體系，古老的五行學說與身體的不同部位是相關的，並且也與其他一切事物互相牽連。所有的自然現象都被分為木、火、土、金、水這幾大類，它們與一套看似廣大無邊的智識有關。

在東方的療法中，醫生被視為是園丁，負責維持和恢復人體花園的細微平衡與恆定狀態。其任務是根據一年的節氣、一日的時辰和患者的具體情況，使所有的要素保持平衡。在考慮個人的情緒、身體、心理或能量的平衡時，我們可能會有一次將季節、氣候、患者年齡、發展階段、身體、靈魂和感官串連起來的談話——因為一切都是相互關連並結合的。[53]

由於整體主義的各種原理都適用於生物能呼吸法及其組成部分，因此東方哲學的各個層面將貫穿於本書中。此外，東方思想要求我們維持不同元素之間和諧的觀點，也適用於生物能呼吸法的基礎——生物能呼吸法也有「轉輪的輪輻」。每個輪輻都支持並增強其他輪輻，進而形成一個圓滿的整體。

不同文化如何在生物能呼吸法中融合

同樣地，這個轉輪的輪輻也會影響那些想跟來自其他地區的人們一起工作的執行師和引導師。就像任何跨越國界的人一樣，我們需要盡可能地進行自我教育。除了做研究之

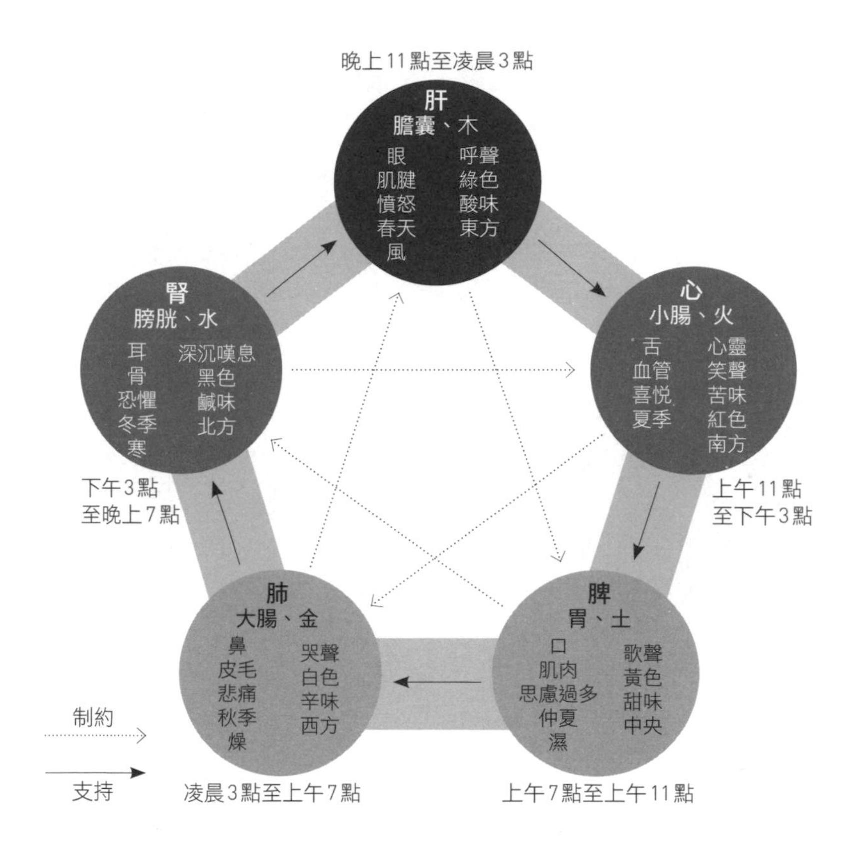

中醫的「五行學說」說明了人體臟器與每個元素的關係，以及各個元素是如何相互支持和相互制約。

外，請隨時與你的案主或其他文化背景的同學交談。畢竟，是他們本身的經驗，而不是某個國家的經驗——可能對你產生影響。而你的經驗也會影響他們。

吳曉艾是生物能呼吸法的畢業生、翻譯員和許多課程的小組協調員。她住在台灣台北，曾在中國大陸舉辦的課程中擔任翻譯並協助多個生物能呼吸的團體。雖然她不想「概括認定一個地方的所有人」，但在討論不同的文化如何融合生物能呼吸體驗——尤其是與創傷釋放相關的深層的、活化的呼吸練習時，她同意對其中一個例子的看法：「我體會到西方國家和中國參與者之間的文化差異，」她說：「中國人較常有嘔吐和打嗝的傾向。」事實上，在生物能呼吸法課程的初期，無論參加的團體在哪個國家，她和其他引導師都報告說，中國的學員有嘔吐的傾向，而來自其他文化背景的參與者則沒有。「我一直認為這是緣自中醫裡根深蒂固的觀念，認為嘔吐、吐痰和打嗝都是淨化身體的方法」，吳曉艾補充說。

中醫講究的是平衡，而嘔吐就是失衡的訊號，尤其是「體內的動態平衡受損，胃氣向上逆流」。[54]在本章稍後，我們將進一步瞭解「氣」，它是在我們所有人身上流動的生命力。但按照中醫的說法，嘔吐至少有三種類型，它們可能是受到「六淫：風、寒、暑熱、濕、燥、火／熱」的刺激而引起的，這一切都會影響氣在體內的流動。基本上，胃的功能依賴於支持器官，需要的是向下流動的能量流。「與環境因素、食物、心理健康或生理壓力有關的各種不利條件都會損傷胃，進而導致胃部失去動態平衡，這通常會引發嘔吐。」[55]隨後我們會進行深度的連結式呼吸來補氣，必定能改變胃的平衡。

但是，創傷的釋放不僅是能量通過身體系統而已，還有情緒——它們會隨著激發程度的增強而浮現。事實上，執行師也注意到中國學員們聲音表達的增強。再次根據中醫的原理，「中醫原理認為造成情緒失衡的一個普遍常見的原因是壓抑情緒。情緒如果沒有被表達，就會被卡住，這可能導致血流受阻或凝滯，進而引發疾病。釋放情緒可以治癒疾病。」[56]

這類見解使生物能呼吸法的執行師和引導師，以及對這模式不熟悉的新手呼吸者，能夠思考自己的信仰體系、醫療保健方法和關於改變的普遍假設。在處理創傷釋放中非常私密的感受時，特別是在語言和生活經驗有差異的情況下，跨文化的意識、好奇心、同情心、尊重和清楚的溝通都能提供幫助。

跨文化工作

最近在峇里島舉行的一次培訓課程中，一名中國婦女自願成為一場有關腹部療程的示範者。雖然我不認識這個人，但多年來，我和數百名參加生物能呼吸課程的中國人已有過交流的經驗。其中一些學員與我討論過一些文化制約的因素，尤其是在日常生活中迴避情緒表達的傾向。在這堂課中，我盡量不做任何假設，而是做好準備，以防她也有這種傾向。

就像教室裡的許多中國學員一樣，當她開始呼吸練習時，她的身體很快就被觸發了。才開始不久，她就發現自己的嗓音充滿了情緒，有很多是斷斷續續和宣洩性質的表達。隨著所有這些能量的流動，我不斷調整她的節奏，要求她放慢速度，讓她的神經系統平靜下來，再重新激發它。起初，我只是把我的手懸空保持在她的肚子上方，而不是做一些介入手法的示範。然後，當我終於把手放在她的肚子上時，一段激烈的過程就展開了。

她在示範過程中很自在，因為她認為我是一個不會想剝奪她身上任何東西的人。我的任務就是支持她——以我的臨在和我的碰觸。她後來說，這樣她就能有一種強烈而安全的表達，可以超越她一開始發出的聲音。等她休息片刻並自我調整後，我的手在她的腹部多加了一點力量，並以順時針的方向移動，配合著她呼吸的節奏來幫她按摩。剛開始，她的肌肉繃得很緊，保護著她的核心，但僅僅做了一兩圈的按摩後，她的腹部肌肉便開始變軟了。隨著這種軟化，她情緒表達的宣洩度變得比較弱，並且與她身體活動的連結更加緊密。課堂中刻意的節奏調整使她保持與自己的感官覺知相連。最後，我們很自然地處理了她整個腹部。我很小心而緩慢地進行，並使她保持處於當下的狀態。如果她開始太投入激發的狀態，我就會把她帶回來，讓她能夠休息，然後再次激發並釋放，接著再休息。

療程進行得很順利，她的聲音漸漸消失了，她和自己身體的關係也越來越緊密。我能感覺到並看到她身體張力的流瀉。療程結束後，她說明了發生在她身上的事。在不知道自己會遇到什麼樣的感覺或記憶之情況下，她接觸到內在非常深層的感覺。這些感覺牽涉到她對性行為的忽視和濫用，當我們對她的下腹部進行治療時，她明白了這一切。就像世界各地的人們，以及社會各階層的許多婦女一樣，她曾覺得有必要利用性來從別人身上獲得好處。在參加這次課程之前，她有一種「認為她必須這樣做」，以及她「不夠好」的感覺一直揮之不去。

你可能認為像這樣的轉捩點會帶來淚水或受傷的感覺，但其實不然。如同大多數生物能呼吸法的學員那般，課程結束後，她帶著燦爛的笑容坐了起來。教室裡的每個人都很驚訝；她的臉完全變了。她的眼神非常柔和，而且正散發著光芒。透過讓她能有安全感的步調來滋養她，使她現在看起來和感覺起來都彷如另一個人。單在這一堂課中，她就釋放了如此多的緊張情緒，她覺得自己好像可以真正地自由呼吸了。她終於接觸到自己的身體和自己的生命了。

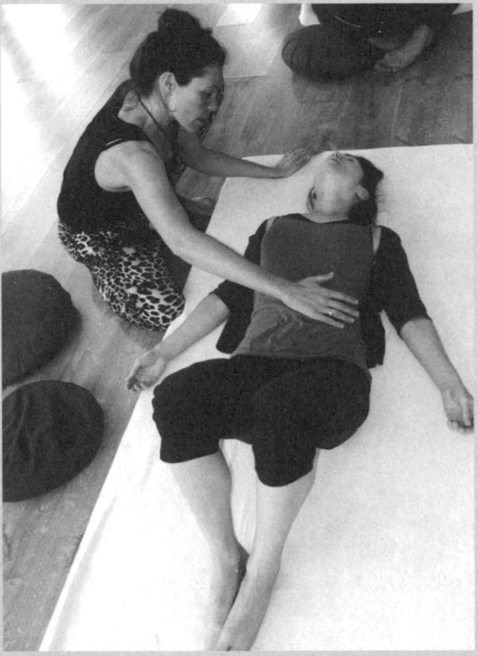

生物能呼吸法的執行師娜塔莉·凱尼（Natalie Keany）在工作坊中進行一位呼吸者的腹部治療工作。

心理健康與心理治療

一旦社會大眾開始認識到創傷並非只是戰時的「砲彈休克症候群」（shell shock），也不僅僅是一個說不出口的家庭實況，那麼心理治療就能開始擔任解決問題者的角色。在這領域的發展過程中，關於「人們如何勾起情緒」的幾種理論發展出不同的治療方法。隨著人們對創傷研究的日益關注，難免產生異領域結合的情形。正如西方醫學採納了一些東方醫學的原理一樣，心理治療的發展也逐漸把身體包括在內，於是創造出身心療法。

除了增加現在相當普遍的正念、呼吸練習和靜心冥想的工具外，有些治療師還會在他們的工作中納入對創傷的專業知識。例如，焦慮是一種常見的毛病，它可能和恐懼的思想和信念，以及戰逃系統的激發有關。或比方慢性疲勞可能是不健康的生活型態導致腎上腺系統衰竭的結果，這根本就是讓戰逃的「開關」一直維持開機狀態。「心理治療和生物能呼吸法的搭配在這些情況下非常有效，」凱特・麥克納馬拉（Kate Macnamara）說。她在她位於澳洲的臨床實務中心：傑斯理諮詢診療所（Jesmry Counseling Services）中，同時提供心理治療和生物能呼吸法訓練。「除了透過心理支持來幫助案主們治癒他們的恐懼和思維模式之外，生物能呼吸法還具有直接鎮定神經系統的功能。」[57]

明瞭神經系統激發和心理反應兩者的差異是很重要的，但是在任何療癒過程中，實際在治療個案時不可能有「優先的方法」。以創傷為重點的介入治療與心理訓練結合運用後的變化可能是很大的。根據美國心理協會（American Psychological Association）的說法，基於人們發展方式的不同理論，心理治療通常分為五大類。[58]

1. 心理分析和心理動力學療法關注的是我們的行為、情感和思想背後潛意識的意義和動機。雖然這一分支療法仍然與西格蒙德・弗洛伊德（Sigmund Freud）有密切的關係，但是「分析」學派自它開始以來就已不斷開展。

2. 行為療法著重的是我們如何學習，以及積極和不那麼積極的行為是如何發展起來的。這一治療支派的關鍵影響人物是伊凡・巴夫洛夫（Ivan Pavlov）和他那古典制約的狗，以及在操作制約中實施獎勵和懲罰的桑代克（E.L. Thorndike）。

3. 認知療法是關於思維歷程，以及認知不良的觀念是如何導致功能紊亂的情緒或行為的。阿爾伯特・艾利斯（Albert Ellis）和亞倫・貝克（Aaron Beck）是重要的代表人物，據他們表示，如果我們改變自己的想法，就能改變自己的感受和作為。認知行為療法是一種較新的變化形式，是許多知名學派的組合體。

4. 人本取向療法透過每個人的個性和獨特性來趨近人類的狀態，這決定了我們如何發揮最大的潛力。哲學家尚・保羅・沙特（Jean-Paul Sartre）、馬丁・布伯（Martin Buber）和索倫・齊克果（Søren Kierkegaard）的思想影響了這一派別。由人本主義發展出來的子類別包括：
   a. 當事人中心治療法，它優先考慮案主處理自己生活的專門能力，而非治療師的意見。
   b. 完形療法聚焦在個人的責任感，以及活在「此時此地」的經驗。
   c. 存在主義治療法側重在尋找生命的意義，以及我們決定自己生命道途的能力。
5. 整合療法或全人療法，也稱為折衷療法，它融合了各種模式的要素，允許治療師為每個案主量身訂製個性化的治療。

在這總體的框架內，治療師可以專門為兒童、家庭、成人、夫婦、成癮者或具有特殊背景或文化的人（如軍人、教士、社團、少數民族或弱勢團體）工作。治療師帶領支援團體並授課；他們可能專門研究悲傷或憤怒的對治方式，以及其他許多重點領域。

在找尋方法來照護受苦的人們時，很容易看出一些研究人員和治療師會特別關注創傷問題。要處理創傷這個具有世界性影響的巨大課題，需要有來自各地區和各行業的專家。治療創傷受害者的工作可能牽涉到需前往危險地區的部署，比方發生洪水、火災、戰爭、人道主義干預、當地事故或緊急情況的地方，或恐怖行為更普遍發生的區域；還需要有能夠跨族群處理各種形式創傷的在地常駐救援者、訓練有素的治療師。

顯然，在心理學領域裡的創傷治療包括在個人在關係內的狀態。麥克納馬拉說：「夫妻經常會觸發彼此的神經系統……譬如，如果一個人有未治癒的創傷，大聲吼叫是其中的一個元素，當另一半提高嗓門時，這個人的神經系統可能會刺激一個熟悉的反應。這個反應過去是用來避免傷害的，但目前卻會使任何有效溝通的嘗試都失敗。」[59]

麥克納馬拉解釋說，這種激發使我們脫離了大腦外皮層，而大腦皮層是促成有效溝通所必需的。當邊緣系統啟動，需在「戰鬥、逃跑、凍結或隱藏」之間進行選擇時就會發生這種脫離。這就是諮商師的支持——透過心理治療或創傷釋放，從大腦開始，由上而下地重新設定某人內心景象的原因。麥克納馬拉說：「這種方法在治癒案主多年來一直困擾的核心模式和主題方面發揮了作用，它們可以體現在生活的各個層面，包括人際關係。」

麥克納馬拉非常清楚創傷對她生活的影響。「即使我接受過所有的訓練和技能，加上我自己在治療方面的工作，我的神經系統有時仍會被觸發。在某些情況下，我發現自己很容易跟自己和別人失去連結。我努力地說出自己的真實想法，有時我感到非常孤獨和孤立，」她說：「生物能呼吸法允許我停止『凍結』反應。它從很久以前的童年時期就開始了，為了應付性虐待和心理虐待及生存下來，並記憶在我的神經系統內。對我來說，這方法改變了我的生活，從此之後，我便能以一種更有力量、更真實的方式過我的生活。儘管我個人和案主們已經長期使用呼吸法，但我對於在生物能呼吸法中運用呼吸所得到的效果，還是感到很驚訝。」[60]

呼吸鍛練

一般來說，人們知道調節呼吸會影響我們的情緒和身體狀態，但這並非關於呼吸的全部。改變我們的呼吸方式會改變神經系統功能的運作。還記得與交感神經和副交感神經系統有關的「油門和剎車踏板」的比喻嗎？在身體方面，當我們吸氣和吐氣時，血液被帶到心臟和肺部的血管系統之間，導致我們的心率和神經系統的相關反應產生細微變化。簡要地說就是：我們呼吸得越慢、越深，副交感神經的「剎車」作用就越大；反之，快節奏的深呼吸會發動交感神經的「油門」——直接牽引整個戰逃的自駕式反應系統。[61]此即生物能呼吸法會將呼吸作為首要元素的原因。呼吸為身體工作打開了大門。

呼吸鍛練已有悠久的歷史，並且應用廣泛。事實證明，對呼吸的深刻體悟不僅能改變我們的生活品質，也會影響我們潛意識和顯意識思維的共同運作方式。呼吸鍛練是世界上任何人在任何場所都能做的事，它已被證明能對遭受悲傷、焦慮和其他挑戰的人們具有直接、正面的影響。

舉例來說，麥克斯．史卓姆透過內在軸心法（Inner Axis method）教授個人轉化、正念和瑜伽。他側重的是減輕壓力、改善睡眠和提高身體的日常功能，所有這些都能透過改變呼吸的模式來實現。史卓姆引用的統計資料顯示，世界各地的人們對生活的不滿和沮喪程度不斷地升高，他提倡一種自由、簡單、無副作用的呼吸方法，即使在工作時的休息時間也可以這樣做。

就像生物能呼吸法中的呼吸練習一樣，史卓姆的練習裡，有意識的呼吸法能讓我們自然而然地平靜下來，並進入一個不起反應的空間。史卓姆說，這是實現更永續生活的一個元素，但在進行團體訓練時，他也注意到一個非常特殊的相關性。他說：「那些最焦慮的人，（當他們）學習呼吸練習時，幾乎都會立刻開始哭泣。」根據他的研究，焦慮通常與未表達的悲傷有關。[62]我們在生物能呼吸法的課程裡也發現了類似的關連。

「人們感到孤獨，」史卓姆說，這好像跟我們直覺的認知是相反的，因為透過當前的科技模式，我們似乎全都「連結一起」了。他認為，由於我們把注意力的焦點放在螢幕上，我們發展出來的關係少了面對面的人際親密感，因此缺乏有效的方式來處理自己和別人的痛苦。例如，我們可能會對疾駛而過的司機吼叫，卻不會對車上的乘客道歉，但如果我們在公共場合哭泣，就會覺得不好意思。我們也不懂該對一個正陷入悲傷情緒的朋友說什麼，結果我們竟在他需要得到支持時，反倒隔絕與他的接觸。你可以記下史卓姆建議的這個方法：「別企圖要他們振作起來。你只要說：『這真的會讓人傷心好一陣子，我哪兒也不去了。我在這裡陪著你。今年你遭遇這種傷心事；明年，說不定輪到我。我們會一起度過難關的。』」[63]接著做呼吸練習。

另一位主要從事呼吸鍛練的知名導師是史坦尼斯拉夫．格羅夫（Stanislav Grof）。格羅夫被認為是一位「意識研究者」，他形容他的整體自療呼吸法是一種進入我們最深層創造力的方法，達到我們發展思想的地方。儘管人類意識的基礎在某種程度上始終是個謎，但格羅夫和其他意識研究者說它是感官訊號、記憶和潛意識的結合體。從這個角度來看，潛意識甚至被認為是我們祖先發展人類智力的領域。[64]

他花了四十年的時間研究古代薩滿教的修煉法，那是透過使大腦輕度缺氧的呼吸練習方式來改變意識的。在這個「超個人領域」中發生的事是日常意識裡被隱藏的部分。格羅夫說：「西方的工業文明世界確實是人類歷史上，唯一不會對超凡狀態賦予高度重視的一群人……其他文化的每一個群體都非常欣賞這些狀態，他們花費大量時間和精力，試圖開發出非常安全和有效的方法來誘發這種超凡的狀態。」[65]

在當今這個複雜的世界裡，格羅夫提倡以深入覺察我們思想中的問題和疑問來做我們的「功課」。然後，當透過呼吸進入超凡狀態時，就更容易獲得創造性的解答。格羅夫說：「從超凡狀態得來的觀念和啟發，隨後能幫助回到普通狀態的我們，大幅度地改善我們在這世界上的生存狀態。」[66]

在超凡狀態及意識的領域中，迷幻藥的使用對許多研究者都有幫助。在開發整體自療呼吸法之前，格羅夫已使用麥角酸二乙胺（LSD，俗稱一粒沙）做了廣泛的研究。此外，一些會令人產生幻覺的植物，如皮約特仙人掌（peyote）和死藤水曾被世代傳承使用，尤其原住民會在神聖儀式中採用它們。在成功使用這些物質的經驗中，修煉者可能會產生超越思維之外的「知曉」。

要能分辨療癒或薩滿修煉用的呼吸法，以及休閒形式的呼吸法是很重要的。在後一種呼吸的類型中，達到意識狀態的改變是唯一的目的。對於只想尋求有趣體驗的人來說，呼吸法更有益的面向通常是次要的——甚至可能不會被注意。休閒性的呼吸練習與身體工作幾乎沒有關係。關於生物能呼吸法和薩滿巫術探索的另一個重要注意事項是：儘管生物能呼吸法的架構有部分是受到死藤水經驗的啟發，但會改變心智的物質在課程期間是禁止使用的。透過呼吸鍛練對神經系統產生刺激可能是一種強烈的體驗。為顧慮安全和道德的層面，禁止將治療性的創傷釋放呼吸法與其他活動混合使用。

在生物能呼吸法中，呼吸將我們的顯意識和潛意識方面相連；它提供我們身體落實的根基；它幫助我們在訓練期間與引導師保持連繫；它打開通往我們戰逃自駕式神經系統的門戶。儘管其他方法的身體治療師沒有進行有意識的呼吸練習，也能成功地帶領訓練課程，但生物能呼吸法的執行師發現呼吸是身體釋放過程的親密夥伴。它還為呼吸者提供了一個直接的連結，以確定張力滯留在體內的位置，並監控張力釋放的階段。有意識的呼吸將身體創傷釋放帶到另一個層次。

身體治療

如果說呼吸是我們進入交感神經系統的直接通道，那麼身體工作就是創傷從我們組織中釋放的主要出路。回想一下「身體的」，很明顯的，任何聚焦於組織的治療性創傷釋放都需要針對安全有效的活動，提供一個強力的規範。有許多以身體為基礎的操練方式，包括身體瑜伽、身體心理學、身體舞蹈治療和有意識的身體活動等，側重的是內在體驗，而不是活動的表象或結果。我們的焦點是身體創傷的釋放，這是一種身體治療的形式。

要區分身體治療與心理健康中最常見和最普及的兩種創傷療法（談話治療和藥物治療）是很容易的。根據身體療法的先驅貝塞爾．范德寇的說法，這兩種方法雖然都有用，但是效果都是有限的，因為它們不能使當事人擺脫創傷，重回現實。在藥物治療的情況下，大腦的化學作用可能會重新平衡，個人甚至可以得到撫慰，但問題的根源並未被觸及。[67]

從廣義上講，以身體為中心的治療可以專注於壓力、焦慮、抑鬱和悲傷及相關問題，包括上癮症和性功能障礙。身心運動經常被用來幫助釋放對身心健康都有負面影響的張力，因而在身體治療和心理治療的要素之間架起了一座橋樑。此外，一些有效的創傷治療主要針對的是大腦，比如神經回饋和眼動心身重建法。其他療法的重點則是身體，如唱歌、跳舞和按摩。近期由范德寇和其他研究人員進行的研究表明，更多的綜合性操練，尤其是瑜伽，對PTSD的患者是有益的。瑜伽融合了有意識的呼吸、正念和運動，進而調節了情緒。[68]事實上，已有文獻記載瑜伽在恢復創傷前的生理機能方面具有影響力。[69]

擁有醫學生物物理學和心理學博士學位的彼得・列汶（Peter Levine）研究壓力和創傷已有三十多年了。他曾擔任美國太空總署（NASA）的壓力顧問，是世界事務研究所社會責任心理學家特別工作小組（the Institute of World Affairs Task Force with Psychologists for Social Responsibility）的成員，並曾在美國心理學會發起的應對大規模災難和種族政治戰爭的倡議中任職。他是身體經驗創傷療法（Somatic Experiencing®，SE®）創傷研究所的創始人。最近，在以色列的政治動亂和恐怖攻擊期間進行的一項研究中，SE已成功用於減輕

PTSD症狀的研究。[70]

SE的基礎依賴是案主對身體內在感覺的覺知，如緊繃、刺痛、麻木和溫熱，這些都是創傷記憶的主要指標。透過對這些感覺的覺察，然後發展出一個與全身感官資訊更為親密的互動，稱為「感官覺知」（felt sense）——執行師將由它獲得釋放創傷本身的第一手情報。身體的感覺就像訊號燈一樣，指出創傷經歷後遺留在組織中的創傷觸發點。我們知道杏仁核無法分辨這種經歷是發生在當下還是十年前，因此我們所體驗到的感覺可能是一種創傷所發出的「迴音」。光是接觸到一個記憶或與它相關症狀的過程就會刺激戰逃反應的啟動。然而，在一個治療的環境中，感受創傷的程度不允許升高到像原本的經驗那樣。

SE釋放創傷觸發的基本方法是非常緩慢的，並且是逐步進入對創傷經驗各個層面的覺察。如果案主不記得創傷經歷的本身，那麼注意力就會被導向「今天」正在發生的感覺上。在每一個漸進的反應階段，案主都會得到支持，以便(1)放慢戰逃的「激發清單」；及(2)讓激發的每一階段充分完成，完全表達它自己，以便把身體的電荷消耗殆盡。

SE在這領域提供了優良的基礎，也被證明是非常成功的。除了為個別的創傷患者帶來良好的功效外，列汶的科學方法也為其他從事療癒的人界定SE的專門用語。他在SE當中使用的幾個概念或功能，其名稱和用途包括下列項目，裡頭有許多項將被採用在本書中。

「感官覺知」(felt sense),這是由心理治療師尤金．簡德林(Eugene Gendlin)創造的,在上文中已做過說明。稍後在書中將進行更詳細的討論。

「釋放」(Discharge),消除組織中滯留張力的過程。

「循序漸進」(Titration),表示以較小的「劑量」來釋放張力,以免過度刺激個人。

「連結資源」(Resources),即支持——感受、感覺、身體部位、記憶、人、物體或思想,它們能使人平靜下來,增強安全感並減少激發。

「擺盪」(Pendulation),指個人利用身體的自然節奏,在張力的收縮與放鬆的伸展之間活動。在身體創傷的釋放中,呼吸者可以有意識地將注意力從「收縮」張力/創傷的部位,轉移到其「放鬆」的資源上。

最後,「純」身體創傷釋放的領導者之一大衛．貝塞利(David Berceli)博士,是一名有專業領域認證的精神神經專科醫師,他創造的創傷釋放練習(Trauma Releasing Exercises®)是一個精心編制的療程,目的在讓任何想要輕鬆刺激減壓顫動的人都能方便取得。這個療程由六個練習組成,能引起腿部的輕顫;一旦顫動開始,患者就可以躺下,讓顫動自然地擴散到全身。貝塞利表示:「(顫動)會把仍然留在你體內的任何型態(pattern)呈現出來,可能是來自壓力、焦慮或創傷,而它們會開始放鬆這種緊張的型態。」在這種模式下，當顫動移到不同的肌群時，個人只需觀察自己的身體就好。[71]

貝塞利的工作已顯示能改善睡眠、壓力和焦慮、肌肉緊張和背部疼痛、慢性病期間的擔憂、憤怒和過度反應、人際關係、復原力和樂觀精神的層面。[72]然而，貝塞利將這些治療的影響更進一步地發展。他以創傷康復服務（Trauma Recovery Services）創辦了一家公司，為世界各地的國際組織提供研討會和康復計劃。在過去的二十年裡，他在以色列／巴勒斯坦、蘇丹、烏干達、肯亞、葉門、埃及和黎巴嫩等地生活和工作，他將自己對當地宗教和民族習俗的認識整合為一體，使人們能夠超越個人的創傷。他把自己的計劃帶到世界各地有衝突和創傷普遍存在的地區，目的是促進和解。在他的模型中，創傷釋放可以是個人的、文化的和社會的。

生物能呼吸法建立在這些身體研究者和實踐者的工作基礎上，並融合了身體的自然律動以釋放組織中的張力。儘管在一個人的日常生活中，鼓勵做身體的抖動和高低起伏的動作可能是不尋常的，但是這個過程確實是無可比擬的。

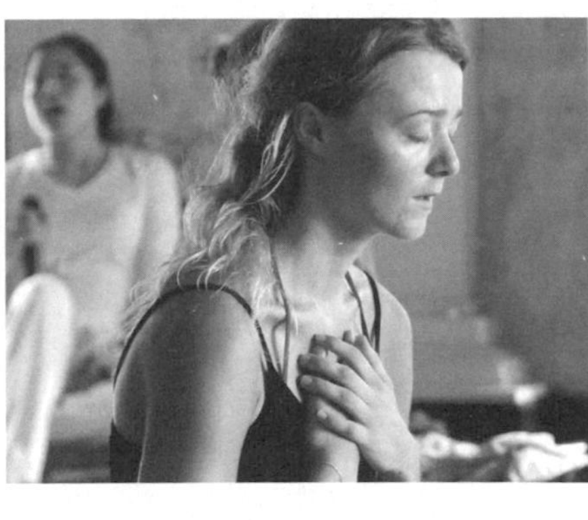

就像呼吸鍛練和瑜伽一樣，有數百篇的科學論文和研究都表明靜心冥想的優點與各種生理、心理和情感的益處有關。例如，單是「超覺靜坐」（Transcendental Meditation）一個網站（tmhome.com）就列出了不同來源的六十篇研究論文，這些論文顯示了靜心冥想對血壓、心臟病、成癮、癌症和其他疾病、不同族群的心理健康、焦慮、員工壓力和倦怠、PTSD、多動症和注意力缺失過動症、暴力、自閉症譜系障礙、大腦功能、認知、創造力、工作和學業表現，以及人際關係等方面的積極影響。[73]

證明靜心冥想的正向作用最著名的計畫之一是來自麻州州立大學醫學院的醫學、衛生保健和社會系正念中心的正念減壓療法（Mindfulness-Based Stress Reduction）。正念減壓療法由喬・卡巴金（Jon Kabat-Zinn）博士於一九七九年創立，它融合了東西方的科學、醫學和心理學與佛教的坐禪傳統，被形容是「注意力和意識、慈悲和智慧的提煉。」[74]這項工作顯示出「在廣泛的醫學診斷中（包括許多不同的慢性疼痛症狀、其他醫學診斷、以及醫藥患者中關於焦慮或恐慌的次要診斷），對主要和臨床相關的醫療和心理症狀的減輕，能有一致、可靠和可重複的展現。」[75]

正念減壓療法教導和支持的主要特性，與生物能呼吸法在創傷釋放期間和釋放後認知的特性相同——即「增強自我意識和關係中的自我意識，以及提高在高度壓力下找到連貫性和有效行動的能力。」[76]由於這些特性，靜心冥想是生物能呼吸法的關鍵元素。此外，每日實踐靜心是延續生物能呼吸法的正面成果並融入我們生活的方法。

能量

人類在能量方面的體驗長期以來呈現出豐富、多樣、複雜、有時甚至是分裂的對話。從純科學的觀點來看，「能量」一詞在物理學中是用來描述加熱、移動或以其他方式「作用」在一個物體上的力。能量的類型包括動能、彈

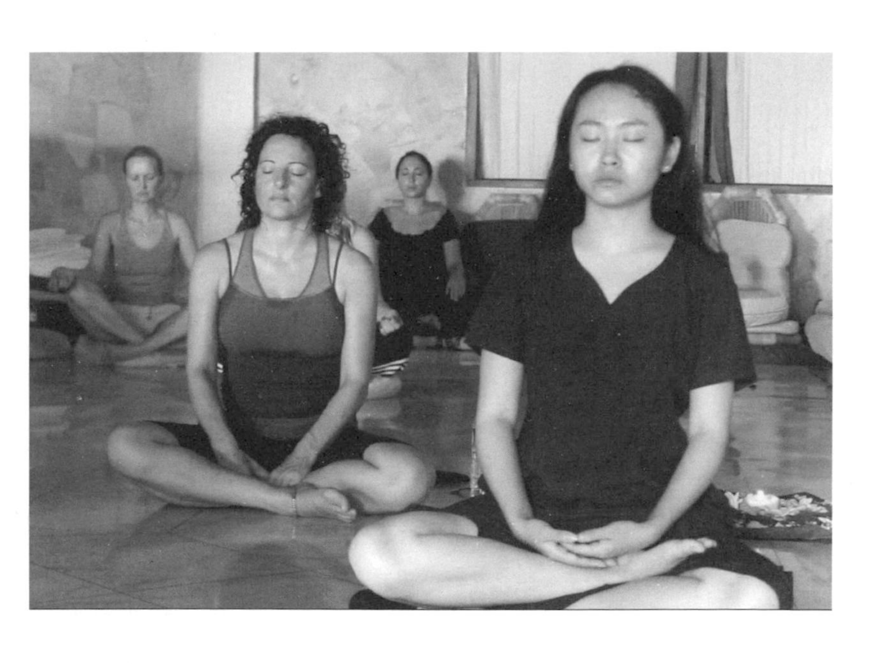

性能、化學能、輻射能、磁能、電能或在力場中的勢能，如重力能。學校教導孩子們的能量守恆定律指出，能量可以在形式上轉換，但永不會被創造或摧毀。「能量學」是另一個科學術語；它指的是從量子層次到宇宙的轉換能量。這個術語涵蓋了許多不同的學科，包括熱力學、生物化學和生態能量學。

但是，在這些「能量術語」出現的很久以前，中國人早就發現了一種不同類型的能量。至少在四千年前，「氣」——也被稱為「炁」或生命能量，形成了傳統中醫氣功的基礎。這種模式根據的信念是：人體透過一個能量通道的網絡來循環這種維生必需的能量。氣功利用呼吸來平衡身體並保持健康。根據《自然醫學雜誌》（*Natural Medicine Journal*）的說法，「氣功是一個概括性的術語，它包含了基於道家哲學和中醫理論的各種能量療法。據說，氣功在中國的悠久歷史中，有幾千個氣功功法的派別。」[77]在氣功中，個人可以用自己的能量運功，或也可以由氣功師為患者灌氣。

在過去的四千年裡，氣並不是全球唯一被用來描述「能量」的名稱。生命力（存在個人、地球和宇宙中）已被全球各文化的療癒者和思想家們所接受和利用；它被認為是一種延伸到我們身體之外的氣場；雖然遭到科學家們的駁斥，但許多人相信克里安攝影術（Kirlian）能將它拍攝出來。當西方可量化的科學思想與東方直觀認知的不同觀念發生衝突時，人們對能量的看法通常會產生分歧。儘管如此，每一洲的人都同意，生命中確實有無數層面是無法用科學證明的；我們分享體驗、感受和互動都是超越科學的。生命力能量的存在是無庸置疑的，但它是難以「捕捉」的。儘管如此，人們還是嘗試了。

國家補充與綜合健康中心（NCCIH）是美國國家衛生研究院（NIH）內的二十七個研究所和中心之一。它的任務是利用科學規範和調查來定義另類療法介入措施的安全性，它把此種措施稱為「在主流的西醫或傳統醫學以外所開發的保健方法」。當然，NIH的立場是假定西醫的醫療模式是標準，而更久遠的東方療法則是另類方法——不過沒關係，我們的任務是收集和分享資訊。

除了瑜伽、冥想、針灸和其他療法外，NCCIH還嘗試考慮那些不完全符合他們的綜合或補充療法概念的方法。這些方法包括阿育吠陀醫學、傳統中醫、順勢療法、自然療法——以及所謂的能量醫學。氣功和靈氣這種修煉法是無法科學複製和驗證的案例。儘管西方科學家試圖收集有關這些偏門療法的資訊，但很少進行研究。在這些情況下，NCCIH網站上的科學結論是沒有確定性的，比方說對於靈氣，它所描寫的結語是「靈氣是一種東方人對能量的信仰，這種能量能支持人體的天生或自然療癒能力。」但它也補充道：「沒有科學證據能支持在靈氣中發揮作用的能量場的存在。」[78]

對於能量醫學領域裡的那些人來說，有兩個截然不同的能量領域已被確定了，「真實的」或真正的，以及「假定存在的」或享有聲譽但未經證實的。真實的能量包括可以測量得到的方法，例如機械性的振動——以聲音為例，它是構成生物能呼吸法的六大支柱之一，還有光和單色輻射（包括雷射）。另一方面，假定存在的能量根據的是與氣或普拉那（prana）相同的概念，是一種注入生命系統的生命力。[79]靈氣和生物能呼吸法中所包含的治療性碰觸就是利用這種能量，而這種能量存在的「證據」對施行者來說是顯而易見的。

雖然在生物能呼吸法中沒必要對氣或生命氣息的能量成分進行科學證明，但我們發現一些科學家和非專業科學家一直在跳脫框架來思考，這一點也很有趣。在最近的一項實驗中，瑞典家居用品商店宜家（IKEA）的杜拜分公司與一家廣告公司合作，測試了霸凌行為對植物的影響。在學童們進行的一項實驗中，他們以澆水、施肥、點火，以及其他手段來對待對兩株完全相同的植物，不同的是對其中一棵植物嚴厲地訓斥，對另一棵植物則加以稱讚。受欺凌的植物枯萎後，世界各地的一些觀察家對此實驗表示懷疑。研究報告發表後不久，《廣告周刊》（*Adweek*）在二〇一八年五月八日的報導中寫道：「雖然人們似乎有個共識，認為當你對植物說話時，植物會有更好的反應，但並沒有太多證據顯示植物真的在乎你說什麼。」然而，《廣告周刊》和其他人的追蹤報導都得到計畫發言人的類似回答：那些參與者「重申這是一項合理的計畫」。[80]這對生物能呼吸法的執行師們來說當然是可以理解的。

在跳脫框架的思想家中，也許最值得注意的是來自「全球意識計畫」（GCP）的成員，這是一個由科學家和工程師組成的多重學科的合作計畫。在一個前所未有的合作展現中，這些科學家利用了可驗證的實驗室程序，記錄下也許可說是西方關於氣的第一個研究證據。簡單地說，他們在世界各地大約七十個地點擺放了「隨機事件產生器」，它會產生一和〇的隨機輸出。超過十五年以來，這些「高速電子擲幣機」一直在收集隨機、同步的數據。

在普通時候，一天中得到一和〇序列的結果完全是不可預測的——但在異於尋常的日子裡，無論是好日子或壞日子，得到的序列都不是隨機的。「當有一件大事使數百萬人的感受同步時，隨機事件產生器的網絡結構就會變得很精巧。我們計算出這種效應有一萬億分之一的機率是由偶然性造成的。這個證據表示有一個新興的人類心靈空間，或所有文化裡的賢者所形容的統一意識場的存在。」[81]

為了將結果量化，GCP搜索了相關詞彙。「當說到『我們正在測量的東西』時，情況就變得更加複雜了，因為人們對隨機事件產生器的反應可以被思想、情緒或意念改變的機制沒有真正的瞭解……我們不知道一種心理狀態（例如一個意念或情緒）如何能夠告知身體系統來影響它的行為。」[82]此外，在記錄諸如二〇〇一年九月十一日、世界和平日或世界領導人死亡等日子的數據峰值後，這項工作背後的科學家們補充道：「這些設備的設計是獨立作業的，它們各自被放置的地點相隔數百或數千公里，但我們仍然看到它們存在相關性——這是很反常的，而它又與意識有關。這暗示我們並非像看起來那般彼此孤立，而是以一種微妙、無意識和難以觸及的方式連結在一起。進一步瞭解這一點，並挖掘我們相互牽連的潛力是人類發展的下一階段。我們才剛起步，並準備向前邁進。」[83]

在生物能呼吸法中，能量的概念是實踐的基礎。能量被我們身體的組織捉住——即能量的激發並未消散。當我們期待感覺會更好時，能量就在我們之內升起而成為希望。在見證和支持的過程中，能量也在呼吸者和引導師之間傳遞。如果引導師碰觸呼吸者的身體，有助於能量釋放。甚至更進一步，能量在呼吸者和引導師之間產生共振，有時會使呼吸者「感應」引導師的意念並隨之相應地移動。當這種情況發生時，我們會進行調諧，就像把發射器和接收器調為相同頻率一樣。「碰觸」的發生是沒有實際接觸身體的。我們每天在生物能呼吸法中看到的這些經歷似乎很神祕。但它們只是生命的展現。

生命的運轉依靠能量。它以能量流運行，透過我們的身體循環。當我們聚精會神時，我們會感受到我們的身體、生活、以及周遭世界能量的品質、平衡和力量。在生物能呼吸法中，我們既可涵容用以解釋我們物質實相的科學，也能擁抱神祕世界的莊嚴。藉由將未知的偉大引入我們的體驗中，沒有什麼事是會被忽視的。在拉科塔（Lakota）語言中的「奧幾皮恰尼」（okipichasni）這個字可以說明一切，它的意思是「萬事皆有可能」。

觀照

謝謝你讀完這一章。現在，請花一點時間把你的注意力帶到自己身上。請閱讀以下的段落，然後閉上眼睛並掃描你的身體。注意你讀到的內容如何反映在你身上。你的體內正發生什麼事——它放鬆了嗎？也許從注意你的呼吸開始，看看它是否能自由地流動。接著，無論你是坐著或躺著，都請注意你的姿勢。你感覺平衡嗎？或是你的身體有緊張、疼痛或不舒服的感覺？留意你身體的不同面向，包括內在和外在的緊繃感。深吸一口氣，然後用嘴巴吐氣。接下來，觀察你的想法——你的念頭是不是通常聚焦於你本身以外的所在？如果外在有什麼東西吸引你的注意，此刻你能放下它嗎？

現在，想一想本章的內容是否引起你內心的共鳴，以及這種共鳴是否與你或你認識的人有關。如果有一些觸動你的因素——正面的、負面的、情緒上、身體上、精神上或其他層面的體驗，那麼，它像什麼感覺？也許你覺得你在閱讀關於自己的一些很私密的、個人的或很真實的東西——或者你不喜歡你讀到的內容，那是什麼呢？你的反應是因為這些訊息正揭穿、挑戰、滋養你或其他原因嗎？有可能那是某些你心裡沒有注意到的事，或是你曾經忽略或已遺忘的事，它們可能還在發揮作用，並藉此讓你知道它們的存在嗎？也有可能這些資訊喚醒了你的內在，或也可能並非如此。你才是那個下判斷的人。

當你讀完這段文字，閉上雙眼並做完觀照後，請張開眼睛，並將注意力帶到你周圍的環境。聽一聽聲音。注意你看到什麼？在各章節之間，也許可以做個簡短的散步，或隨著歌曲舞動身體。四處走動一下，重新就定位，然後準備好進入下一章。謝謝。

第4章

生物能呼吸法的基礎

你認識的每個人都可能用能量來維持緊繃狀態。人們可能會注意到疲勞、惱人的遲鈍，甚至是冷漠。他們可能已經身心解離，感到心力交瘁。或從另一方面來看，他們整個身心系統的內在深處可能充滿蠢動的緊張能量。他們可能被過度激發，隨時準備做出戰或逃的反應。不管是哪種情況，他們在生活中很可能缺少「精力」——而且他們可能已經習慣這樣了。

生物能呼吸法是一種身體治療模式，它仰賴一系列的要素，當這些要素合併使用時，能使潛在的創傷達到最大程度的釋放，並恢復平衡和「精力」。它汲取在這領域中研究最深入的方式——包括身體療法的各個層面；已獲得科學證明的正念和靜心冥想的應用；人體解剖結構、按摩和物理治療；呼吸鍛練；聲音振動；情緒釋放；以及能量。

這種模式可以用團練的方式進行，也可以和執行師／引導師一對一地練習——在經過幾次的訓練課程後，最後再單獨為個人進行修改。就像任何身體療法一樣，這個方式關注的是身體有張力滯留的地方。然而，生物能呼吸法在如何協助人們感知這種張力、參與釋放，並與壓力管理達成持久而富含成效的關係方面是不同的。

即使是受過嚴重創傷的人也發現，這種滋養性的、多元形態的方法，比任何一種只包含單一元素的方法得到的成效都更快、更全面。

生物能呼吸法的六個要素

生物能呼吸法和創傷釋放系統的六個要素，是利用交感神經系統的自主過程、物理學和人與人之間的能量連結，在我們的身體中自然發揮功能。這些要素按其重要性的排列依序是：

1. 呼吸
2. 身體律動
3. 碰觸
4. 情緒釋放
5. 聲音
6. 靜心

六大要素

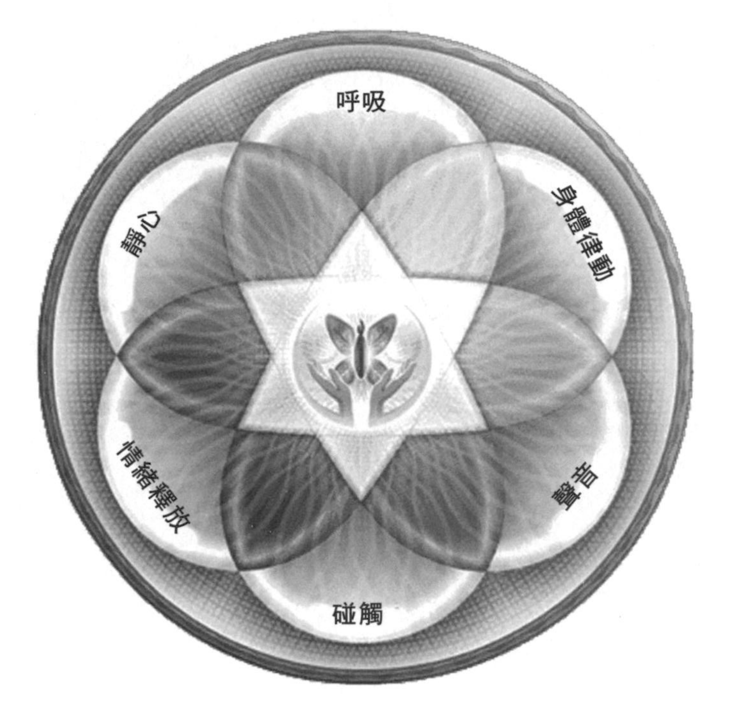

這個曼陀羅已成為生物能呼吸法的標幟，代表這個模式基礎的六大要素。

請注意：在與遭受過嚴重創傷的PTSD患者一起進行這項工作時，重要的是需先行評估他們神經系統的復原力。生物能呼吸法中所使用的基本、有效的呼吸方法，在一開始可能會顯得太刺激。因此，在這種情況下，我們通常以靜心或透過輕顫的律動來作為一個溫和的開始；等到對這些方法建立起熟悉感後，就可進行呼吸訓練了。

此外，在後面的章節中，我們將詳細說明生物能呼吸法中的每個要素、方法和技巧。以下則是概述。

呼吸

呼吸顯示我們的感受。只要想想看：當我們擔心或緊張時會發生什麼事？人們常常發現自己在說：「我一直屏住呼吸！」我們從小就被訓練要能控制自己的情緒表達，「控制自己」通常意味著我們緊縮呼吸。呼吸會影響體態、氣色、能量高低，以及個人發揮生命最大潛能的能力。

長期的緊張會導致許多人緊縮呼吸，造成全身系統缺氧——這就是所謂的換氣不足。換氣不足在重度吸煙者或不習慣正確呼吸方式的人當中也很常見。由於它的症狀包括逐漸加劇的遲緩、能量消耗、甚至易怒，因此往往被忽視。學會自由而愉快地呼吸會帶來各種好處，其中最重要的是增加肺活量。

另一方面，當我們呼吸太快和太用力時，就會發生過度換氣的情形。有時，過度換氣是蓄意的，比如修煉瑜伽調息法的目的就是要刺激和喚醒整個呼吸能力。在這些練習中，吸氣相當於吸進生命氣息或生命力。然而，有時人們會在無意間快速吸氣而沒有充分利用到他們的肺活量，尤其是在感到焦慮或有壓力時。這會使呼吸變得非常淺，並可能導致血液中二氧化碳的含量急劇下降，進而導致毛細血管收縮。緊縮的毛細血管意味著流向細胞的血流量減少，並且因為沒有新鮮的氧氣——出現重心不穩、噁心、「暈頭轉向」的感覺和其他症狀。

每天感到焦慮或壓力的人會經驗到呼吸習慣的改變，無論是換氣不足或是換氣過度，皆會重新設定自主呼吸和不自主呼吸的模式。這種行為特別具有破壞性；隨著時間經過，它會引發一連串與我們生存機制有關的生理適應作用。生物能呼吸法帶給我們生理上的一項好處是，它能重新訓練我們的呼吸模式，進一步調整任何「不良的」習慣。自然、清晰、放鬆的呼吸也能提高我們適應緊張情況的能力，緊張狀態則可能會損害我們平靜呼吸的能力。最健康的呼吸是自由流動的，並能根據我們的活動和緊張程度，自然地增加或減少呼吸的節奏和深度。

在生物能呼吸法的課程中，「正確的呼吸」是深入且「連結的」，這表示吸氣和吐氣之間沒有停頓。這種呼吸會刺激交感神經系統的戰逃中樞，並透過有目標的呼吸練習來完成過程。以這種方式呼吸可以為全身系統「補氣」，並提供這過程中進入身體層面的通道——在這裡產生律動或顫抖，讓張力得以消散。呼吸也是我們用來監視進展的方法；它是分階段施行的。我們為全身系統補氣、釋放緊張、放慢速度、休息，然後進入下一輪過程。每一輪都允許更深層次的釋放。一次訓練課程通常至少包含兩輪的過程，有時甚至是三輪。

深度的、連結式的呼吸是張開嘴巴進行的，這需要用到橫隔膜。有時它被稱為「腹式呼吸」，每次吸氣使腹部鼓脹，然後氣向上流入胸部。肋骨隨著胸部的上推而擴張。吐氣時，胸部先收縮，接著收縮腹部。

隨著這種呼吸過程的持續進行——深長、連結的呼吸，並將注意力集中在自己本身，身體就會放鬆下來，並充滿氧氣。氧氣會帶來能量。有了更多能量後，頭腦就會平靜下來，雖然這似乎和我們的直覺相違背，但事實確實如此。在課程開始時，試著利用這安靜的片刻做一個短暫的靜心。只要簡單地吸氣數八拍，然後吐氣數八拍。

如果在課堂以外的日常生活中操練這個技巧——吸氣八拍，吐氣八拍，單是呼吸就可以對身體、情緒和處理壓力的能力產生巨大的影響。不論是現在或任何時刻。

請注意：生物能呼吸法的課程不一定要有「性的元素」，但有意識的呼吸會使骨盆底和腰肌獲得伸展，因而會運動到膀胱和體內的性器官。只要接納呼吸會喚醒海底輪的這項事實，我們就會引導任何感覺的到來。對於那些有性方面課題的人，或性議題是其創傷來源的人，他們的呼吸可能會有意識或無意識地受到抑制。更多關於性方面的討論將分散在本書的幾個部分，尤其是在專門討論性的章節中，以及與第二脈輪和其相關的「張力帶」的章節。

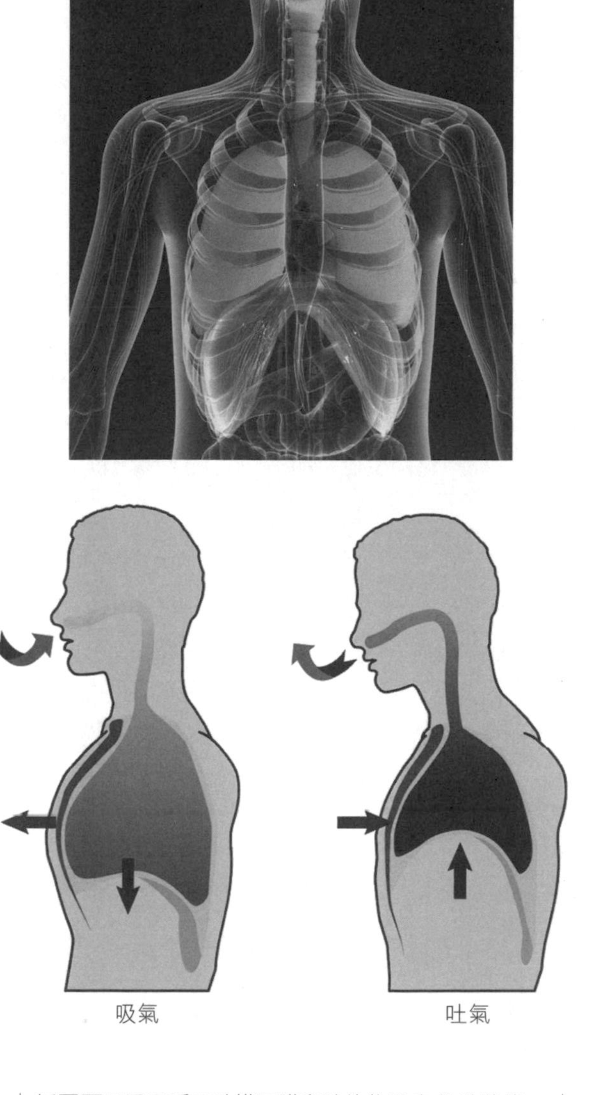

插圖顯示了深呼吸時橫膈膜和肺的位置和位移狀態。

不自主的身體律動是讓張力離開身體的最直接、最快速的途徑。第三章所概述的各種身體療法中，有些特別重視刺激顫抖的反應。然而，顫抖並不是身體工作裡常見的唯一一項不自主律動。另一項律動最佳的說法是「鬆解」（unwinding），這種活動源自身體的核心並向四肢擴散。有些人在進行這種活動時，動起來的樣子就像蛇一般，或像波浪那樣晃動，而且會觸及深層肌肉和肌筋膜組織裡緊繃的地方。通常在顫動很快的地方，鬆解可能是緩慢而有節制的，有時更像是種有節奏的舞蹈。顫抖和鬆解的律動會彼此觸發，兩者都會釋放被封鎖的能量。

當呼吸鍛練不是身體治療模式的一項組成元素時，藉由激發體內的各個肌群通常會刺激顫抖和鬆解的產生，這會引發連鎖反應。要觸發創傷釋放的生理要素，呼吸者可以從驅動腰肌開始——腰肌是髖屈肌的主要肌肉，是行走時會被啟動的主要肌肉和最終的「核心肌肉」。它連接上、下半身，或許是身體姿勢和結構中最重要的的單一肌肉。由於腰肌的關鍵位置和連帶肌群，腰肌控制著人體的大幅度活動；它位於骨盆腔內骶骨的兩側，因此與我們的重心和能量的循環中心有關。

雖然有很多種姿勢可以引發身體的不自主顫動，但有一種是人們最容易做到的。亦即仰臥，膝蓋彎曲，兩腳的腳掌相貼。膝蓋以三十度左右的角度張開，以牽動腰肌。透過保持骨盆「離地」和雙膝張開的姿勢，雙腿應該在大約五到十分鐘內會開始抖動。

這個姿勢也會活動到骨盆底肌肉，進而啟動我們能量根部所在的第一脈輪。律動通常從骨盆開始；一旦我們的根部開始振動，在它以上的一切都會鬆開來。有時，呼吸者的雙腿會好似他們在奔跑那樣活動；他們的手臂可能會做出打擊的動作。人們的關節活動可能會混亂而不規律；它們的肌群會投入活動、收縮並整個動起來。

在大多數情況下，動作剛開始很慢，然後逐漸加快，到最後活動的幅度變得越來越大，直到整個身體的活動融合為一種非常和諧優美的表達。顫抖的波動和脊椎的鬆解遍及全身。隨著每一波的顫動，肌肉放鬆並舒展開來。

如果身體的律動在任何地方被「卡住」了，那麼引導師很可能是第一個注意到的人，因為那個部位可能會維持不動，或至少不如其他部位活躍。在這些情況下，可以採取各種支持性的介入措施。當組織鬆開後，個人的動作會將它反映出來。此外，活動的幅度通常也會起伏不定。當幅度變小時，個人只要把腿重新擺回原來的姿勢，就會立即再開始顫動。

請注意：當「純粹身體」的身體工作透過有意識的呼吸而增強時，這裡所說的律動會受到支持。例如，以連結式的呼吸開始一段練習，身體的物理律動通常會更快開始。

另外，屈膝姿勢不僅會活動腰肌，也會牽動橫膈膜。腰肌和橫膈膜在生理上有很多方面是相互關聯的，所有這些都搭配呼吸一起作用，以進入交感神經系統。隨著顫動和鬆解的進展，我們的呼吸加深——打開了流經身體的更多能量通道。最後，當自然律動的「循環次數」增減不定時，最直接和最有效刺激或穩定它們的方法是利用有意識的呼吸。

碰觸

以團練背景或至少與另一個人一對一地進行創傷釋放的主要原因之一，是要有一個共同的、安全的體

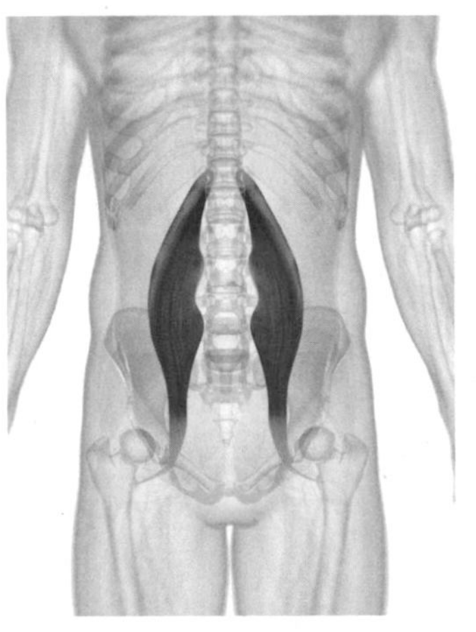

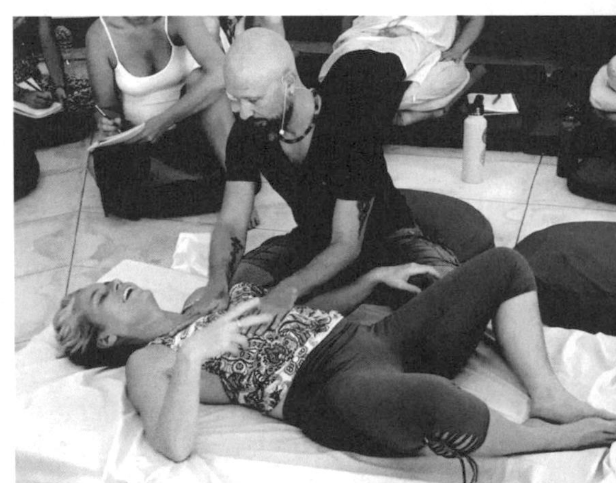

腰肌——顫動過程中牽動的核心肌肉，是在這種仰臥的姿勢下最容易受刺激而抖動的。以靜態攝影來捕捉顫動畫面並不容易，但在生物能呼吸機構的YouTube 頻道上可以看到工作坊的影片。

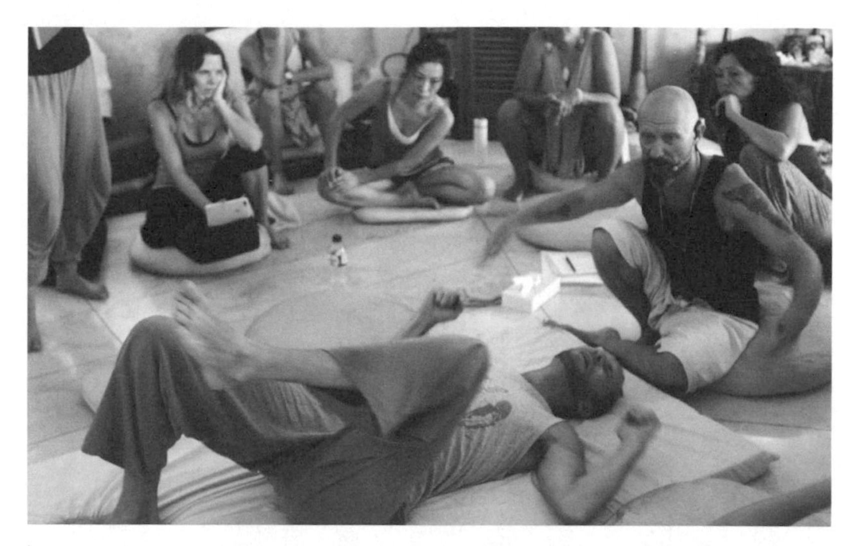

自然的鬆解動作可能包括如同跑步或踢腿般的腿部動作。引導師可以在訓練過程中，配合這些自然的動作進行同步的推動，以活動呼吸者的腿部肌肉組織。在此過程中，引導師支持呼吸者完成滯留在下半身的戰逃反應。

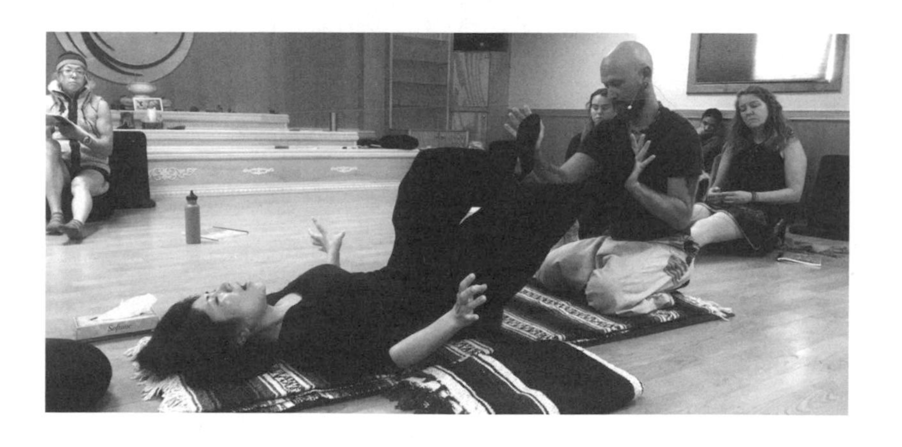

驗。創傷本身已經夠令人不安了，它往往讓人感覺自己獨自承受苦楚，而生物能呼吸法的許多方面都與見證、支持和協助有關。碰觸是透過他人的積極參與來增強和促進治癒過程的一種方式。

有意識的碰觸、身體鍛練和軟組織的處理為身體工作擴增了一個面向，使執行師能夠在生理層面上幫助一個人釋放創傷。當我們碰觸身體收縮的肌肉時，就是支持能量流流向它本身的生理和能量循環被隔絕的部位。提供支持的引導師作為一個人外部的、安全和專業知識的資源，確保案主不是孤單的。透過慈愛和關懷的撫觸，引導師可以幫助這個人將注意力從身體的一個部位轉移到另一部位，使能量得以消散。

碰觸可能被導向壓力點、結締組織、肌肉、關節或神經。這些部位的碰觸可能是在能量上或身體上達成的——並且只有在徵得本人的同意後才能這麼做。生物能呼吸法的實行中有五個碰觸階段，每個階段都要求引導師保持與自己直覺的連繫。這五個階段包括：

口頭表達：一定要確保案主同意你碰觸；儘管開口問就是了。在療癒的過程中，即使只是徵詢許可，對接收治療的人來說也是很重要的，尤其是當我們顧及我們生活的環境是個缺乏人際接觸的社會時。許多人對於與性無關的接觸是沒有概念的，因此，「與按摩治療師或生物能呼吸法執行師在一起感覺很安全」的這個觀念可能會非常重要。

意念：有時候，一個引導師的心靈和意識相結合的力量，足以幫助另一個人體內的能量運動。如果這兩個人之間已建立良好的連繫，情況尤其如此。引導師藉由深度拿捏距離並感受對方的過程，可以在不做任何身體動作的情況下提供幫助。

接近：如果案主需要更多關注，引導師只要朝案主的方向移動，伸出一隻手，但在距離案主十到十二英吋（二十五到三十公分）的地方停下來。在此距離下，你可以感覺到另一個人的微妙能量場，而另一個人身上「凝滯」的部位就可以緩緩地釋放。

預備碰觸：與靈氣一樣，能量活動的下一個階段，是在引導師能感覺到案主身體溫熱度的範圍進行的，它大約在距離人體一英吋（三公分）的地方。

碰觸：當一個人進行身體的接觸時，要和緩溫柔地碰觸。這種碰觸會直接把案主的注意力吸引到能量被卡住或因緊繃而收縮的部位。

無論在哪一個層次，憑著支持身體的活動，讓動作變得更加一致和流暢，碰觸就發揮作用了。引導師藉由觀察其他人的活動流向並運用直覺，便知道在何時和何處施行碰觸。瞭解位於收縮部位之下的肌肉和結締組織也很要緊，因此要有解剖學、生理學和能量方面的知識是至關重要的。

按摩治療師和物理治療師，以及護士和其他受過西醫培訓的人員，都能為生物能呼吸法的身體層面帶來很好的基礎。如果引導師瞭解中醫和五行學說的基礎，以及與特定器官有關的屬性、情緒和元素，也會很有幫助。土、水、火、金和木都相互支持、制約和滋養，這使得目標導向的碰觸特別具有治療作用。一次正確的接觸會影響整個神經系統。

通常，在另一個人身上施行碰觸時，我們會先從較高的脈輪開始，然後由上往下移動，這為能量的上升創造了一條通道。在碰觸開始發揮作用之前，身體的律動已經在進行中，從根部開始。鬆解和顫動起於核心——通常是在骨盆、腹部或心臟之內，然後向上流動。一旦律動達到頭頂，它就會反轉方向，隨著律動的進行而轉化並變得越來越細緻。

想像從膝蓋引發顫抖後，因而啟動了海底輪。一旦呼吸者點燃了骨盆的能量之火，就必須提供「氧氣」和空間讓火燃燒。如有必要時，可以透過碰觸來增強律動的自由度，創造出這種空間。

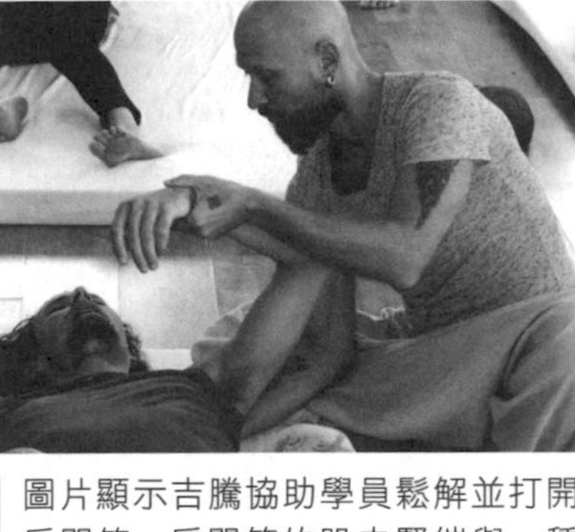

圖片顯示吉騰協助學員鬆解並打開肩關節。肩關節的肌肉緊繃與一種中斷的衝動有關——這種衝動是為了得到他人的愛和接觸。

顧慮這所有的因素後，就更容易理解碰觸如何能成為體內滯留的張力和釋放張力的能量負荷之間的「接地線」。比方說，想像在一段訓練中觀察一個人的狀態，並注意到他的胸部和肩膀沒有投入活動。他身體的其餘部分都在自由活動，但上半身卻一動也不動。引導師可能考慮的有：

- **鬆開肩關節能觸發手臂的活動。**
- **放鬆的胸肌能打開心臟，讓更深的氣息進入**

胸腔。

- 心經通過手臂和手進入小指；
- 心包膜（即包住心臟的覆膜）的一個按壓點位於手掌心。
- 心臟與火元素有關，火元素也與靈性轉化和頂輪有關。

引導師帶動自己心輪的能量，然後透過直覺和經驗來決定從這裡頭的哪一個途徑開始。在課程中支持他人，並觀察持續一段時間所出現的模式之後（在同一個呼吸者身上及不同呼吸者之間）一個引導師的直覺和共振都會隨著碰觸（無論是藉由意念或身體的碰觸）而增長。

當我們以心靈能量的臨在觸及某人時，對方會感覺得到。我們也可以考慮深度的身體工作或肌筋膜工作是否可能帶來幫助。有時，深入而緩慢的身體工作能支持呼吸達到身體受抑制的部位。這種過程從來不會有出現兩次完全相同的狀況，每個決定都取決於一個人在當時的需求。

碰觸的力量

我本來不會上我第一次的呼吸課。當時我正為一位在印度接受專業按摩培訓的俄羅斯學員做翻譯。引導師臨時決定加入一堂呼吸課程，而我被准許參加。我不知道自己將接觸到什麼樣的經驗，也不知道這會改變我生命的軌跡。

課程是以坐姿開始，然後加入深層的、連結式的呼吸。我的引導師有一隻手放在我的背上。我能感覺到我的身體被能量充滿，但體內沒有任何活動。接著，課程裡有個部分是引導師用他的兩隻手指戳入我的太陽神經叢。這個輕柔的動作打開我的淚匣。我從小就沒這樣哭過。有些我沒有意識到的、沒被我看見的、沒被我承認的東西被打開了。它一下子全部浮現。這種感覺很療癒，卻又讓人難以招架。可是它同時又令人感覺很好、很放鬆，好像它是該發生的事情。

這次經驗也很有趣。在這堂課一結束後，我得再開始做翻譯。但我一句話也說不清楚。要一邊哭、一邊做翻譯也很困難。接下來的兩天，我時不時地哭泣，感覺和自己的身體是如此親近地同在，對每個人都充滿同情心。委託我翻譯的案主也很有同情心；他也進入類似的情況。這對我們倆來說都是一次美好的經歷。

我們不知怎地竟能完成課程。但是，在下一節課中，我找到了另一位翻譯——我則以學員的身分參加了課程。接下來的事大家都知道了。

情緒釋放

情緒釋放是我們與往日創傷的一個主要銜接點，也是生物能呼吸法架構的支柱之一。情緒是隨著身體的張力遺留下來的，兩者都會在身體工作中浮現。然而，在生物能呼吸法課程期間的情緒釋放必須謹慎處理。身體創傷釋放法的結構可以避免再度激發人們，因此也能免除他們受到過度刺激。正如大量地口述創傷經驗可能使呼吸者受到二度創傷一般，長時間的、極吵鬧的或極高漲的情緒釋放也會這樣。如果呼吸者超過了與身體感覺有關的感官情緒表達，或停留在情緒中太久，他們會很容易「陷入」情緒宣洩的狀態。

在生物能呼吸法中，我們發現短促的情緒釋放是非常有用的，特別是對於遭受長期創傷的人而言。有時人們需要找到自己的聲音，表達被壓抑的感受。因此，當情緒表達出現哭、笑、怒吼時，我們支持人們保持與這種感覺同在一會兒，然後快速地進入下一個步驟。

這個過程通常很有效。只要尊重自然浮現的情緒，同時保持與呼吸的連繫，人們就能成為自己情緒表達的主人。想想個人的經驗是如何反映在身體上的，就能發現這一點。舉例來說，如果一名呼吸者在生物能呼吸法的訓練期間感到非常高興並開始大笑，引導師可能會問：「你身體中的快樂在哪裡？感覺怎麼樣？」藉由把情緒的表達與發動情緒的肉身做連結，再加上呼吸，人們會變得更加敏感。隨著每一次呼吸，對身體的敏感度增加，就可以釋放更多的張力。請注意：釋放仍然是伴隨著愉快的感覺而發生的。某個人體內快樂的呈現會促進組織的放鬆，進而迴避緊張感——即使它不是當下要處理的「問題」。

要產生整體的療癒，需允許能量流的發生是很重要的。能量流可能同時包含愉快的和不愉快的感覺，但它們都只是流經身體後就離開了。既然我們不會長時間停留在情緒釋放中，那麼就沒有什麼東西是我們抵擋不了的。一旦我們意識到我們可以表達自己的感受而不會經歷太多無法忍受的痛苦時，我們就更能與自己的整個系統緊密相連。由於我們可以透過身體處理自由流動的感覺，因此這個過程有助於我們情緒智商的發展。我們可以哭、可以笑或生氣而不會被情緒擊倒。

情緒表達只是我們在運作過程中產生的能量——我們聽見它從我們的體內發出來。這樣我們就「擴大了我們的包容力」，發展出兼容任何事物的能力，而不是被它們壓垮。但是，請注意，如果有一種情緒或它的表達「取代」了我們的意識，通常是因為我們忘了維持步調一致的呼吸，這是生物能呼吸法不可或缺的一部分。這個小毛病會使我們將關注焦點轉移到頭腦的思維中，使我們脫離對身體經驗的投入並分散我們的注意力。人們可能會屏住呼吸，或開始淺呼吸。在這種情況下，引導師可以簡單地提醒大家注意呼吸——讓表達重新與意識整合並使過程持續進行。另一方面，如果情緒釋放需要更多的關注，那麼呼吸者可以「稍作休息」，過一會兒再繼續進行。

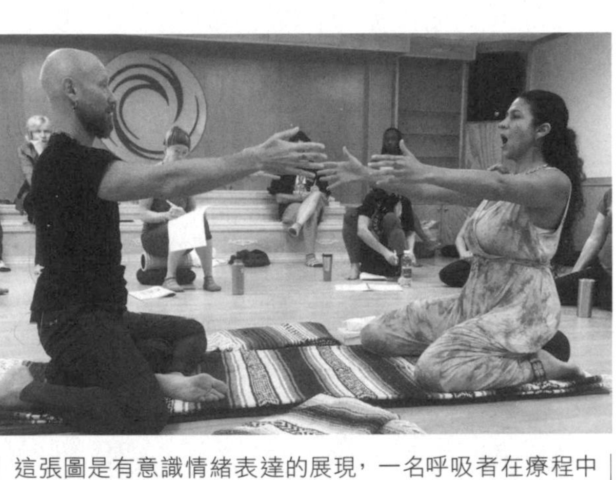

這張圖是有意識情緒表達的展現，一名呼吸者在療程中發出表達她情緒的聲音，持續一小段時間。情緒表達可以用笑、哭或與臟器相關的聲音來展現，後者是生物能呼吸法聲音元素的一部分。當情緒表達與動作融為一體時效果最佳，這樣能量就可以通過全身，並釋放出體外。這個過程有助於鬆開稠密和收縮的組織。

整個宇宙都在振動。我們每個人都是生命週期的一部分，其中包括從星辰的誕生或死亡到蟬翼節奏的一切。諾瓦（NOVA）——美國公共電視聯播網（Public Broadcasting Service）的科普節目資源，對這種複雜的相互關係提供了非常簡單的解說：「根據弦理論，宇宙中的一切——構成物質和力的所有粒子，是由微小振動的基本弦組成的。……一根弦和另一根弦之間的唯一區別是……它的共振模式或振動方式。」[84] 弦理論認為所有的物體都有共振模式，從桌子到旗桿，再到整個地球皆然。

人體的各個部位都被測量出是以特定的頻率運作的——大腦、心臟、眼睛。近期的科學研究顯示，我們體內的蛋白質不斷地振動。「這微小的運動使蛋白質能夠迅速改變形狀，因此它們很容易就能與其他蛋白質結合，此一過程是人體執行重要的生物功能（如吸收氧氣、修復細胞和複製DNA）所必需的。」[85]

在所有這些微觀層面的振動中，想想看為修復撕裂傷而產生的大塊疤痕組織或手術切開的組織帶給人體的影響。想像疤痕組織是如何導致鄰近組織的沾黏，進而在微觀和宏觀層面上抑制其組織的自然活動。現在，把這個疤痕組織看作是創傷如何影響我們細胞的模型。根據美國國立普通醫學科學研究所（National Institute of General Medical Sciences）

表示，當蛋白質「壓力過大」時，它們會開始分解並停止發揮功能。「如果它們分解得過多，就會相互糾纏，形成可以殺死細胞的團塊。」在這特別的範例中，細胞的某些部分會因為環境溫度過高而粘在一起。[86]

有多少途徑會使細胞因受到創傷而「壓力過大」是無法推測的。並非所有的創傷都會使細胞升溫到足以使它們的蛋白質鬆解的程度，但這個例子說明了人體有多麼容易——及多麼認真地——做出反應。創傷導致一連串微小細胞的反應，在遍及所有組織的整體生理收縮中發生。幸運的是，聲音可以協助「鬆開東西」。

振動的正面和負面影響（來自體外、進入體內或在體表）都被做過研究。在一個案例中，發現有一種特殊的頻率會導致「器官和骨骼結構之間產生最大的位移」，是造成「許多類工業疾病」的成因。[87]在正面影響的這一方，二〇一四年發表在《美國國家科學院院刊》（*the Proceedings of the National Academy of Sciences*）上的一項研究表示，聲波「可以在無需將細胞暴露於化學物質或破壞力的情形下，對細胞進行分類」。此功能使醫生們既能將癌細胞與非癌細胞分離，又能檢查腫瘤是否有擴散的可能。麻省理工學院材料科學與工程系（MIT' s Department of Materials Science and Engineering）的首席研究科學家明道博士（Dr. Ming Dao）說：「聲壓是非常輕柔的，而且……是分離細胞最溫和的方式。」[88][89]

聲音是一種振動，是能量的釋放。聲音深深地影響著我們——從吵雜刺耳的工地噪音到舒緩寧靜的鳥鳴聲。當聲音在空氣中傳播時，它會引起「分子撞擊它們鄰近的分子，然後這些分子又碰撞其相鄰的分子，依此延續下去。」這種「碰撞的進行」會產生聲波，但氣體並不隨著聲波傳播。「每一個氣體分子都會從一個靜止點移開，最終又回歸到靜止點。」[90]當一個物體的振動造成的聲波撞擊到我們的耳膜時，我們就會聽到聲音。然而，聲音顯然不會停留在我們的耳邊。當我們有意將聲音應用到我們的環境中時，我們可以協助聲音通過我們身體來傳導的方式。

除非你「看見聲音起作用」，否則很難想像它能在細胞層面上提供多大的幫助。比方說，把水倒入西藏頌缽或水晶碗裡，然後敲打它們。你會立即看到水分子如何對振動產生反應；它們改變形狀並跳動成為不同的幾何圖案。因為我們的身體高達七五%是由水構成的，我們聽到聲音時也會像頌缽或水晶碗出現相同的反應。因此，對通過我們身體的聲波性質和頻率加以選擇，我們可以影響我們鬆解時的特性和品質。

並不是「每個人」都認同在身體工作或身體釋放中精確地使用聲音，在形上學和科學界中，人們對聲音究竟如何影響身體的看法也大相徑庭。然而，生物能呼吸法的執行師已經在課程中目睹外部聲音對呼吸者的神經系統的有趣影響。因此，我們鼓勵那些特別容易和聲音產生共鳴的人，嘗試不同的音調和聲音風格，例如錄製的音樂、現場樂器演奏和敲鑼聲等，以了解聲音是如何裨益或阻礙生物能呼吸法的療程。

比方說，由於鑼的和聲與音域非常廣，因此通常可以看到它們的影響是遍布全身的，而其他的樂器則會對不同的身體部位產生影響。諸如非洲鼓、薩滿骨架鼓和迪吉里多管（didgeridoo）等低音樂器能打開能量流，特別是在人體下半身的骨盆和腹部周圍。同時，各種笛音會影響心臟部位，使人們與自己融為一體，形成一種柔軟、寬大的連結。沙鈴和波浪鼓在許多薩滿傳統中被用來促進治癒過程，它們具有更細緻的振動效果，能深刻影響神經系統。療程結束時，和緩地在全身施用它們是有好處的。

我們知道在大多數人中很常見到深層的沾黏，這些沾黏可能是由於脫水、循環問題、緊繃、熱敏細胞中的蛋白質解離或多種創傷引起的。我們瞭解身體的顫動和舒展放鬆了肌肉或筋膜的收縮組織。透過有目標性地增加聲音，執行師們表示他們感覺到深度的生理釋放。如果聲音在生理上以改變我們身體內部振動的方式來釋放組織，那麼它可能是在細胞層面上運作的。也許細胞之間的實際空間發生了變化和擴大，使體液能夠自由地循環，血液和營養能滋養細胞，並使廢物排出——所有這些都有助於我們整個有機體的動態平衡。

音樂和其他聲音可以用來喚起情緒狀態，若要營造特別的氣氛或誘使某人達到需要進入的狀態時，這一點能提供極大的幫助。但是，由於聲音對不同的人有不同的影響，因此生物能呼吸法的執行師必須逐步瞭解各個案主，並謹慎地選擇所用的音樂，無論是在療程開始、進行中或結束時。

最後，還有一種強大無比的發聲工具就是我們的聲音。當我們開放自己的情緒表達時，便會以聲音展現出來。然而，創傷通常會使喉嚨收縮，進而壓抑聲音，也抑制了一個人的表達能力。有時，我們在表達上的限制是從童年開始的；儘管我們在生命的起點原是個自由而不受拘束的存在體，但隨著歲月流逝，我們可能慢慢學會「閉上嘴巴並安靜坐下」。在訓練期間，我們可能會用歌聲、音調、語言或甚至是胡言亂語來釋放我們的聲音，以解開被滯留的東西。不過，請記住，在生物能呼吸法中，我們只會用一小段時間來表達聲音，然後又回到呼吸上。這不是一個宣洩的過程；如果我們在發聲時分散了注意力，那麼呼吸的能量就會減少。

由於人們對聲音很容易起反應，因此你可以在自己的練習中或在你為他人提供的課程中，加入幾首生物能呼吸法的「配樂」。這些配樂是為各種課程而創作的，可以從串流音樂平台 Spotify 下載——在「GitenTonkov」之下的播放清單中尋找。

靜心

靜心能讓我們發展自己內在的照見者、內在的觀察者。我們可以利用它來客觀地觀察自己，將我們的身體感覺、情緒反應、身體看作是一個整體，且不牽涉其中。靜心只是觀察；但不必要是「靜默的」。事實上，有些靜心包含了身體律動、音樂或其他活動。做任何事都可以是一場靜心，比如散步，甚至是洗碗。

如果你的頭腦很忙碌，那麼只要觀察它，觀察到最後會有一部分能量進入觀察者本身。這並不難。如果有必要，就從觀察最貼近你的東西開始：你的呼吸。靜心本身並非一種神祕的經驗，但它能夠帶你進入一種神祕的體驗。它可以帶來超越我們自己的更深層次的東西。這是一種練習，就如上健身房一樣。

就生物能呼吸法的課

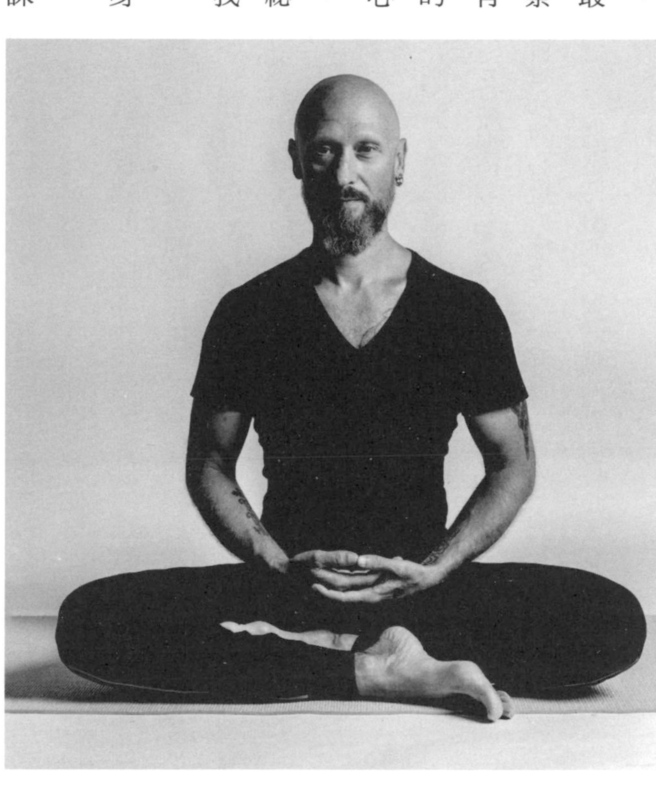

程來說，靜心有幾個目的。第一個目的即課程本身。在呼吸和活動中的靜心所指的是，當這個過程展開時，感知事情正在發生的行進過程。當我們呼吸並感知自己的身體時，我們必須觀察。在一開始進入我們的思維、我們的頭腦、我們的緊繃感的那股能量，現在變成了照見和觀察。隨著靜心的進行，觀察者獲得的能量比思考過程的能量還要多，這是非常有療癒力的。靜心是在療程中整合體驗的最有效途徑。

經過一段療程後，靜心將過程中發生的一切整合為一體；它是生物能呼吸法的要素，能把所有的東西融合在一起。在這個運作中，靜心是寧靜的。當我們的大腦安靜下來，並且與我們真正靜定沉默的本質連結時，就會獲得最深刻的洞見。靜心也為神經系統提供了平靜和休息的機會。這在劇烈呼吸的療程後尤其有必要。

最後，靜心是生物能呼吸法各節課程之間的一種工具，當它成為一個人日常生活的一部分時，會是最有功效的。日常的靜心是療癒裡的一個重要部分，因為它讓我們能從一個沒有依附的角度看待我們的療癒。透過持續的呼吸鍛練，感知身體，並進行觀察，可以更容易轉化一些對我們至善本質無益的事物。

對於那些可能難以靜定或觀察自我的人，神祕主義者奧修．拉傑尼希（Osho Rajneesh）提出了活躍式靜心的概念。他說，當今的世界比過去靜心正在發展時的世界要複雜得多。那時人們沒那麼忙碌，而我們現在收到的是排山倒海而來的資訊。奧修說，要想成功地讓自己安靜下來，我們可能要讓身體先活動一下；我們先做表達，這樣我們便能靜靜地坐著，安住在自己當下的狀態。他首先執行幾個活躍身體的步驟來為身體的靜默做準備，在奧修的動態靜心裡概述了這些步驟：混亂式呼吸；主動發出聲音或活動身體；透過跳躍和呼喊「呼」的聲音來啟動海底輪；停在原地不動；以及自由流動的舞蹈。經過所有這些活動後，就會流淌出深深的靜謐感。

呼吸、身體律動、碰觸、情緒釋放、聲音和靜心這六個要素的結合，創造了一種獨特的體驗，事實已證明這種體驗對組織中總是滯留張力的人們是有益的。從飽受PTSD的退伍軍人到「與喬治相同的普羅大眾」，來自世界各地的人們都感受到紓

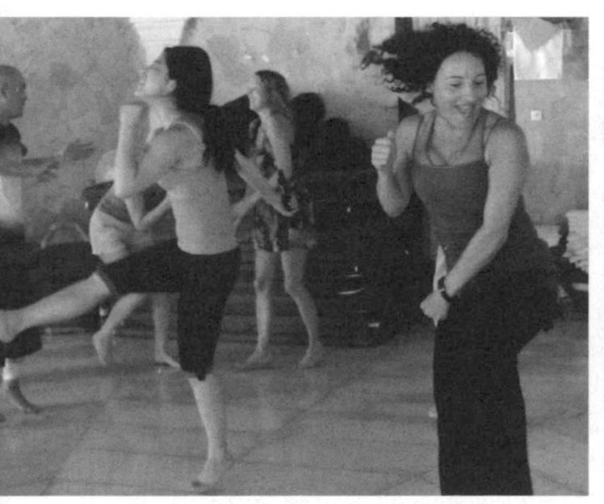

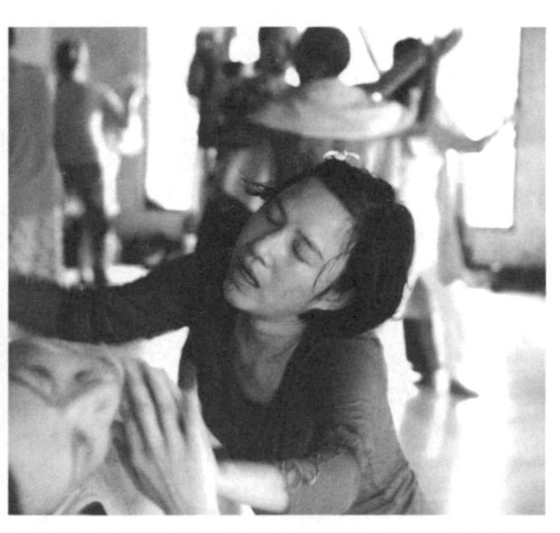

活躍式靜心利用活動、呼吸和聲音來支持大腦自然地升起靜默感。活躍式靜心可以有很多種形式，並與靜默一起搭配運用，使人們為一天的生活或為生物能呼吸法的課程做好準備。

解，並增強了與自己的身體和情緒體的連結。他們既獲得了紓解，也獲得了處理當下經驗的能力，以及更多的平安和更少的殘餘創傷。他們描述說，他們的日常經驗得到改善，更有韌性，也更快樂。

生物能呼吸法的初體驗

活躍式呼吸靜心，15到20分鐘

以舒服地坐姿或仰臥的姿態開始，將注意力帶到你的呼吸上。按照呼吸的程度做選擇，你可以選擇(1)透過鼻子呼吸，(2)由鼻子吸氣，由嘴巴吐氣，或(3)如果你覺得舒服的話，就使用連結式呼吸——吸氣和吐氣都用嘴巴，每次吸氣和吐氣後都沒有停頓，以獲得更深的效果。想想看呼吸的氣息是如何進入身體的，以及身體的哪些部位是隨著呼吸而擴張的。是胸部？腹部？或骨盆？只要注意身體在每次呼吸時是如何活動和擴展的即可。

現在，當你吸氣時，想像有一個橡皮球被放在你的肚子裡。注意每次吸氣時，橡皮球是怎樣鼓起的。注意氣息自然地流往哪個方向。吐氣時，注意身體如何恢復原來的樣子。橡皮球在吸氣時膨脹，吐氣時球回到原來的大小。

接著，把這個球向下移動，就好像它被放在骨盆底一樣。當它向你的腳的方向擴展時，真正地感受骨盆底。注意身體這時出現的所有感覺。注意氣息活動時身體的臨在感。當你吐氣時，注意骨盆底是如何向上移動恢復到原狀的。

用這種方式做幾次呼吸，注意是否開始有任何變化。你不必數拍子，只要進行深呼吸，完整地吸氣和吐氣。

以這種方式呼吸兩到三分鐘後，將注意力及橡皮球向上移動一點點，進入整個腹部和下背部。把你的手放在下背部來感覺看看，讓自己體驗一下這個部位是如何隨著呼吸而擴張的。對你體內呈現的任何感覺、所有的身體狀況，始終保持覺察的狀態。這就是我們開始理解身體經驗的方式，也就是「感官覺知」。

再過兩到三分鐘後，把球移到橫隔膜的下側。將手放在下側肋骨上，感受它們如何隨著呼吸而展開。然後，這個球再次出現在身體的中心，你可以利用呼吸充分地擴展你的身體。注意由你體內開始自然產生的身體活動——脊椎、骨盆和頸部的自然動作。慢慢地展開這個動作，讓它擴散到你全身。

兩到三分鐘後，把球再稍微往上移一點，來到胸部上方心臟的部位。注意胸部是如何隨著呼吸而起伏變化的，以及呼吸是如何由內而外擴張的。想像你正把水倒入玻璃杯，水從杯底往上填滿杯子。用你呼吸的氣息充滿你的肺部和身體。吐氣時，把氣排空，倒空杯子，但不要用力或強推任何東西。透過放鬆，橫隔膜會讓氣息自行地排出。

當你繼續呼吸時，確保在吸氣和呼氣之間沒有停頓。

現在，當胸部正在擴張時，注意心臟周圍和背後的部位開始軟化。它的盔甲、它的防護作用開始變柔和。胸部的覺知是由內而外的。

接下來，把覺知轉移到喉嚨部位。確認你的喉嚨和頸部隨著每一次呼吸而擴張，每一股氣息都能自由而通暢地流動。表達和創造力方面的阻礙通常會抑制呼吸，因此要盡量讓吸氣或吐氣避免受阻。注意這個部位是如何隨著呼吸而軟化，以及阻礙是如何清除的。

再兩到三分鐘後，把注意力往上帶到你的頭部。想像那個球在你整個頭骨裡擴大。如果你的眼睛是閉著的，就把你的目光對準第三眼。注意兩眉之間的部位是如何隨著呼吸而展開的；這樣，你就刺激了主要的呼吸器官，亦即大腦。以這種方式呼吸會刺激整個大腦。在這個靜心中，我們將注意力帶到呼吸是如何流遍整個身體的。

最後，運用你把注意力往上帶的同樣方式，將注意力往下移動：由喉嚨、胸部、橫膈膜／胸腔、腹部，直到骨盆——每個部位約停留三十秒。當你的焦點往下移動時，注意你所有的感覺。你的呼吸和心率很有可能都下降了。注意你的念頭。注意你的狀態，不必改變任何東西。注意你體內整體的感覺。如果有任何動作想自然顯露出來，那麼就隨它出現吧——讓你的身體隨心所欲地活動。如果你感覺到任何顫抖或放鬆的動作正在發生，只需讓它們表現出來……直到所有動作變慢，到最後自行停止。

繼續觀察目前呈現的所有身體的感覺。如果出現情緒反應，嘗試不要趕走它們；只需要繼續呼吸，並且把注意力轉移到你的身體如何表現出這些情緒反應即可。例如：你是否感到振動或緊張，是否有能量移動、溫度變化或身體活動的感覺？

當你的經驗自然地走完其過程時，感謝你自己允許有這個空間表達自己。

觀照

謝謝你讀完這一章。現在，請花一點時間把你的注意力帶到自己身上。請閱讀以下的段落，然後閉上眼睛並掃描你的身體。注意你讀到的內容如何反映在你身上。你的體內正發生什麼事——它放鬆了嗎？也許從注意你的呼吸開始，看看它是否能自由地流動。接著，無論你是坐著或躺著，都請注意你的姿勢。你感覺平衡嗎？或是你的身體有緊張、疼痛或不舒服的感覺？留意你身體的不同面向，包括內在和外在的緊繃感。深吸一口氣，然後用嘴巴吐氣。接下來，觀察你的想法——你的念頭是不是通常聚焦於你本身以外的所在？如果外在有什麼東西吸引你的注意，此刻你能放下它嗎？

現在，想一想本章的內容是否引起你內心的共鳴，以及這種共鳴是否與你或你認識的人有關。如果有一些觸動你的因素——正面的、負面的、情緒上、身體上、精神上或其他層面的體驗，那麼，它像什麼感覺？也許你覺得你在閱讀關於自己的一些很私密的、個人的或很真實的東西，或者你不喜歡你讀到的內容，那是什麼呢？你的反應是因為這些訊息正揭穿、挑戰、滋養你或其他原因嗎？有可能那是某些你心裡沒有注意到的事，或是你曾經忽略或已遺忘的事，它們可能還在發揮作用，並藉此讓你知道它們的存在嗎？也有可能這些資訊喚醒了你的內在，或也可能並非如此。你才是那個下判斷的人。

當你讀完這段文字，閉上雙眼並做完觀照後，請張開眼睛，並將注意力帶到你周圍的環境。聽一聽聲音。注意你看到什麼？在各章節之間，也許可以做個簡短的散步，或隨著歌曲舞動身體。四處走動一下，重新就定位，然後準備好進入下一章。謝謝。

第2部

內在的世界

「我們不是有靈性經驗的人類，我們是擁有人類經驗的靈性存有。」

——德日進（Pierre Teilhard de Chardin）

第5章

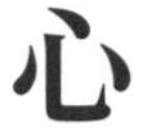

心

對於全世界的年輕人來說，追憶「舊時代」——或是用詩意的語言慨嘆社會已經變得多麼混亂，聽起來可能把問題看得過於簡單，或有點不合時宜。地區性的衝突如何攀升。關於種族議題的對話如何轉變為暴力、監禁和汙衊。大規模槍擊事件和恐怖網絡是如何滲透到日常生活中，而不只是在遙遠的異國他鄉。生活方式的選擇、性別或年齡，如何依舊影響個人賺取足夠家用的能力。說著每一種大家熟知的語言的都市居民如何更具警戒心，有時又是如此難以信任別人。凌虐如何在各大洲中都是閉門銷聲的祕密，成癮問題如何使我們陷落。政治如何將原本理性的人分裂為不承認彼此的派系。

過去在對嚴重創傷的研究中，研究人員和非專業人員都能輕易地認出倖存者身上的創傷，不管那創傷是身體、情感、還是精神上的。我們的戰爭史，包括昔日種族清洗運動的清單[91]，揭露了數百次人類互相殘害的情況，以及由此衍生的恐懼。此外，別忘了還有自然災害，或日常事故和隨機的創傷事件，這些都屬於我們無力控制的範圍。

有這種種的際遇，人類根本不缺研究對象，也不乏創傷症狀。我們也擁有無限的同情心、好奇心、愛心和治癒力，否則人類就走不到今天。多虧了無數苦難者的犧牲，以及想要幫忙他們的援助者辛勤工作，科學不僅證明了張力會滯留在我們體內，也證明它是如何進入體內的。近年來，主流思想家已經發現了成功並可驗證的方法來觸及與創傷有關的張力，並將它從組織中釋放出來。

然後，在創立生物能呼吸法時，我們把最有效的介入措施匯集起來，形成一個多重模式的整體方法。但要做的事不止是這些。要成功地應用這個課程的六個要素，需要理解各種相關的主題、技巧和微妙之處。它要求其執行師和探索者放緩處理過程，敞開心扉，並抱持深入探究的意願。

心智的力量

想像你坐在公園裡的長凳上，享受著愉快的一天，感覺微風吹拂你的肌膚。也許你正吃著三明治，同時聽見一些孩子在附近玩耍的聲音。這時，有一個人——一個穿著工作服的普通人，就像你一樣，他走過來坐在你旁邊。當你挪開你的外套，騰出更大座位時，你可能順便瞄了他一眼。一切都很美好，直到……你開始感受到焦慮。那也許是從長凳的另一頭傳過來的一種緊張感，彷彿一群螞蟻朝你前進，爬行到你的手臂那般，再蔓延到你的頸背。你開始覺得你的食物嘗起來味如嚼蠟，你的精神也無法集中。你的胃揪成一團。你意識到坐你旁邊的人正咬緊牙，他的腿像電鑽一樣地抖個不停，手裡一直搓著袖口的接縫。你明白是這個人能量的振動頻率，使你感到胃部打結了。無論我們知不知情，我們隨時都能感受到這種來自個人、團體，甚至整個社群的振動頻率。

察覺環境中正在發生的一切，這種能力是我們神經系統的一個功能，但是除了戰逃反應之外，我們對訊息的處理都是發生在頭腦中。如果你發現自己出現不必要的緊張感，你會怎麼辦？要是你知道怎麼回事，就可以打發那種坐立難安的感覺。藉由一些令人感到療癒的思維，或做決定離開現場，或也許簡單地問對方說：「嘿，你還好嗎？」任選一個做法不只能改變你身體的反應，也能改變你的感覺。它或許也能幫助坐在你旁邊的人。

心理轉變——又叫思想干預或意念，在我們獨自一人、或在長凳上坐在某人旁邊或站在一群人當中時是可以產生效用的。它在處理憤怒爆發或其他情緒波動時很有效。對於在生活中面臨心理健康挑戰的人來說，學會有意識地改變自己的想法可以成為一項寶貴的工具，即使我們對自己如何感覺似乎「無能為力」。實際的經驗和研究都顯示，我們的想法和信念絕對會影響我們的感受，我們做什麼事和怎麼生活的影響力就更不用說了，但是對於這個過程卻有許多不同的觀點。

當然，在對創傷的研究中，我們談論最多的是戰逃反應的觸發中心，亦即刺激大腦緊急做出反應的「自動駕駛」部分。有趣的是，根據人們的說法，這些自駕式的反應發生得如此之快，以至於它們有時感覺起來比任何有意識的想法更有生命力，甚至更真實。我們「依靠」的幾乎是我們的自駕式大腦，而不是隨後才出現的理解。

然而，我們的自主「反射動作」有時可能會為我們帶來麻煩，它們可能會在我們沒有危險時發出警告。現在我們知道，借助生物能呼吸法，我們可以介入處理戰逃反應的激發過程及其後果。但是，除了我們的戰逃反應外，還有另一個層面，即思想如何影響我們全天候的每一天。我們可以透過鏡子來找到它。

除非我們練就了一張「撲克臉」——比方說實際的撲克牌玩家，或是在執法單位、心理學、政治領域裡的人員，不幸的是，還包括罪犯。否則，在我們頭腦中發生的事即使對我們自己而言並不清楚，但對別人來說往往是顯而易見的。我們可能會把自己的想法「裝扮在外」。例如，如果我們認為自己是受害者，我們的身體通常會擺出保護性的姿態，彷彿在尋找下一個危險那般。恐懼看起來就像崩潰，布滿了我們整個的能量場。相反的，如果我們感到生氣勃勃、擁有能力和創造力，那麼我們往往會高昂地站著，肩膀向後挺，露出我們的重要臟器。肌力看起來像是無比強壯而充滿活力的。

當我們注意到自己的肩膀下垂或下顎緊繃時，我們可能會站挺身子，並放鬆牙根。然後，也許在下一個呼吸中，我們就會發現自己又回到原來的慣性姿勢。好像我們就是這樣被造出來的，我們正「咔」一聲地快速回到原位。想想看處理創傷的經歷會比處理我們的姿勢更容易嗎？它與重新思考和重新架構我們對自己（作為人）的看法相比又是如何？

我們大腦中有一個內建系統，可以幫助神經系統和意識思維之間的神奇舞動。它隨著人類生活在更大的社會群體發展，適應「社會」帶來的變化。「這種思維系統幫助我們處理更複雜的心理活動，例如管理個人和群體關係、邏輯推理、概率思維、以及學習新的資訊和思維與行為的模式。」[92]

這個模式與我們自駕式反應的流程不同，因為它需要努力。不過，我們越是使用它，它就越容易。「幸運的是，只要有足夠的動機和適當的訓練，有意識的系統可以在自駕式系統容易出錯的情況啟動，尤其是代價高昂的錯誤情況下。」[93]

事實上，我們根本不可能有意識地去思考自己每天所做的每一件事。我們的許多行為都受到神經系統、直覺和習慣的影響。其中有很大一部分是受到情緒影響。然而，「隨著時間過去，你可以使用有意識的系統來改變你的自動思維、感覺和行為模式。這樣一來，你將在掌控生活和實現目標方面成為更好的行動者。」[94]

這種「改變你自動思維」的概念正是生物能呼吸法可以協助你發展的。具體而言，從組織中釋放以前的創傷只是這個模式的好處之一；其他優點還包括增強我們的復原力，提高在環境變化時隨機應變的處理能力，以及當下「放手」的能力。我們越能把當下發生的事情處理好，我們需要背負的東西就越少。這就需要依靠大腦。它與直覺和感知力密切相關，因為我們越敏感，就越有可能感受到我們的環境、周遭的人們，以及我們自己正在發生的事情。我們越敏感，就越有可能使用生物能呼吸法這樣的方式，真正地「觸及自己的內心」。

心智是一個強大的工具，這項事實並非什麼祕密，從商業達人到哲學家，許多人都在討論如何將策略性的、正向的、鼓舞人心的思維融入我們的日常生活和長遠的願景之內。反之，負面的思維會把我們推向全面的災難，充滿焦慮、擔憂、自我誘發的壓力、身體疾病、匱乏，甚至是徹底的不幸。我們的思想可以支持我們攀登到最高的巔峰或跌落至最黑暗的谷底，它們可以成為一項工具——我們決定改變自己的習慣、常見思維模式和負面行為的工具。

更重要的是，我們的思想可以改變我們如何管控生活的整個模式——從任何一天開始發展下去。

心智是開啟我們通往另一個次元的鑰匙。講求如何利用這把鑰匙或是如何「訓練心靈」似乎是違背常理的。首先要瞭解的是，有比科學更廣大的東西，能說明大腦的哪個部

自駕式系統	有意識系統
·快速、直觀、情緒的自我	·自覺、理性、正念的自我
·不需要任何努力	·需刻意努力地開啟
·自動思考、感覺和習慣性行為	·消耗心智的能量
·大部分時間能做出正確的決定，80%的時間都是如此	·主要用在我們學習新的訊息，以及使用推理和邏輯時
·容易發生一些可預測的系統性錯誤	·可以訓練它在偵測到自駕式系統可能出錯時啟動

位掌管著哪些反應、思想或感覺。作為一種哺乳動物，除了以荷爾蒙和血液變化對應危險外，我們還有更高階的東西。身為人類，我們擁有意識。

人類具有「退一步」觀察自己、照見自己，並進入超越自己事物的能力。進入這種空間的管道是靜心。當我們進入深度靜心時，有一部分的我們並未涉入其中。我們練習得越多，心智就越成為一個有用的僕人而不是主人。不管我們在睡覺、說話、跳舞或冥想，我們的思想可能會繼續運轉，但這並不表示我們無法學會觀照這一過程。純粹的意識覺知最終是可以實現的；透過練習，我們可以進入一種無念的狀態，一種與更高意識的連繫。借助我們的心智，我們可以超越我們的頭腦，覺察到呼吸、思想、身體、自我——最終觸及更多的意識。

情緒的力量

雖然軀體工作的重點是在身體層面，而且我們也知道大腦是我們管理生活的重要工具，但我們不能貶低我們感覺的重要性。情緒在我們的健康、人際關係和靈性，以及我們釋放創傷的能力中都有巨大的影響力。回想一下你可能經歷過或目睹過的所有危機。你或其他牽涉其中的人是否會不由自主地哭泣？眼淚有助於驅散能量嗎？可能如此。而且這並不是唯一能做到這件事的情緒。笑聲會釋放讓人感覺愉快的化學物質到我們全身，改變我們的生理機能。它能伸展我們整個臉部和身體的肌肉，提振我們的脈搏和血壓，使我們的呼吸增加，輸送更多的氧氣到我們的組織內。[95]無論是哪一種情緒反應，都能將張力的影響降到最低。即便如此，情緒的「故事」還是更深入得多，而它並不能單獨地起作用。

情緒與大腦

研究情緒的方法裡，有很多與大腦如何處理我們的經驗有關。有些研究聚焦的是不同的心理狀態（如恐懼、愛，甚至是專注）是否會「點亮」大腦的不同部位。其他研究對比了情緒和認知在大腦中的運作方式。有三種可供採用的典型觀點認為：(1)情緒的發生獨立於思想，(2)情緒先於思想，或(3)情緒是自動發生的，並能幫助我們「評估」在意外情況下該做什麼。[96]

情緒似乎有它自己的生命，因為它們給人快如閃電的感覺，也因為它們是順著一條連接杏仁核的直達路徑或「低階路徑」被追蹤到的——杏仁核就是大腦容納戰逃反應的部分。但在近期的研究顯示，我們對環境的情緒反應是很複雜的。的確，情緒確實與杏仁核有神經的連結，但是它們也會沿著「大規模的、分布式的大腦網絡」傳導到大腦的各個部分。[97]我們的情緒實際上是與我們的思想共同作用的，而不是發生在思想之前或獨立於它們。[98][99]有些研究也駁斥了情緒自動發生的觀點，反而表明情緒「可能實際上需要被關注」。[100]在最普遍的層面上，科學家們現在說情緒「調節並傳達了基本的認知過程」——這就是我們的感受轉化為我們在世界上所看到的一切的方式。

比方說，當我們悲傷時，一座小山看起來會比我們高興時看起來更陡峭；也就是說，當我們悲傷時，這座山看起來也會比它實際的坡度測量值顯示的還陡峭。[101]

篩選對這些細節的研究有助於理解我們的思想和感情是怎樣一起運作的，尤其是當我們承受壓力或表現出創傷的影響時。根據麻省理工學院的研究，「一些精神疾病……包括憂鬱症、成癮、焦慮症和創傷後壓力症……可能有部分是源於大腦無法正確地將情緒與事件連結而引起的。例如，憂鬱的人即使經驗到他們本來就喜愛的事物時，也常常感覺不到快樂。」[102]因此，瞭解創傷患者實際的「心境」即成為創傷釋放的關鍵部分。當我們快樂的時候，我們會以不同的方式處理我們的世界；我們會接觸更多的東西，建立更多的連繫並感覺更有效率。當壓力讓我們束手無策時，事情不僅可能「看起來黯淡無光」，也可能不會有如往常一樣的「逐步進展」。

情緒智商

研究我們處理和理解情緒的能力並非新鮮事。就連進化論者查爾斯・達爾文（Charles Darwin）也在一八七二年出版了《人與動物的情感表達》（*The Expression of the Emotions in Man and Animals*）一書。他在這本書中解釋了他的研究前提，即人類和某些動物都會經歷一些「共通的」情緒，而且情緒具有「可以跨越文化和物種的進化史。」[103]如今，不管他們跨物種的觀念是什麼，許多心理學家一致認為，人類，無論文化和語言為何，都能從他人臉上識別出所選定的共通情緒。自十九世紀以來，研究人員曾注意到不同的情緒表達方式多達六十種，但該領域的領導者目前專注於六種：憤怒、恐懼、驚訝、厭惡、快樂和悲傷。[104]

正如理解我們的思想和情緒如何在經歷創傷期間或經歷創傷之後會脫軌一樣，識別情緒的能力也是我們工作中的另一個工具。基本上，研究人員需從那些可能無法正確識別情緒的人身上學習，比如自閉症或精神分裂症患者。其他的研究則是對那些為了科學研究目的而「扮鬼臉」的人，進行皮膚溫度和心臟活動的測量。他們在測量開始時的情緒是中性的，亦即他們沒有感覺到與臉上表情相對應的情緒。然後，當他們做出表情時，這些人會經驗到與情緒相關的生理變化。「例如，臉部扮演出與憤怒有關的表情會導致四肢（如手指）的溫度升高。最後，研究人員能夠區分出與表情相關的生理反應……這表示我們不僅會對別人的情緒做出反應，也會對自己的情緒有反應。」[105]

研究人員還發現到，這些共通的臉部反應在我們有意識地「重新調整」它們之前，會在一瞬間不由自主地發生。那些受過「微表情」解讀訓練的人能夠瞥見某個人是什麼感覺，就算這個人想要隱藏它。這個領域的領導者包括為臉部表情分析做了基本定義的保羅・埃克曼（Paul Ekman），以及他的同事羅伯特・雷文森（Robert Levenson）、華勒斯・佛里森（Wallace Friesen）和卡爾・赫爾曼・霍爾茨（Carl-HermanHjortsjö）。他們的顏面動作編碼系統（Facial Action Coding System，FACS）記錄了在特定情緒下，有哪些肌肉收縮，以及頭部或眼睛的活動自主觸發。

對很多領域裡的助人者來說，微表情向我們透露了某人正在感受到某種特定的情緒，但不一定是為了什麼原因，因此不要妄下結論是很重要的。例如，有些執法專業人員也許能夠偵測到一個人對某人感到鄙視，或是不誠實的，但不一定就代表這個人犯了特定的罪刑。也就是說，受測的對象可能會對一個與他關係不佳的人之死產生矛盾的情緒，但這種反應並不表示這個受測者與這起死亡有關。

把對情緒的認知分解為生理元素，能使我們明白我們的感覺和身體是如何相互作用的，但這只是全面瞭解情緒重要性的起點。協助人們釋放創傷，還需要對人們如何處理經驗、如何描述自己的感受，以及我們如何彼此相連的深度和廣度有一個核心的理解。認知情緒的影響力意味著要知道，感覺會影響我們的經歷、思想、行為以及與他人的互動，而這些層面也會影響我們的感覺。這表示我們要曉得自己的所作所為會影響到別人，也會影響到我們自己。我們理解和掌控這種平衡的能力，尤其是當我們處於壓力之下時——這被稱為「情緒智商（emotional intelligence）」。

情緒智商是由彼得・薩洛維（Peter Salovey）和約翰・梅爾（John D. Mayer）兩位教授於一九九〇年創造的。「人們如何使用這個名詞有個不一致的地方，」薩洛維說：「它通常與

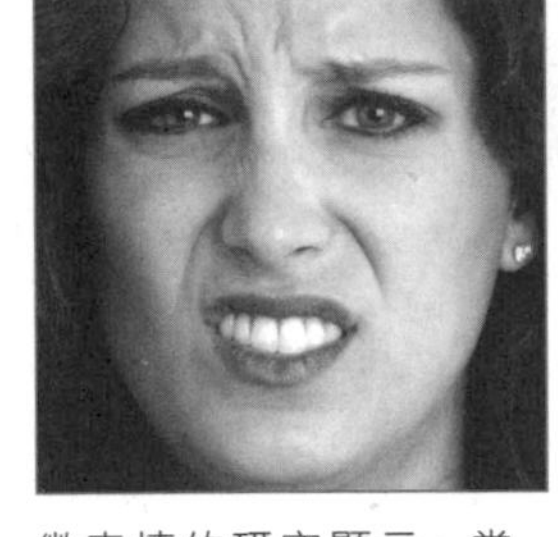

微表情的研究顯示，當我們感到厭惡時，鼻子會皺起來，上唇會上提——不同於憤怒時的壓低眉毛、瞪大眼睛和緊閉嘴唇。

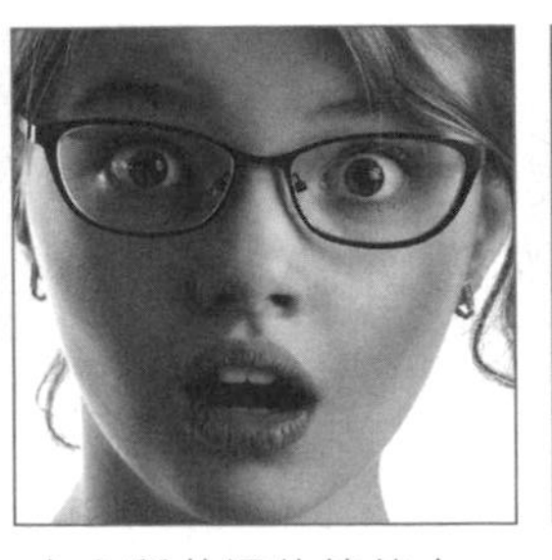

在六種共通的情緒中，驚訝會讓人揚起眉毛、睜大眼睛和張大嘴巴。在恐懼時，眼睛周圍的緊繃感會更強，張開的嘴唇會水平伸展。

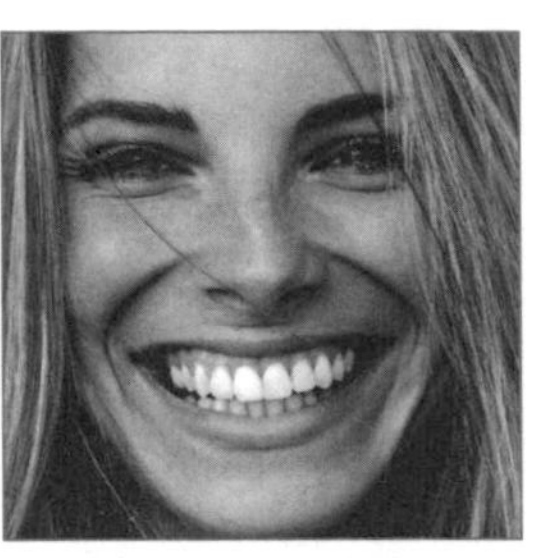

當我們真正快樂時，魚尾紋會皺起，眼眶周圍的肌肉也會移動。臉頰會往上推。悲傷時則相反，眼睛和嘴巴都會下垂。

某人認為重要的事情有關，例如在工作場所或學校中，而這不是傳統的智商測驗或能力測驗所能衡量的。我們更偏好使用情緒智商來說明一套與感知、理解、處理和運用情緒有關的技巧。」[106] 雖然在我們如何與世界互動，在性格上具有很強的遺傳成分，但是與情緒智商有關的技巧都是可以教也可以學的。它們包括理解自己和他人的情緒，使用語言來描述和反映情緒，以及調節情緒的能力。薩洛維說，當人們學會這些技巧時，他們在學校、工作場所和家庭生活中就可以「表現得更有調適力和更能發揮功能。」[107]

薩洛維解釋說，他的研究是從尋查人類為什麼會有一個情緒系統，以及這個系統如何幫助我們而展開的。在實驗室的保護環境下，他的團隊要求受試者喚起特定的情緒，以便研究人員能夠觀察處於不同情緒狀態下的人是如何表現的。「他們注意什麼，他們能記住什麼，他們如何推理，他們如何做決定，他們如何與他人互動，他們更樂意或更不樂意提供幫助，他們如何結交朋友，建立關係——這一切都與情緒對其他心理過程的影響有關。」薩洛維說：「我們的目標是要證明，儘管情緒有時會使其他過程變得更糟，但它們通常可以改善決策、推理、創造力，幫助我們進行記憶，並幫助我們關注重要的事情。」[108]

情感的期望

情緒可能是很難處理的。我們「認為我們知道自己的感受」，或者我們「想要感受」某種狀態。也許我們認為自己「感覺太多」或不夠。當我們進入像生物能呼吸法這樣的過程時，我們也可能會對「敞開」是什麼樣子做出假設。有時人們會害怕過於敞開，因此他們不容許有情緒，這就加重了他們正在努力釋放的緊繃感。有時人們的情緒會過度激動，跌入宣洩的深淵——脫離了與自己身體的連結。作為引導師，我們會小心翼翼地支持「有用的」

情緒表達，並為不太有用的過程指明出路。例如，深層的情緒宣洩可能會變成斷斷續續地發洩，表達的是頭腦的想法。這不僅會分散我們對身體過程的注意力，還可能造成二度創傷。受過訓練的引導師要保持警覺，及時地將呼吸者帶回更具支持性的情緒表達中。

此外，我們還嘗試教育呼吸者，讓他們知道可能會發生什麼事。或更準確地說，是不期望發生什麼事。生物能呼吸法就像靜心冥想一樣，當我們保持處於當下並和自己的身體同在時，能達到最佳的效果。當我們把自己先入為主的觀念擱置一旁時，我們就獲得了自發性和創造性——這些都是我們在釋放時最強大的工具。這在處理發展性創傷時尤其如此。

我曾經與一位名叫漢斯的德國籍身體工作者合作過。他是個年輕人，性格敦厚而開放。我會形容他是個樂於與人交流，渴望與人互動的人。他也分享說，他和別人缺少更深層的連結。他的社交技巧很好，但都是表面的，他渴望能有更深的連繫。他問到如何放下我們所說的「分離的面紗」，他認為這面紗可能是一種保護機制。我們嘗試了漢斯以前做過的一個簡單的練習。這對他來說很有效，讓他深有感觸，因此他渴望再試一次。

這個練習的用意是敞開心扉。漢斯首先朝著我伸出雙手，然後張開雙臂。目的是在慢慢張開雙臂時，讓心輪自然地有種安全感而敞開。但是，漢斯張開雙臂的速度很快，他期待收到一種情感的回應——就如他過去那樣。結果什麼都沒發生。或更具體地說，他「以為敞開心了」，但就這樣而已。他很失望。

我打斷了他，我們討論他是如何按照他的期望來安排他的療程的——包括以前的經驗和他期望的結果。我請他閉上眼睛，重複這個練習，這次進行得非常緩慢。我引導他完成這段歷程，支持他用自己的感官感受在那一天、那一刻他體內發生的一切。他再次伸出手臂，配合著呼吸，這一次他和自己的情緒衝動連接了。然後他緩緩地張開雙臂，淚水和脆弱的欄壩潰堤了。這和上次的經驗完全不同，他沒料到會這樣。他感到很驚訝，但並沒有去思考這些，只是在那一刻維持和自己身體的連結。這對漢斯來說是一次最美麗、最具突破性的療程。這是他有生以來第一次在別人面前感到脆弱，卻沒有防衛自己的心。我坐在他面前，也深深地被感動。我開始哭了。那是一個如此感人的場域，我允許它觸動我的心，但沒有讓我自己迷失在他的經歷中。我只是見證了他的經歷，並讓這經歷感動了我。

漢斯那天完成了很多事情。首先是他表達了自己深植內心想要建立連結的渴望。其次，當他第一次的表達「沒有效」時，他沒有因此而灰心。第三，他允許自己放下期望，讓自己歸零並再次嘗試。正因如此，他讓自己領會了全新的體驗。第四，漢斯曾在一個小組中自願參與一個示範療程，這個經歷是在四十至五十人當中發生的，所有人都默默地觀看著整個過程。他讓其他人都保有空間，也得到了他們的支持和同在。

療程結束後，他讓自己環顧四周，與所有的人進行眼神交流。漢斯不僅前所未有地敞開了自己，還允許一屋子裡的人看著他。他知道，如果他願意的話，他可以繼續「張開雙臂」，不再武裝自己的心。每個人的眼裡都盈滿淚水。每個人都瞭解到他的需求狀態。每個人都明白渴望更深層的連結——同時又想保護自己免受痛苦是什麼感覺。在漢斯生命中，這只花了片刻的時間，就使它永遠改變了。

在生物能呼吸法中運用情緒

我們知道，情緒和身體形態有著深刻的關聯，並反映在身體上。我們瞭解人們情緒智商的層次各不相同，在識別和處理自己的情緒方面，他們的技巧分屬不同的範疇。在生物能呼吸法方面，我們是利用這訊息來協助我們進行創傷釋放的過程。思考一下，你可能會以不同的方式去接近處於不同情緒狀態的人。比如情緒活躍的人更放鬆、更善於接納。想想看，小孩通常比成年人更能自由地表達自己的想法，並能很快地從一種感覺或情境轉移到另外一種。同理，我們也能一眼就看出被壓抑的情緒——在身體的緊張狀態中、對事件自然發展的抵抗中。這種張力可能會以幾十種很容易觀察到的方式遍布全身。

重要的是要注意，如果一個人「自由地表達情緒」，並不一定表示他沒有創傷。這只是意味著，呼吸者和引導師都可以考慮藉由觸及呼吸者的情緒來進行療程。同樣的，「壓抑情緒」也不一定表示一個人隱藏著很容易爆發的東西或「處於崩潰邊緣」。壓抑是社會制約下的一種自然的結果，因為一般人都被訓練成在「禮儀社會」中，不能以某些方式表達自己。他們可能會壓抑與愛或恐懼有關的感覺，但生氣和暴怒是更常被制止的例子。這些「負面」情緒往往會引起他人的恐懼或不信任，所以更容易被壓抑。但實際上壓抑會使我們變得更緊張——它使我們的呼吸更淺。

經過與數千名呼吸者的合作後，我們發現健康的呼吸習慣對於健康的身體和健康的情緒表達而言是不可或缺的。我們看到人們都想成為有生動情感的人，都不想跟自己的內在生命和環境脫離。當我們過著緊張的生活並壓迫自己的呼吸時，我們感受不到觸覺，我們停止品嚐食物，做愛時無法體驗到高潮——我們不再享受自己曾經享受過的事物。我們不再享受生活。

因此，有意識地運用呼吸會影響一個人的情緒狀態。雖然科學家們已經在許多應用中記錄了這種關聯性，但我們也能直覺地「知道」，一個人的情緒反應及其對應的緊張程度與他的呼吸方式是直接相關的。我們越放鬆，呼吸就越自由。我們的呼吸越自由，我們就越放鬆。當我們面臨困境，或只是單純地感到緊張時，我們的呼吸會很淺。有時甚至會屏住呼吸。在緊急情況下，我們經常會呼吸急促，甚至可能「過度呼吸」或過度換氣，導致身體流失二氧化碳。過度換氣會引發喘息、透不過氣和窒息的感覺——這會讓人的情緒更加不安。在生物能呼吸法中，我們發現情緒和呼吸之間的連繫是成功釋放創傷的關鍵因素。這是一條交互影響的雙向通道，情緒同時影響著呼吸和張力，而成功地釋放張力會同時影響情緒和呼吸。

呼吸鍛練能為提高生活品質而鋪路。它協助我們擺脫束縛著我們的困擾，自然地振奮我們的精神。藉由與我們的情緒緊密相連，呼吸提供了直接的途徑，使我們感覺更美好。

呼吸不僅使我們和情緒連結。它也讓我們與神性相連。在拉丁語中，「啟發」（inspire，另一意為吸氣）和「終止」（expire，另一意為吐氣）均源自於拉丁語的氣息（spirare）或呼吸。**Spriare** 和 **spiritus** 相關，它是「精神」（spirit）的字根，意思即「呼吸」。「啟發」一詞最初與超自然存在體向人類「灌氣」或傳授真理有關，而「終止」則意味著事物的終結，包括生命。當然，啟發（inspiration）和終止（expiration）也可以被當作是吸氣（inhalation）和吐氣（exhalation）的同義詞，後兩個字的字根是 halare，也是「呼吸」的意思。spirare 和 halare 在時代上的語義可能有所區別，後者僅用來指身體層面的呼吸行為。儘管如此，「啟發」——不論是借助空氣或思想，都是將精神引進我們的身體。

它是我們與普拉那（prana）、氣或生命力的主要連結，因此也是我們與情緒中心的主要連結。在生物能呼吸法中，我們認為呼吸是時時刻刻與一切重要事物相連的。

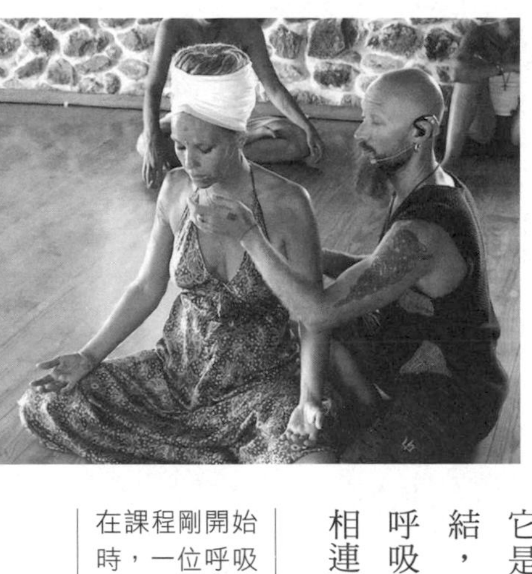

在課程剛開始時，一位呼吸者會由一位引導師支持。深層的、連結式的呼吸實際上為身體注入了能量，隨著身體活動的展開，引導師可以看到這種能量。

創傷與靈性

在與數千名呼吸者合作後，我們在整個創傷激發的變化幅度中，發現創傷體驗和精神體驗之間有許多相似之處。兩者都能創造出有別於「正常生活」深刻而真實的經驗。在創傷的激發期間，人們可能會感到與自己生活泡影之外的一切都有距離。當外在世界加速或減速時，他們可能看起來是靜止不動的。根據戰逃反應的神經連結，他們可能會奔向危險或變得僵硬，並且可能或可能沒有意識到身體中殘留的緊張。不管怎樣，就如靜心或靈性經驗般，創傷能把我們帶入一個「無念」的空間。

對於許多人來說，創傷是他們與靈性的第一次接觸。儘管它帶有不愉快和不受歡迎的層面，但一次創傷的經歷可能會讓人們從日常的思維過程中驚醒。無論是在一個事件發生的瞬間，還是事件發生後很久，創傷的能量都能迅速開啟個人探索的神祕旅程。因此，對那些想要療癒，釋放不再有用的思想和行為模式，走出受害者的角色，並擴展自身靈性體驗的人來說，創傷可能是他們的墊腳石。

這說起來可能很奇怪，但創傷的釋放需要有勇敢踏出舒適圈的意願。「舒適圈」不一定總是正面的。任何事情都可能變得熟悉，包括傷害我們的感覺、反應、行為和決定。當神經系統持續在反應中時，它會改變我們的消化、思考和與人相處的方式。最終，我們的「新常態」會產生一種系統性的反應，變得熟悉起來。療癒的第一步是要認識到「熟悉的」不一定是「健康的」。要做出健康的選擇，無論是在生理、情感、認知或精神方面，都需要對我們的現狀有清醒的意識。

在生物能呼吸法中，我們客觀地看待自己，以便為更深層次的放鬆創造空間。有了這種放鬆，張力就會消失，我們將處於一種深刻的狀態。這即是我們的課程可能會吸引神祕經驗的原因。這些經驗遠比情緒反應深刻多了；它們能帶來全然的寂靜和放鬆、一種冥想的狀態，以及與上帝、宇宙或任何與你共鳴的存在進行交流。

有時候，人們已經習慣帶著創傷過生活，以至於在沒有創傷時，他們不得不從人性和靈性的層面重新衡量自己是誰。在這個階段，重要的是要能區分真實的靈性體驗和心理學家約翰・威爾伍德（John Welwood）在一九八四年提出的「靈性逃避」（spiritual bypassing）。儘管許多人相信，每個人都有能力，也可能是天生的動力，能跟比自己更偉大的存在連結，但並不是每個人都能做到。有時人們會把注意力從自己真實的體驗轉移到神聖的事務上。靈性之旅可能是一種巨大的心靈分歧，心理治療師兼作家羅伯特・奧古斯都・馬斯特斯（Robert Augustus Masters）稱之為「以神聖之名，行逃避之實」和「形影不離的靈性陰影」。

馬斯特斯所說的靈性逃避是一種相當普遍的「利用靈性修持和信仰來逃避處理我們的

痛苦感受、未解決的創傷和成長的需求……靈性逃避的層面包括誇張的超然態度、情緒的麻木和壓抑，過度強調積極正面、憤怒恐懼症、盲目或過分寬容的同情心、薄弱或模糊不清的人際界限、不均衡的發展（認知智能往往遠勝於情緒和道德智能）、貶抑自己的消極面或陰影面、認為人身的價值低於靈性的價值，以及妄想自己已經達到存在的更高境界。」[109]

靈性逃避可以有很多種形式，佯裝成多種面貌。例如，走向宗教或一個撫慰人心的信仰體系，可以是對生活的一種美好充實的滋養。然而，如果是用它來轉移過去創傷帶來的痛苦，這種做法就成了它真正功能的無效替身，並可能延長治癒的過程。同樣的，其他有益的社交圈和支持有類似經驗的人組成的團體，如匿名團體、強暴和亂倫倖存者團體、退伍軍人團體等等，也可能在不知不覺中被濫用。就連瑜伽也被納入「靈性」的流行圈中。每週兩次的瑜伽課可以達到調節身體的效果，但是體位法（Asanas）或姿勢只是「瑜伽八支分法」（the eight Limbs of Yoga）之一。真正的瑜伽練習是一種如實的靈性修練，它包括：持戒（Yamas），即道德戒律或標準；精進（Niyama），修行的依止和自律；調息法（Pranayama），呼吸技巧和控制；收攝（Pratyahara），感官戒斷和超脫；專注（Dharana），集中注意力；禪定（Dhyana），靜心冥想；以及三摩地（Samadhi）或稱狂喜／開悟。

自我修練是一個個人的歷程。雖然瑜伽課、支持團體，或宗教信仰可以提供暫時的慰藉，但它不能照顧到深層創傷的釋放。它甚至可能為我們企圖療癒的感受，不經意地提供了一個舒適的空間。人們喜歡分享經驗。他們喜歡被看見和被支持的感覺，但放下創傷才能帶來真正的轉變。我們真正要尋找的宗教體驗是自我修練附帶而來的結果。

生物能呼吸法就是要將這些轉變有系統地奠定在每個人自己的經驗中。就如真正的靈性道途般，它需要放下自我。正如馬斯特斯所說的：

「真正的靈性不是高人一籌，不是急於求成，也不是一種知覺幻化的狀態……我們的時代需要更實際、更踏實和更負責的靈性；需要一種全然紮根生命、渾然一體的靈性；一種能撼動我們內在核心，直到我們不再把靈性的深化當作是可以隨處零星涉獵的事。真正的靈性不是覺知的靈光乍現或低聲盤旋，不是陣陣幻覺的顯現或沉浸在揚升意識的雲霄，也不是一層隔絕俗世的泡沫，而是一種解脫的熊熊烈焰，一個使我們善巧契入的熔爐和聖殿，為我們必須成就的一切提供光與熱。」[110]

在身體中尋找靈性

並非每個人都想走上靈性道途——而在沒有這種目標下，創傷的釋放也會發生。任何一心想拋開痛苦的人，都能得到解脫。然而，對於那些對靈性之路感興趣的人來說，釋放創傷能幫他們清理道途上的障礙。當我們在身體方面下功夫時，透過擺脫與創傷有關的張力和行為，我們便開啟了讓自己成為更好、更有意識的人類大門。

這怎麼可能呢？

對許多人來說，靈性的體驗是從心理開始的。我們相信某些東西或思考某些東西。我們被告知了某些事情，而我們在環境中看到的東西也支持了這個現實。有時，我們聽到與瀕死經驗相關的靈性覺醒——一個人在此經驗中的整個現實都被顛覆了。一切看起來都不一樣，因為一扇門的開啟，看到了一個異象，或是一些其他的經歷把這個人與現實的另一個次元連接起來了。

身體的體驗是我們每個人都能獲得和接觸到的。當我們能夠感覺到自己身體內的某些東西時，我們就是知道它了。當我們親自領會從受創傷的存在轉化到更自由、更輕盈、更有能量的存在時，我們就是明白它了。當我們意識到自己能夠容許這種轉變時，我們就不再是生命的客體而是主體了，是我們生命經驗的創作者，我們意識到自己感覺更好了。我們感到與生命、地球和其他人更為融合。我們以不同的方式影響著世界。更重要的是，當我們釋放自己最痛苦的創傷經驗時，我們就是在支持別人也這樣做。

一個人要能夠感受、給予和分享，就必須能夠接納。雖然暫時說「是」可以釋放創傷，但真正的療癒需要全然地愛自己和接納自己。它需要斬釘截鐵的「是！」為了接納，我們首先要打開身體。我們深深地放鬆，直達內在的核心。隨著這種放鬆，首先流入身體的是呼吸。有了呼吸，就有了精神。有了精神，就有了存在的全部潛力。

心與 Kokoro（日文）

身兼科學家、作家和禪修指導師的喬・卡巴金被讚揚「在三十多年前負責將世俗的正念帶入世界。」[111]他在努力解釋我們如何關注和連繫環境時，提到了一種「非概念性的認知，我們稱之為意識。它是在我們思維過程進到頭腦之前。」他說，除了眼識、耳識、鼻識、舌識、身識等五種感官認知的功能之外，佛教徒把這種意識稱為第六識。正念的作用是在意識，我們正在經歷的事情，以及我們可能對這個經歷的所有判斷或想法之間創造一點「多餘的空間」。重要的是，正念不僅僅是一種心理鍛練。在卡巴金接觸亞洲文化和語言的過程中，他了解到「心智」（mind）和「心性」（heart）在東方語言裡都同樣稱為「心」。他說：「當你聽到『正念』（mindfulness）這個名詞時，你也必須聽到『全心全意』（heartfulness）這個字眼，否則你會誤以為它只是一種認知上的練習，而事實並非如此。」[112]

在中文裡所使用的是「心」這個字。根據現代的漢英詞典，「心」被定義為「內心、思想、感覺、意念、中心」[113]曹洞宗禪師奧村正博（Shohaku Okumura）藉由思考梵語裡有關「心理」的三個詞——心（citta）、意（vijnana）、識（mana），來闡述「心」的微妙。[114]當把這三個詞放在一起時，可以看出它們包含了西方人可能認為是我們本質的東西，即我們身上那些同時經歷著內在和外在的部分。具體地說，「心」可能與我們主觀的內在體驗有關；「意」包含了我們對外在世界的感官體驗；而「識」比較與認知能力有關，可能是最接近英文心智的意義。[115]

同樣的，日語中的 kokoro 一詞也是對我們在處理和感知環境的過程中假設了這種一體性。奧村引述了一本日語經典詞彙詞典的說法：「最初，kokoro 指的是心跳，它被認為是生命的必要器官和所有活動的泉源。將它的意義延伸，kokoro 指的是透過意念、情感和智力來影響外界的所有人類活動。」[116]

奧村接著寫道：「那麼，Kokoro 具有三個基本含義：心性及其功能；心智及其功能；中心或本質……十分有趣的是，在梵語和英語裡用來表示心性或心智的有完全不同的字眼，而沒有一個字眼是將這兩種意義結合在一起的。」[117]在日語中，kokoro 這個詞並沒有把心性、意志和精神連繫在一起——因為這樣的觀念是認為這三個是各自獨立的東西。相反的，kokoro 是所有這些東西的同時存在。心、意、神是同一回事。

在生物能呼吸法中，每一個走過我們道途的人，或是和我們一起坐在瑜伽墊上的人，都會對我們的意識如何運作有一個獨立的看法。每個人都有不同的思考、獨特的感受，都會顯露微表情和情緒智商，並以個人自己的方式與精神相連。作為呼吸者或引導師，我們可以考慮、評估、反映我們對每一次互動的關注和善意。但是，我們的目的是什麼呢？我們追求的是什麼？

也許我們追求的是連結。

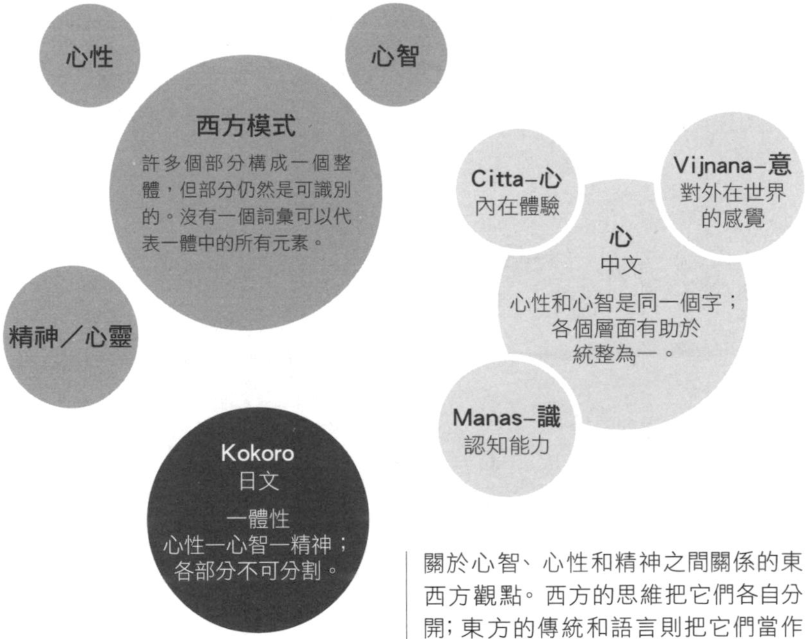

心性

心智

西方模式

許多個部分構成一個整體，但部分仍然是可識別的。沒有一個詞彙可以代表一體中的所有元素。

精神／心靈

Citta–心
內在體驗

Vijnana–意
對外在世界的感覺

心
中文
心性和心智是同一個字；各個層面有助於統整為一。

Manas–識
認知能力

Kokoro
日文
一體性
心性—心智—精神；各部分不可分割。

關於心智、心性和精神之間關係的東西方觀點。西方的思維把它們各自分開；東方的傳統和語言則把它們當作同一回事。

Kokoro 與我

老實說，我從沒想過生物能呼吸法會是我一生的工作。我做這件事是因為我覺得這樣做很好。工作坊和研討會是學習、脆弱、靜心和連結的場所。當我不斷地回到這樣的現場，再以我在按摩方面的背景，一個嶄新療法的概念開始浮現。這些想法是我個人的自我意識、我與身體、心靈及超越身體與心靈的存在連結而出現的自然表達。我發現我客觀看待事物的能力開始擴大。我能夠更客觀地看待自己，看待自己的思維過程，並置身於無念的狀態。我對於只是存在於空間裡，變得更加自在了。當我處於無念的空間時，會對一種特殊的知曉敞開胸懷，那是超越心靈的。這種知曉根植於宇宙的存在法則中，我不知道還能怎麼形容。

這些經歷改變了我感知事物的方式——從現實到我與社會的關係，再到我與自己的關係。我首先在自己的身體內感到安全和放鬆，藉此為別人保留空間。我不想要也不期望別人做什麼，這通常會讓對方很放鬆。我對待每個人都好像他是完整的，沒什麼需要改變的。所有需要被觸及的一切都已經在那兒了，而創傷是可以被治癒和轉移的。

這種與我自己以及與他人的關係源於這個 kokoro——一種超越心靈以外的體驗。無論發生在我身上的是什麼，都是從我們所屬的更大、更普遍的心靈顯現出來的。這讓我感到自己與他人的連結更加緊密，也更加信任他人。根據我的經驗，一旦你信任了，就會放棄你的防禦機制。我在學員們和我之間，以及學員們之間都看到這一點。

我真的覺得自己在對的地方，實現了自己的人生目標。我來這裡不是因為我選擇了這份工作，而是因為它選擇了我。我相信自己的直覺。能合於自己的天命，我覺得很感激。我在做我該做的事，僅此而已。為人服務讓我感到快樂。服務是一種謙卑的體驗。人們對我的信任讓我感到謙卑——我相信他們的最大潛能。我相信他們能夠在創傷和特殊的生活經歷之外找到平靜和快樂。我信任這一點。這感覺是對的。

鈴木俊隆（Shunryu Suzuki Roshi）在《禪者的初心》（橡樹林，二〇一五）一書中寫道：「普遍心始終如一，無異於他人的心。這就是禪心，是一個很大、很大的心。這個心就是你所看到的任何東西——這個心同時也是一切。」[118]奧村用「心」，甚至用「生命」來代替心理的用法。他還把禪心連結了道元禪師（Dogen Zenji）在《心即是佛》（*Shobogoenzo Sokushinzebutsu*）中所引用的一句話：「正傳的心，就是一心……萬法一心。心即是山河大地、日月星辰。」[119]

作為免於創傷生活的追尋者，我們是尋求更健康的人。我們是快樂的追尋者。我們不認為生活的展開會毫無困難和創傷，但我們確實認為快樂是可能的。我們認為健康是可能的。我們選擇釋放負面情緒、想法和經驗。我們選擇擺脫痛苦的皮囊，重獲新生。

這個行動的過程本身就能促進更大、更大的——也就是更開闊的心。它有助於地球上的生命。它為這個宇宙的生命做出了貢獻。一人一貢獻。

觀照

謝謝你讀完這一章。現在，請花一點時間把你的注意力帶到自己身上。請閱讀以下的段落，然後閉上眼睛並掃描你的身體。注意你讀到的內容如何反映在你身上。你的體內正發生什麼事——它放鬆了嗎？也許從注意你的呼吸開始，看看它是否能自由地流動。接著，無論你是坐著或躺著，都請注意你的姿勢。你感覺平衡嗎？或是你的身體有緊張、疼痛或不舒服的感覺？留意你身體的不同面向，包括內在和外在的緊繃感。深吸一口氣，然後用嘴巴吐氣。接下來，觀察你的想法——你的念頭是不是通常聚焦於你本身以外的所在？如果外在有什麼東西吸引你的注意，此刻你能放下它嗎？

現在，想一想本章的內容是否引起你內心的共鳴，以及這種共鳴是否與你或你認識的人有關。如果有一些觸動你的因素——正面的、負面的、情緒上、身體上、精神上或其他層面的體驗，那麼，它像什麼感覺？也許你覺得你在閱讀關於自己的一些很私密的、個人的或很真實的東西，或者你不喜歡你讀到的內容，那是什麼呢？你的反應是因為這些訊息正揭穿、挑戰、滋養你或其他原因嗎？有可能那是某些你心裡沒有注意到的事，或是你曾經忽略或已遺忘的事，它們可能還在發揮作用，並藉此讓你知道它們的存在嗎？也有可能這些資訊喚醒了你的內在，或也可能並非如此。你才是那個下判斷的人。

當你讀完這段文字，閉上雙眼並做完觀照後，請張開眼睛，並將注意力帶到你周圍的環境。聽一聽聲音。注意你看到什麼？在各章節之間，也許可以做個簡短的散步，或隨著歌曲舞動身體。四處走動一下，重新就定位，然後準備好進入下一章。謝謝。

第6章

把創傷傳給親人

阿霖出生於一九四七年以色列獨立戰爭的時期。他的父母是大屠殺期間集中營的倖存者。就像許多從這種特殊的恐怖經歷中活過來的人一樣，他們並不會提起自己吃過的苦。他們根本開不了口。儘管如此，他們過往的歷程在這家庭的日常生活裡依然是顯而易見的，因為阿霖的父母都深懷憤恨，他們害怕自己的憤怒，而且有虐待行為。他們都不知道如何處理這些感覺，但這些感覺每天都會使他們想起過去。由於大屠殺的際遇使他們倆都失明了，他們在自己世界裡的日子過得格外艱辛。

可以想見的是，這個家庭的氛圍是有毒的。身為獨子，阿霖成了父母發洩情緒的主要對象。由於雙親都是盲人，他還承擔管理生活起居的責任。他得把自己曾經浮現的任何情緒都往肚裡吞才做得到這一切。在他第一次參加生物能呼吸法的課程時，他已經和雙親所深埋的痛苦一起生活五十多年了。他的身體僵硬得像一塊頑石。隱伏在數十年平凡日子底下的是仇恨和沮喪。由於阿霖從未感受過真正的快樂，他的笑聲是空洞的。他的父母成功地把他們的痛苦灌注給阿霖，使他體內的每個細胞都充滿痛苦。

在生物能呼吸法的課程中，我們的動作必須非常緩慢而輕柔。即使是輕微的刺激也會使阿霖產生反應。他的身體會把每一種情緒或脆弱的片刻都解讀為危險狀況，因此他的戰逃反應就被啟動了。阿霖過去沒有理解或處理自己情緒的經驗，所以他的情緒智商非常低。當他被觸發後，根本不知道該如何自處。

引導師看見阿霖這麼不堪一擊和軟弱。可以說，他骨子裡只不過是一個小男孩，他想哭，但哭不出來。然而，經過練習後，他已懂得身體意識，並相信大家會關照他。在生物能呼吸法成功地在他身上發揮作用之前，他不知道愛可能從外在而來，當然，他也未曾從內在感受到愛。

生物能呼吸法對阿霖確實有效。有趣的是，他得到新的領悟，領悟到如何改變他對自己、對父母、對自己的文化、對人際間的相處、以及對未來和過去的種種看法。他的家人只是一小部分的猶太人，他們一直過著缺乏安全感的生活。他們只是生活在武裝衝突壓力下的數百萬人之中的三個人。就在阿霖開始釋放自己時，他知道自己是問題解方的一部分。如果他不僅能活下來，還能茁壯成長，那麼他就能協助改變這種已經沿襲數千年的情勢。他看見自己的父母，看見集中營。他想到了希特勒時代之前的俄羅斯和烏克蘭的大屠殺，也思考過羅馬人在那之前對耶路撒冷聖殿的摧毀行為。所有這些歷史都被帶入阿霖的新狀態中——而他仍然從這些苦難中發現了希望。在一週之內，阿霖的身體就鬆開了。他變柔軟了。他站得更挺拔，笑得平靜又有活力。他找到了解脫之道。他的解脫為自己和他人帶來了治癒的可能性。

本書在若干章節中提出了科研資料，以強調或闡明我們探討的主題。雖然「證明」一個概念或一連串的思路並非總是必要的，或甚至是不可能做到，但科學對於增進理解是非常有用的。然而，科學並不是我們唯一能找到答案的地方。關於我們是否、以及如何將創傷傳給親人，科學和常識都有各自的見解。

我們的環境會影響我們的成長，這不需要有火箭科學家或心理學博士的學位也能明白這個道理。「人人都知道」兒童的成長有先天天性和後天培育的概念，但我們同樣清楚的是，成人生活中的環境會影響我們的思想、心理、情感和精神的世界。我們一直都在經歷和學習中。我們與其他人共同生活和工作。這意味著我們每天都在展現自己的想法、感覺和信念。最親近我們的人會知道我們害怕、喜愛、享受和迴避哪些事。他們也知道什麼事會觸發我們。

那麼，我們會「傳承創傷」嗎？當然會。我們談論它，我們對它做出反應。如果我們能表達出來，我們會告訴我們所愛的人是什麼傷害了我們，如果我們無法用言語表達，我們就會付諸行動。我們一定會提到自己對人、對各個地方和情況、對以往的行為和信念體系的看法。我們分享自己對電梯或蜘蛛的恐懼。我們大肆宣揚對政治和宗教的理念。我們每天都在展示與自己最緊密相關的優點和缺點。當然，我們的孩子知道我們如何感受，甚至在他們自己做出個人的結論之前，他們也經常有這種感受。

但是，我們的經驗有多少真正改變了我們在生物學上的細胞層面？對於這個挑戰性的問題，有些答案可能永難尋獲，但有些答案已經在我們的遺傳密碼中有所暗示。表觀遺傳學（Epigenetics）研究的是我們 DNA 的變化，特別是有關我們環境中的條件是如何導致一個基因的開啟、關閉、受損、發生化學反應，或與神經遞質、荷爾蒙或其他功能的元素發生不同的交互作用。

讓我們來看看在幾個例子中，環境條件改變了有過特殊遭遇人們的 DNA。第一個是端粒，亦即每條 DNA 末端的帽狀結構。它們就像鞋帶末端的塑膠保護套那般，保護著我們的染色體。如果這個保護套失去完整性，我們的 DNA 就會受損。一項重要的表觀遺傳學研究指出，在遭受「家庭破碎和暴力」際遇的家庭中生長的兒童，其端粒的長度會明顯縮短。[120] 另一項研究表示，某些童年環境可能會導致一個人成年後對炎症反應的調適不良。[121] 炎症是由炎症反應基因所控制的[122]，研究炎症是因為它是潛在致命疾病發展的關鍵，包括糖尿病、心血管疾病和癡呆症。同樣的，壓力荷爾蒙（尤其是皮質醇）能讓科學家們看到一個人戰逃系統的引發是否過度或不足。有一項以皮質醇為基礎的研究來自於九一一事件中懷孕的女性人群，這些婦女在這攻擊事件發生時不是在世貿中心裡，就是在那附近。在這一群研究對象中，那些後來發展為PTSD的婦女[123]，她們唾液中皮質醇的含量明顯低於沒有PTSD的女性。皮質醇會影響新陳代謝、血糖、炎症、學習和記憶、血壓、免疫功能、體重調節、膽固醇、心臟病和骨質密度等許多功能。皮質醇含量過高或過低都會導致一些負面症狀和嚴重疾病。

這些研究說明了我們在生理方面的經歷會影響到我們的身體。下一個表觀遺傳學的疑問是，我們DNA的改變是否會傳遞，以及如何傳遞下去的，此外，是否有任何相關文獻記載父母和子女之間的關聯的確是遺傳而來的。比如在世貿中心的例子中，所有孕婦產下的嬰兒都是在這些婦女接受測試後一年左右才被執行檢測的。罹患PTSD／低皮質醇的母親所生的孩子，出生時的皮質醇含量也低於正常值，他們在受到新的刺激時會表現出較高的痛苦反應。[124]

同一位研究者瑞秋．葉胡妲（Rachel Yehuda）也研究了大屠殺的倖存者及其子女。在一項研究中，她發現從大屠殺倖存並患有PTSD的父母，他們所生的子女即使沒有PTSD，這些子女的皮質醇含量也很低。[125]在另一項研究中，她研究了一種稱為「甲基化」（methylation）的常見化學反應。科學家在把一個甲基添加到一個分子中時，可以看到額外的碳原子和氫原子，這能提醒他們「發生了一些事情」，但是「發生了什麼事」可能沒那麼容易確定。在葉胡妲的大屠殺研究中，她發現父母和成年子女在同一基因的同一個位點上有甲基化的變異情形。由於這些結果「不能歸因於子孫們自身接觸到的創傷、他們自身的精神錯亂，或其他可能獨立影響這個基因產生甲基化的受檢特性」，葉胡妲將這項研究描述為「首次證明孕前父母的創傷與表觀遺傳的改變之間具有關聯性，這種改變在遭受創傷的父母及其後代身上都很明顯，這為嚴重的心理生理創傷如何產生世代之間效應的潛在原因提供了深刻的見解。」[126]

基本上，葉胡妲說這是第一個證明創傷基因轉移的證據，儘管她說我們無法推斷這種轉移的機制。其他專家則頗不認同地說，她的結論不一定是正確的。位於紐約市的埃爾伯特愛因斯坦醫學院（the Albert Einstein College of Medicine）的表觀遺傳學中心發表了一篇對此研究的評論，提出基因甲基化發生的原因可能還有很多，而葉胡妲的研究並未排除甚至探討這些其他因素。從這個角度來看，「這是表觀遺傳學領域裡眾多故事的典型，其結論是根據無法解釋的研究而得來的。」[127]

一項概略而非相關的表觀遺傳學的研究評論指出，人類表觀遺傳的證據是很薄弱的。「在植物界，可遺傳的表觀遺傳變異證據已經有半個多世紀的歷史……相較之下，在動物界中，個別基因上可遺傳的表觀遺傳變異的例子相對較少……但許多定量表觀遺傳特徵的例子似乎是對環境，尤其是對前幾代人所經歷的營養線索有反應。」[128]

這重要嗎？我們的基因是開啟或關閉還是增加分子，然後影響我們孩子的基因表現？還是認識到不管生理上的細節如何，創傷都是世代相傳的，這才是真正最重要的呢？

七個世代

俄語的家庭叫做「希姆亞」（semya），它是「七」（或希姆）和「我」（讀作「亞」）的組合。希姆亞意味著接下來的七代人都被裝進了我們個人的概念中。許多原住民文化都有這樣的理解，他們不僅認為未來的七代人是我們每個人的一部分，也同意我們作為一個民族所做的每個決定都會影響未來。我們所做的一切都會改變七代人的未來。無論是關於個人或政府方面，當我們在日常做決策考慮到我們的後代時，我們的行為方式都會有所不同。我們的行為是集體性的。

提早付出

七個世代的想法也可能有另一種解釋。例如，有時在我的課程中會出現一種想法或感覺，但我不知道它是關於什麼的。我知道它並不屬於我；有些知覺和感受根本不是我的。那是我從前世帶來的嗎？也許吧，但我的觀點是，這些點點滴滴的東西會一代一代地傳承下去。它們通常都是未解決的痛苦、從未被處理的痛苦。在今日的世界裡，我們許多人都過著相當美好的生活。假使我們回想一下西方世界的前兩代人，就連我們的父母和祖父母也都經歷過戰爭、飢餓和虐待。就像這幾代的人做了決定，好讓他們的子孫能過更好的日子一樣，我們有義務為後代的人治癒創傷。這就是我們改變世界的方式。這就是我們如何創造更好、更進化的人類的方式。

正如要從科學上證明表觀遺傳的變化是如何真正地嵌入我們的 DNA 中那般地具有挑戰性，要明白我們今天的行動將會對地球產生重大的影響，這幾乎是一種信仰的行為。

我們只需相信，當任何一個人釋放了滯留在他組織中的張力時，人與人之間的關係就會變得更好。

想想人類歷史上成千上萬個曾經有過戰亂的地方。戰爭時期本身已經夠糟了——充滿不斷的恐懼、壓迫、傷害，甚至更壞的情況。然而，戰爭「結束」後，環境不會突然轉變成綺麗的人間樂土。通常，暴力和犯罪仍舊繼續發生，每個人都希望終結的壓力依然存在。例如，蘇聯解體後，頓時天下大亂。多年來被積壓的憤怒、沮喪和壓抑顯露在一般人的表達中。由於人們無法在日常生活中表達這個層面的痛苦，會有這種現象很正常。

就算那些戰爭並非持續發生或如臨眼前，世界上一般的城市或鄉鎮也處於正常壓力下，情況仍是如此。在這些區域，人們工作是為了生存，為了應付自己的生活，並希望能保護和撫養孩子，在這些地方，我們通常也會忍受著痛苦。我們把自己的焦躁、恐懼和憂慮壓回去，試著把注意力集中在工作、晚餐和送小孩上學。即使我們沒有主動釋出自己的創傷，我們還是會在不經意間把它傳給我們的孩子。

隨著創傷的釋放，我們就可以真正地完成我們想用壓抑來達成的目的。當我們「忽視」、推開，或麻木自己的感覺時，我們幾乎要讓感受消失。它們當然不會消失，不過會有那麼一瞬間，我們以為自己擺脫了它們。另一方面，當我們的身體真的清理了創傷後，它確實會離開我們。我們真的會感覺到不同。在這過程中，我們卸下了孩子們肩上的陰霾。更神奇的是，當我們釋放自己的緊張時，不知為何，我們父母的憂慮也減輕了。試試看就知道了。當兒子或孫子、女兒或孫女成功擺脫過去的痛苦時，長輩們也會有所轉變。我們的積極努力實際上會影響過去。這意味著我們能夠不再為自己和祖先背負憤怒、怨恨、傷害、疾病和恐懼，我們從子女身上卸下把煩惱背負到未來的重擔。

這真的有可能嗎？的確是。假如我們需要一點科學知識來幫助我們，那麼傳統的心理治療已經為此打下了基礎。

家庭系統治療（Family Systems Therapy）是心理治療的一種形式，它是以家庭結構為背景來完成對個體的治療工作。這個方法是從我們在創傷中所看到的同一個概念發展出來的：即我們是一個系統的一部分；我們的所做所為會影響別人，而別人所做的一切也會影響我們。精神病學家莫瑞．鮑文（Murray Bowen）於一九五〇年代在美國國家心理健康研究所（the National Institute of Mental Health）工作時發展了這個系統。他認為「成年人的個性、情緒和行為是他們的出生順序、他們在原生家庭中的角色，以及他們為處理家庭情感問題而發展出來應對機制的結果……家庭系統治療的一個最重要前提是，發生在家庭中某一個成員的事，會發生在這個家庭中的每個人身上。」[129]每個家庭都會產生一種獨特的家庭動力，而且很容易看出每個父母都是兩個家庭系統的一部分——一個是他或她生長的家庭，另一個是他或她為人父母的家庭。

我們已經談論了釋放創傷的能量，以及呼吸者和引導師之間的能量互動。同理，在人們分享經驗和歷史時，能量自然也是這過程的一部分。由伯特・海寧格（Bert Hellinger）開發的一種將能量與心理治療傳統的概念融合在一起的方式稱為「家族星座排列」（Family Constellations，或稱為「家族排列」）。這種治療方式的靈感來自相關領域的幾位先驅者的開創性思想，包括：家庭治療師維吉尼亞・薩提爾（Virginia Satir）、心理劇的創始人雅各・莫雷諾（Jacob Moreno）、發展出跨世代系統思維的伊萬・博佐梅尼・納吉（IvánBöszörményi-Nagy）、以及構思了「生命劇本」的艾瑞克・伯恩（Eric Berne）。

當心理治療師阿爾弗雷德・阿德勒（Alfred Adler）創造了「家族星座」一詞時，他所指的是我們與家庭成員的關係是緊密相連的基礎觀念。海寧格把星座的這個前提帶到了一個不同的、有時也是受爭議的領域。海寧格在先前作為一名天主教神父時，曾經長期深入祖魯族（Zulu）教區傳教。在離開神父職位並研習了完形療法後，他把祖魯族人的一些家庭觀念融入他的工作中——包括在現今生活中與已故祖先深度而持續的連繫。然而，在他的家族排列的課程中，參與者並非一整個家庭的成員，而是一個參與者提出他個人的問題，由他選擇其他參與者來作為其重要家庭成員的「代表」，這些代表的參與可以協助解決這個問題。關鍵的家庭成員可能已經過世，也可能還活著，代表們需要在一個共感的能量場內調諧到他們要體現的相應角色之頻率。這些代表甚至是在沒有詳細討論家庭動力的情況下，成為案主原生家庭系統裡的原型人物。

海寧格的方法在最佳運作的情況下，能透過關係的動能學來協助個人、甚至是企業的運作，幫助人們放下其他排列成員的無意識負擔。然而，這個過程受到了批評，來自那些不相信能量工作可以在生物層面上影響我們的人，或那些不相信人與人之間存在著普遍連繫的人。此外，有些評論也提出了排列師們只接受了最低限度的培訓，以及這種做法如何反映了海寧格的某些老派的社會觀點——特別是關於暴力和女性的傳統角色。[130][131]

這使我們看到一個跨入未知領域模式中運作的實境。在先驅們投注心血的每個領域中，我們都能找到其中的缺陷、先入為主的觀念、偏見和錯誤。我們發現了他們的創傷遺痕。同樣地，我們的想法和模式是充滿活性生機的。當一個新的想法從概念發展為成功且有力的實用方式時，它可能已經與數十個發展不那麼好的、甚至是沒價值的想法共享過發表空間。當這模式接著被人類實踐時，它和人類仍然是生機活躍、未臻完美的。即使這種模式可以幫助人們，它依然可以與時俱進。

痛苦連結著我們。我們對此了然於心，即使我們無法以科學或其他外在的、線性的機制提出絕對證明，但是對我們這些在實行創傷釋放的人來說，這是顯而易見的。放下痛苦及由此產生的創傷也能把我們連結起來。我們家族的長鏈隨著時間的推進一直發展下去，直到我們成為家譜頂層的成員。我們要照顧好我們之後的七代人，這是我們的責任。

家族排列

就像所有事情一樣，我們的解釋和理解會隨著個人的經驗而改變。雖然我可能本來就相信所有治癒自己的人都會影響他們周圍的人，而不僅僅是他們基因庫中的人，但某一次的深刻經歷讓我更確定了這一點。在一次簡短的家族排列課程中，我整個家庭經歷了一次神祕性、能量的轉變。

我生於一九七一年，二戰結束後不到三十年，出生在烏克蘭奧德薩的一個猶太家庭。那是蘇聯的一個充滿壓力、壓抑的年代。我祖父是一名航空工程師，他總是擔心自己會被國家安全委員會以知識分子的名義逮捕。但我們家背負的創傷來自我母親這邊，這與大屠殺有關。我母親的哥哥在十歲時被帶走後，再也沒有人見過他。這是我母親和外公、外婆深深感受到的失落。我們所有人都知道這件事，它在戰後和我們一起生活了很長的時間。我還記得我外公在收聽蘇聯電台的一個節目。戰爭期間失散的人們仍在互相尋找對方，他們的名字會在電台的節目中被播報出來。來自這個或那個城鎮的某某父母在找他的兒子或女兒，名字叫某某。每當節目開播時，我外公都會準時收聽。接收器就放在廚房裡，只有一個頻道。他會坐在廚房餐桌旁的椅子上，盯著那個黑色小盒子。直到他在我五歲那一年去世之前，都一直虔誠地做著這件事。

隨著年齡增長，我並不是每天都會想到我失散多年的舅舅，當然我也從來不認識他。儘管如此，在我的身體和能量系統中，他的失散依然存在。我把這種失落感與一個令人不安的事實相連在一起，那就是我和德國人在一起時向來都覺得不自在。在理智上，我知道德國人從來沒對我做過不好的事。奇怪的是，我也知道我這個感覺並不屬於我。不知何故，我知道這種感覺是屬於我外公的。

我感覺到的是一個男人的痛苦，那是一個男人失去兒子後的痛苦。

由於這種承襲而來的情況，我被吸引參加了家族排列課程。當我自願成為案主時，排列師要我簡單地介紹我的家族史。我說的是：「我外公失去他的兒子。」然後，我在小組中選出代表來作為我故事中的各個成員，我憑直覺選擇了每個代表。整個團體以極大的能量完全地投入到排列的動態中。代表我外公的里昂確實體現了我外公的風采。

在排列期間，我感覺到負擔的解除。這件從來就不屬於我，但我卻盡職地背負著的東西已經消失了。後來，在一段很有力量的結語中，里昂跟我說了一些有關他自己生活的事。在我舅舅被抓的時期，里昂的父親是納粹親衛隊的一名高階軍官，他恰好被派駐在我外祖父母、我舅舅和我母親居住的區域。里昂告訴我，他從小就覺得自己是家中不合群的一員，還會不斷地反抗他那種族主義的納粹父親。他和我坐在一起哭了起來。當我們交談時，我意識到我已經知道里昂是德國人，但當我在選擇他作為我外公的代表參加排列時，我並沒有意識到這個事實。我憑直覺選擇了這個叛逆的兒子來勇敢地代表我的外公，同時也代表了他父親可能犯下的罪行。當里昂分享自己的情感時，他意識到他的父親要為家庭的痛苦負責。這位特殊的父親有可能也要為我家庭的痛苦負責，但我們永遠無法確定。

在這之後，我對德國人的態度完全改變了。多虧了里昂的有力見證，我現在覺得德國人和其他民族沒什麼區別。我去過德國，看到整個國家因大屠殺而留下的傷痕。我相信，除非我們學會集體釋放創傷的方法，否則這段經歷所造成的創傷將在今後的好幾世代繼續存在於全世界的人類網絡中，而這要由我們每個人決定——任何與受害者和加害者有關的人、任何與之有連繫的人決定。

我再也沒見過里昂，但我將我們共有的治癒狀態維持至今。我們一起轉移了一小部分的宇宙能量。後來，越來越多的深刻經驗增加了我對這種能量如何運作的理解。我的內心變得積極起來，如果我們能夠照顧好自己的創傷，那麼我們就不會讓它們這種有害的制約作用傳承下去。這就像清理地下室，也就是你房子的「海底輪」一樣。我們越是扔掉對我們沒有用的東西，能量就越能自由地流過我們的生活，也流過我們所有人的生活。

讓家人免於創傷

我們該怎麼做呢？除了釋放自己的創傷，以善念和善行活在當下以外，我們如何讓我們的家庭遠離創傷呢？基本的經驗法則是要憶起，愛即是答案。想想看：當我們的需求得不到滿足時，就會產生痛苦。痛苦必須得到治癒。但是，如果我們的需求得到滿足，並在感到不舒服、可怕、受傷的時刻獲得支持，那麼創傷根本就不會產生。如果它沒有駐留下來，就不需要療癒。健康家庭中的孩子在遇到困難時會向父母尋求支援。在健康關係中的成年人會尋求家人和朋友的支持。有需要的政府會相互伸出援手、尋求支持。當人類伸手尋求支援的衝動得到愛的回應時，就避免了創傷。對於身體、心理、社會和發展的創傷都是如此。

在日常生活中，可以嘗試這些方法：

- 把笑聲帶入家庭。
- 認同孩子的天賦，支持他們的發展。
- 教育自己感知自己的身體反應，瞭解在出現壓力時該怎麼做，並幫助你的孩子也這樣做。例如，如果孩子受到驚嚇，表現出情緒或開始發抖，就讓他這樣。不要對他說：「勇敢一點，不要哭。」只有當一個人的反應未完整表達完時，情況才會仍然維持著創傷性質。創傷不一定要卡在身體內。
- 利用運動和好玩的律動靜心來幫助孩子認識自己。
- 與孩子交談，並愛撫他們。
- 分享社群的力量；除了父母，孩子還需要認識其他有愛心的成年人。
- 透過參與社群活動來示範社會支持。帶你的孩子一起去幫助有需要的人。在無家可歸者的收容所提供熱湯。做一些事情。告訴你的孩子們，每一個舉動都能夠改變一個生命。

觀照

謝謝你讀完這一章。現在，請花一點時間把你的注意力帶到自己身上。請閱讀以下的段落，然後閉上眼睛並掃描你的身體。注意你讀到的內容如何反映在你身上。你的體內正發生什麼事——它放鬆了嗎？也許從注意你的呼吸開始，看看它是否能自由地流動。接著，無論你是坐著或躺著，都請注意你的姿勢。你感覺平衡嗎？或是你的身體有緊張、疼痛或不舒服的感覺？留意你身體的不同面向，包括內在和外在的緊繃感。深吸一口氣，然後用嘴巴吐氣。接下來，觀察你的想法，你的念頭是不是通常聚焦於你本身以外的所在？如果外在有什麼東西吸引你的注意，此刻你能放下它嗎？

現在，想一想本章的內容是否引起你內心的共鳴，以及這種共鳴是否與你或你認識的人有關。如果有一些觸動你的因素——正面的、負面的、情緒上、身體上、精神上或其他層面的體驗，那麼，它像什麼感覺？也許你覺得你在閱讀關於自己的一些很私密的、個人的或很真實的東西，或者你不喜歡你讀到的內容，那是什麼呢？你的反應是因為這些訊息正揭穿、挑戰、滋養你或其他原因嗎？有可能那是某些你心裡沒有注意到的事，或是你曾經忽略或已遺忘的事，它們可能還在發揮作用，並藉此讓你知道它們的存在嗎？也有可能這些資訊喚醒了你的內在，或也可能並非如此，你才是那個下判斷的人。

當你讀完這段文字，閉上雙眼並做完觀照後，請張開眼睛，並將注意力帶到你周圍的環境。聽一聽聲音。注意你看到什麼？在各章節之間，也許可以做個簡短的散步，或隨著歌曲舞動身體。四處走動一下，重新就定位，然後準備好進入下一章。謝謝。

第7章

讓身體參與進來

到目前為止，我們已經探討了創傷是如何作用的一般原理——它以擊潰身體的正常應對機制為手段，這牽涉到我們的思想、情感、精神和我們周遭的人。我們知道有林林總總的境況會阻礙我們的本能，使創傷對我們的身體機能和健康產生持久的不利影響。我們也知道釋放創傷是件好事，對我們和我們的家人都有好處。我們之中有很多人認為這對宇宙也是有利的。

這聽起來似乎很有道理。

甚至聽起來讓人覺得摸不著頭緒——雖然壓力大是「顯而易見的」，但壓力本身卻是捉摸不定、模糊不清而且很難「捕捉」的。這感覺很糟糕，但我們不太確定自己是否真的能對它做些什麼。

在本章中，我們將具體說明如何感知身體內正在發生的事。一旦身體的訊號更加明顯，我們就可以做些事情來釋放壓力和張力。我們將專注在兩個要素上，以開始瞭解身體發出訊號的過程：也就是把自己調諧到能夠感覺正在發生的事，以及理解身體中一些非常關鍵的部位是如何運作的。

感官覺知1.0

外感受力（exteroception）是感覺外界刺激的能力。我們使用自己的五官來接收我們周邊世界的訊息，這些訊息可能會令人分心，甚至讓人不知所措。我們感覺到的大部分東西都來自外感知力，這是很容易推測的。若說我們正在做的事情多半都是我們身外之事，這似乎很合乎邏輯。

然而，彼得．列汶說「活著的最基本體驗」來自於內心，透過自我的身體感知而來。內感受力（interoception）是一種源自內心的自我感覺。我們的內在體驗與我們身外發生的事是並存的。我們越瞭解它，我們的生活就越平衡。重要的是打從一開始就要說明，我們這裡談論的焦點是身體。我們已經討論過我們的思想和情緒，這些也需要內感受力。不過，為了提高我們移除全身張力的能力，我們必須能夠感知我們的身體。

如果我們考慮到壓力源的廣泛變化以及它們影響我們的方式，似乎不可能對身體不同部位的感覺「感受到差異」，也不可能準確地確定壓力在我們身體中的位置。然而，透過練習，我們就能做到。無論壓力或創傷是源於你自己的經歷，還是來自你對別人的故事所產生的反應；也無論創傷是身體上或情感上的，是瞬間發生的，還是持續一輩子的，都是如此。我們最主要的工具是內感受力，這在生物能呼吸法和其他身體治療模式裡被稱為「感官覺知」。

我們都明白感官覺知是什麼。有些人形容它是一種內在知曉，或是一種身體的感知。這種感知可能具有情感的一面，但不只是包含情感。它可能是一種含混不清、朦朧的愉悅感或不安感。它可能會被你形容成是一種「感覺不到自己」的沉重感。它也可能是一個美麗的早晨或一場豪雨伴隨而來的豐沛溫暖。

列汶如何解釋知覺

外感受力（感官取向）

利用我們的感官從外在環境獲得直接的資訊。外感受力使用的是：

- 視覺
- 味覺
- 聽覺
- 觸覺
- 嗅覺

內感受力（感官覺知）

感官覺知是對身體內部狀態的一種內在覺知。我們使用內感受力來偵測訊息，並向我們通報身體內在的調節反應，例如：

- 呼吸
- 心率
- 體溫
- 平衡
- 飢餓
- 口渴
- 消化排泄的需要
- 情緒
- 快樂／痛苦

感官覺知：感覺的語言

感覺的強度
敏銳的　遲鈍的
強烈的　微弱的
僵固的　柔軟的
壓抑的　熱烈的

肌肉的感覺
發抖的　疼痛的
顫慄的　抽筋的
驚顫的　抽搐的
搏動的　跳動的
震動的　緊張的
抽痛的
痙攣的

皮膚的感覺
發癢的　刺痛的
麻刺的　汗濕的
濕潤的　濕黏的
乾燥的　發紅的
起雞皮疙瘩的

溫度
冰凍　冰冷
寒冷　涼爽
麻木　溫暖
炎熱　滾燙
濕熱

收縮的感覺
卡住的　緊縮的
打結的　緊繃的
受阻的　擠壓的
緊張的　蜷縮的
氣喘吁吁的
壓迫的
令人窒息的

全身的感覺
發抖的　沉重的　輕盈的
振動的　厚實的　平靜的
浮腫的　鬆弛的　提心吊膽的
精力充沛的　飽脹的　激動的
煩躁的　緊張不安的　不清爽的
虛弱的　發咕嚕聲的　搖晃不定的
暈眩的　有低鳴聲的

擴張的感覺
膨脹的　移動的
浮動的　流動的
流質的　鬆散的
輻射的　發光的
波動的　分流的

從一些簡單的事情開始——你的心跳或消化過程，接著把注意力的焦點集中在特定的點上，然後再慢慢往外移。例如，當你在讀這本書時，選擇你身體的一個部位，並注意那裡的感覺。接著把注意力轉移到另一個部位。也許從一根手指的感覺開始，然後感覺整個手，再感覺整隻手臂。當你從椅子站起來時，選擇一條腿部肌肉，感受它如何幫助你站起來。感覺它是如何推動你在地板上走動的。透過練習，慢慢地你就能比較快地掃描你的全身。

感官覺知的下一個要素是，在「感覺到你的身體」之後，瞭解我們如何從這些感覺中獲取訊息。具體地說就是，我們要學會解讀我們的身體。我們可以透過觀察別人來練習。看著你深愛的人的臉，把你對他的瞭解和今天發生的事情連繫起來。回想一下當你跟他分享好消息或當他正承受苦楚時，他臉上的表情是怎樣的。追溯他臉上的喜悅或失望的線條，也可以從他的姿態、聲音和能量中尋找。你對他的瞭解越多，就越能立即感覺到他的感受。感官覺知的作用是一樣的，只不過是把你的注意力轉向內在。大量的訊息透過我們自己的身體來傳遞。我們從自己的系統能「讀」出多少訊息，完全取決於我們付出多少關注。

「感官覺知」一詞是由心理治療師尤金．簡德林創造的。他把「感官覺知」與憑藉意念「聚焦」的概念連在一起。簡德林說，感官覺知可以讓我們更加清楚地瞭解情況，達成目標，獲得洞見或發現並解決問題。簡德林在他的《聚焦心理》（*Focusing*）一書中寫道：「感官覺知不是一種精神體驗，而是一種物質體驗，是身體上的。它是對某一情況、某人或某個事件的身體意識。也是一種內在氣場，包含了在某一特定時間對某個特定主題的一切感覺和認識——涵蓋所有訊息並全部一次傳達給你，而不是一個細節一個細節地傳給你。」[132]（原著中的重點）

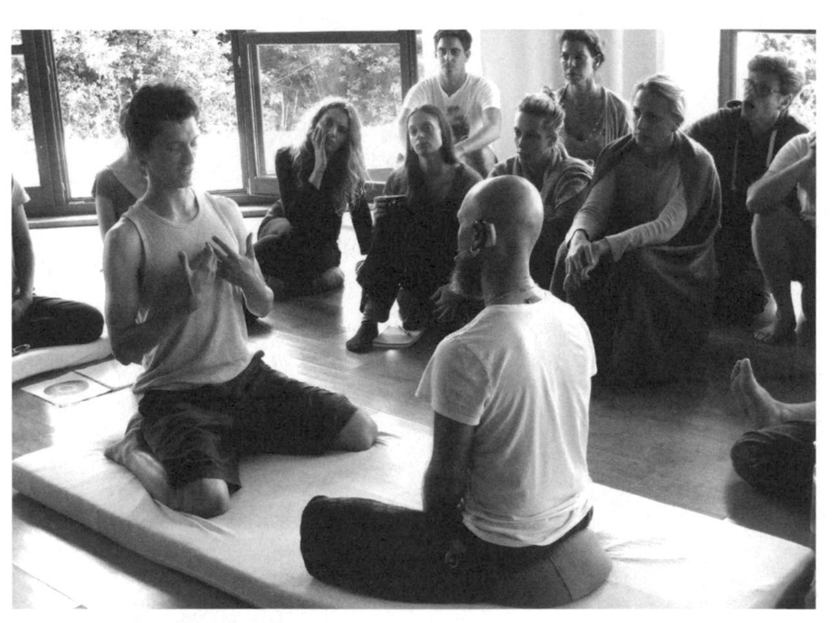

一位呼吸者於引導師的支持下，在療程中調頻進入自己的身體。無論在生物能呼吸法的療程或在日常生活中，感官覺知都是我們與身體保持連繫的主要工具。

感覺的甦醒

安娜感到麻木。她對這件事並沒有想太多，但當她參加生物能呼吸法的課程時，她被要求描述自己的麻木感。她能夠指出麻木的地方。她用手指著自己的腹部，沿著骨盆直到腿部。她說，她可以感覺到腳下的地面，也能感覺到別人的手在她膝蓋上的觸感——但是從內在來看，她覺得「從橫膈膜到膝蓋的這一段都是麻木的」。當有人問她是否知道自己有這種感覺的原因時，安娜說，這是因為她小時候遭受的性創傷造成的。她已經切斷和這段經歷的連結，在過了約三十年後，她依舊沒有再做連結。安娜的自我保護和僵硬顯然使她和自己的性慾斷了連線。安娜從未有過性高潮，她還說自己是一條「死魚」。

她的生物能呼吸課程開始得很平穩，動作緩慢，呼吸溫和，只有引導師輕如鴻毛般的碰觸。起先，她把意念放在吸引她身體表面的感覺上。安娜開始感覺到她的腿和腳的表面感覺，然後逐漸感覺到她的腹部和骨盆。她的引導師支持安娜進行身體結構性的律動，從她的上半身展開，逐漸向下移動，進入她的腹部、骨盆和腿部。她開始感覺到下半身的活力。她感受到溫熱，她說這是從她自己的運動所產生的。她的引導師看到安娜的皮膚表面出現了粉紅色的斑塊，這表示她的微血管已經打通了。

隨著課程的進行，安娜對感覺變得越來越自在，引導師開始讓安娜注意到全身的身體感覺。在與身體切斷數十年的連結後，她不得不重新學習體驗感覺。她逐漸把骨盆和疼痛感結合在一起的這種感覺，轉變成沒有好壞的中性感覺——然後再將它轉變成溫和的愉悅感。她真的開始重新有感覺了，而且還能認出刺痛、熱、愛和關懷的感覺。她從引導師那裡獲得極大的接納，以至於她喜極而泣。

「我身體的這個部位根本被忽略了，」她說。「過去我以為我在那個部位除了感受痛苦，不會有別的感覺。」在生物能呼吸法的課程中，她確實經歷了一些痛苦，但這只是她過程中的一部分，伴隨而來的還有快樂。她不知道痛苦和快樂可以同時存在。她把過去的故事拋諸腦後——發生過的事、為什麼發生、以及相關的罪惡感和羞恥感，她重新回到自己的身體，體驗來自呼吸、運動、觸摸和感覺而產生的微妙的身體感受。「我自己做不到這件事，」她說，「一開始，我太害怕自己會感到疼痛。我的引導師幫助我走出恐懼，擺脫了麻木感」。

感官覺知是一種工具。它就像拿起一個聽診器對著你的內在自我。你可以針對一個特定的點進行「聽診」，或聽遍整個身體。重要的是，簡德林指出，感官覺知也是一個會移動的目標。一旦你注意到一種感覺，它就會產生變化。而且在這過程中，你的體驗也會隨之改變。藉由注意的行為本身，你的內在經驗就會發生變化。「當你對某個情況的感官覺知改變時，你就會改變——因此，你的生活也會跟著改變。」[133]（原著中的重點）

彼得．列汶同意這個論點，他在身體經驗創傷療法中也採用感官覺知一詞。他寫道：

「感官覺知有時很難理清，經常是複雜且不斷變化的。它不停地轉移、變換和轉化。它可以有不同的強度和清晰度，使我們能轉變自己的看法。它透過提供我們這個改變的過程，以及提供改變所需要的東西來做到這一點。藉由這種感官覺知，我們能夠移動，獲得新的資訊，將訊息相互連繫，到最後能夠瞭解我們是誰……你可以想像在沒有情緒的狀態下度過一天，但要在沒有感官覺知的情況下過生活，不但是無法想像，也是不可能的。沒有感官覺知的生活違反了活著的最基本體驗。」[134]

這些專家的話是什麼意思呢？我們當然知道我們身體內的感覺會有變化，但這又如何使我們的生活發生變化呢？感官覺知如何讓我們「獲得新的訊息」呢？

想想我們每天的「節奏」吧。我們可以找出自己活力或多或少的階段、我們需要重振精神的時候、高度集中注意力的時段、休息的期間。我們也能立刻想起某種疼痛的感覺像什麼，或者當我們感到擔憂或高興時，我們的身體會發生什麼。在直覺和認知上，我們都同意這些時刻在一整天中會不斷變化。但是簡德林和列汶說，一旦我們覺知到一種感覺時，我們就會發生轉變。除了我們對感覺、疼痛或疲勞的意識之外，我們自己也因為覺知的體驗而有所不同。

語言學家們聲稱，當一個思想、一件事物或一個觀念被依附在語言的那一刻——當一棵真實的樹變成「樹」這個名詞時，這個事物就從它可能代表的潛在概念變成一個對象、一個字眼：樹。在「為一棵樹命名」的過程中，或者就我們例子裡所指的，在識別一種感覺的過程中，我們會獲得訊息。我們瞭解了自己。我們發現自身周圍的世界和我們對它反應之間的連繫。我們發現自己喜歡什麼，什麼會傷害我們，什麼是感覺良好的，以及什麼是我們的直覺告訴我們要避開的。透過對身體感覺的覺知，就像從一種存在的狀態，轉變成我們能和它互動、觀察並可以改變的東西。我們能夠觀照這種感覺，這使它變得不同。雖然它本來就會自行流動，但我們的注意會使這種感覺變得更流暢。

這個過程的另一個好處是立即性。一旦我們意識到沒有任何「存在狀態」是永久的，我們的感知是每時每刻都在變化的，那麼我們就更能活在當下。我們理解到，不管我們生活中發生什麼都會流動。它來了又去，有好有壞，有趣味有乏味，也有豐富的和空洞的。同樣的，我們也不會被困在自己的感受中。為了活著，為了真正地過活，我們開始「順著流走」。

身體工作為這種流動補充了感知歷程。當我們從情緒和認知中走出來的那一刻，我們進入身體表達的那一刻，我們就開始從被困住的狀態中解脫出來。想想上一次你真的為某件事感到非常憤怒的時候。你能記起當時你的身體感受嗎？你的身體因此而有緊張感嗎？「緊張」是什麼感覺？現在，想像一下，如果身體的感覺先發生變化，你的緊繃感、發熱、怒髮衝冠的感覺，是否比激怒你的那個情況引起你更多的注意。如果你能夠轉變這些身體上的感覺，那麼你的身體就會「感覺更好」，你能想像自己情緒上的感覺也會發生轉變嗎？

我們透過關注自己來瞭解自己。如果我們注意到自己身體的感覺，我們就會「看見自己」——藉由注意，我們就會感覺不同。正如改變我們的想法會影響我們的情緒一樣，改變我們身體內發生的事也會改變我們的情緒。重要的是，把這種過程維持在身體層面，即使我們處理了一個負面的時刻，我們也不會感覺到情緒的過度刺激或再次受傷。坦白說，把注意力集中在身體的感覺比集中在情緒上更容易。

當下處理

達納在波蘭度假時，放鬆地享受在擁擠街道上散步的樂趣，他被一個街頭藝人正在進行的「猜貝殼遊戲」所吸引。他以為在他周圍的參與者都跟他一樣是觀眾。他們「高高興興地玩著輸贏輪替的金錢交換遊戲」，達納也參了一腳，他大聲喊出他認為裡頭有藏著豆子的那個貝殼。這群人鼓勵他下注。「我通常是不會下注的，但當時我覺得很好玩，於是我把手伸進拉鍊口袋裡掏出兩美元。還沒等我抬頭，遊戲莊家就從我的手指間搶走了一整疊鈔票，接著『替我下注』。我的『賭金』不是兩美元，而是五十美元啊！」他說：「我一再大聲反對，但大家都不理我。莊家讓別人跟注，結果輸了，一切都繼續進行下去，好像我不在現場一樣。我意識到這群人都是這場騙局的一部分——後來這也被證實了，我明白在場沒有人會幫忙我。」

達納的身體並未受虐待，他也沒有受到威脅。然而，他遭到了侵犯。

但創傷是以各種形式出現的。原本是異想天開、出於自願的體驗，竟變成了一場被安上指令的受迫經歷。這是以遊戲當幌子的盜竊。達納在這次交易中損失的不只是金錢。當這個意識席捲而來時，他站在那兒感到心煩意亂、無助、沮喪又憤怒。他感覺喉嚨發緊、心跳加速、胃部翻攪。身為一名有經驗的生物能呼吸法執行師，他注意到自己的呼吸變得很淺，拳頭也緊握著。「我意識到自己沒有辦法追討，基本上這是被准許的偷盜行為，我甚至不能去報警。當我看著小偷漫不在乎地做著他的事，我甚至想對他人身攻擊。不過，我決定還是一走了之，接受我的損失和教訓，自行消化我正感受到的創傷。」

達納早就養成每天做呼吸靜心的習慣，那能讓他進入自己的身體中。他走到一個人跡較少的地方，進入自己的內在，進行了一次個人的呼吸練習。「我讓自己呼吸、行走、顫抖、哭泣，甚至咆嘯，直到能量消散，身體感覺恢復到正常狀態。大約十分鐘後，我已經能繼續一天的活動和剩餘的行程，沒有受到破壞性的影響。」達納仍然為發生的一切感到困擾，但他能夠把它看作是一次不愉快的生活經驗。他沒有帶著恐懼或憤怒踏上旅程，他對波蘭也沒有負面情緒，他在旅途中對扒手和其他潛在的圈套更加小心，但他沒有因為這場盜竊而感受到任何殘留的創傷。

不過，達納已經變得非常擅長玩猜貝殼遊戲了。

用語言表達感官覺知

在生物能呼吸法的課程中，引導師會詢問呼吸者，他的身體發生了什麼，身體中哪裡感覺很好、哪裡感到有壓力、放鬆或緊張。重要的是，他們會要求呼吸者用語言來描述這種感覺，即使這可能很困難。

簡德林解釋說，感官覺知的出現並不是經由思想的形式，而是透過一種常常「令人費解且非常複雜」的身體感覺。「由於感官覺知不是用語言來傳達的，所以要用語言來描述它並不容易。」[135]然而，即使這種經歷所涵蓋的比語言更廣闊，但語言卻能增進我們運用感官覺知的能力。我們知道語言永遠無法完全捕捉到一種感受或身體的感覺，它就是辨不到。但是，當我們努力捕捉自己的經驗，並注意到它正在發生變化時，我們與感官覺知的關係也會有進展。

在生物能呼吸法中，我們確實嘗試使用我們的語言。我們試圖充分表達這種感官覺知，以確定我們在身體的哪裡感到壓力，哪裡感到安全。我們從籠統的感知開始，把它縮小到具體的細節。如果一個呼吸者說她因為被背叛而覺得受傷，並且想大聲喊道：「我姐姐怎麼能這樣對待我？」那麼我們會問說：「你身體內是什麼感覺？背叛在你身上的哪裡？」憑著經驗的累積，人們可以在自己的身體內回答這些問題，並幫助別人在他們自己的身體內找到答案。透過練習這種覺察的過程，我們就能擺脫創傷的觸發並看著它消散。我們進入了一種放鬆的狀態。這就是為什麼在整個生物能呼吸法的療程中，要讓呼吸者始終保持與身體的感覺同在會那麼重要的原因。這種關注有助於避免在宣洩時過度激發情緒。

打破情緒衝動的循環，就是專家們所說的，利用我們身體內的訊息來改變我們的生活。我們找到一種與情緒衝動有關的身體感覺，就追蹤它並描述它。正是這個過程導致情緒衝動發生轉變，使它失去了力量。感覺、情緒衝動以及我們用來描述它們的語言都會相互影響。當感覺發生變化時，它就成為造成這種情況的一種擴散媒介。

有些人，尤其是受過創傷的人，生活在與他們身體分離的關係中。對這些人來說，可能很難想像改變。要他們推想對身體的感知或描述他們在療程中的感覺可能很困難。他們可能認為，把這種運用感官覺知的過程融入到日常生活中是完全不可能的。如果這聽起來很熟悉，那麼最好是一點一點地來開始這種感知身體的過程。這不是不可能的。學會感受和改變身體的反應確實能產生作用。請記住：只要你開始，你的身體就會改變。學習的努力是值得的。當一個人遇到的全都是緊繃和疼痛時，生活就不可能令人如意或生動豐富。就算要學會及表達這種感官覺知是充滿挑戰性的，但沒有痛苦的生活比起帶著痛苦過活要輕鬆多了。

利用生物能呼吸法，我們意識到自己再也不會感覺一樣了。想想看這種情形。我們不再是情緒和蒙昧感受的奴隸，而是我們身體經驗的參與者。我們感覺它、注意它、描述它，然後我們的感受就變得不同了。我們的整個感覺過程都起了變化。它改變了一切。我們更懂得感知，懂得談論它，更會處理它以及更善於釋放創傷。而藉由練習，即使在我們無法以言語表達時，我們與身體的關係也會變得更加親密、更能表達、更有療癒力。

解剖學與身體功能

這一整章都與「感覺事物」有關。在生物能呼吸法的療程中，感官覺知在移除身體張力裡發揮重要的功用——一旦它成為你生活的重點，甚至只是一天你也會感覺如此。使用感官覺知與釋放張力至少需要有一些基本的解剖學認識。最有用的是瞭解與激發戰逃反應最相關的生理學。讓我們討論一下身體幾個關鍵部位的重要作用。你越瞭解它們的原理，它們就越能為你運作得更好。

一般的經驗法則是：我們在身體中體驗到的健康活動和流動越多越好。運動治療師邦妮・班布里奇・科恩（Bonnie Bainbridge Cohen）在身體工作、運動、舞蹈、瑜伽和其他許多以運動為基礎的學科領域都帶來影響。她描述了身體的不同方面是如何一起運作而促進功能和意識的。她說「骨骼肌肉系統引導我們在空間中的外在運動，（而）臟器占據我們的內在空間，因而引導我們的內在運動。我們的骨骼使我們在環境中排列和移動；我們的臟器為這種排列提供了內在的完整性。肌肉為我們骨骼的移動性提供了可見的力量；臟器提供了有助於肌肉協調的組織和內在模式。」[136]同時，「我們組織的細胞生活在間質液內，即我們的體內海洋中」，而循環系統的管道則攜帶著維持生命的營養物和其他物質。[137]

基本的解剖學和生理學告訴我們簡單的事實。比如在關節中，最佳的活動性和靈活性描繪了當骨骼、肌肉、韌帶和肌腱結合為一個整體發揮作用時可能涵蓋的運動範圍。運動範圍是由肌肉力量、肌肉損傷和肌肉長度來界定和限制的——鄰近的臟器可能發生的情況就不用說了。現在，思考簡單的解剖學之外的情況。每一個組織都會影響到它周圍的組織，而每個組織對運動和新陳代謝的反應遠不止這些。例如，科恩說：「臟器為我們提供了體積感和器質功能的真實感。它們是我們的情感、願望，以及我們對個人歷程內在反應記憶的主要寄居處。」[138]從她的角度來看，身體系統中的張力所牽涉到的遠超過生物學的層面。同樣的，全身的運動和釋放所涉及的也不僅是移動性而已。

當我們真正打開身體來釋放張力時，我們會增強，甚至是塑造我們的幸福感。真正的開放需要有治癒的意願。它需要接受性，這會中斷收縮和緊張的骨牌效應。如果有一塊肌肉是緊繃的，它就會拉扯其他肌肉、臟器和結締組織，進而驅動、收縮、過度伸展、補償、抑制循環、減緩營養輸送，並阻礙廢物清除的過程。神經脈衝會不斷地激發和對抗問題，以達到調節的目的，找到體內的動態平衡。張力會帶來進一步的緊張、不舒服和不平衡。這聽起來充滿壓力，而它的確如此。

讓我們利用可以促進放鬆和流動的過程，開始療癒並敞開身體。讓我們從普拉那著手吧。

呼吸

呼吸的動作依靠的是圓拱形的橫隔膜，它與胸腔協同作用，使肺部擴張和收縮。簡單地說，橫膈膜是一片肌肉，它與肋骨底部、脊柱前部和包覆肺部的囊袋相連。當橫膈膜收縮至最大程度時，它就會下壓腹部，擴張肋骨，並增加胸腔的容積。這種壓力的變化使空氣沖入肺部。當橫隔膜放鬆時，空氣又會回流出來。

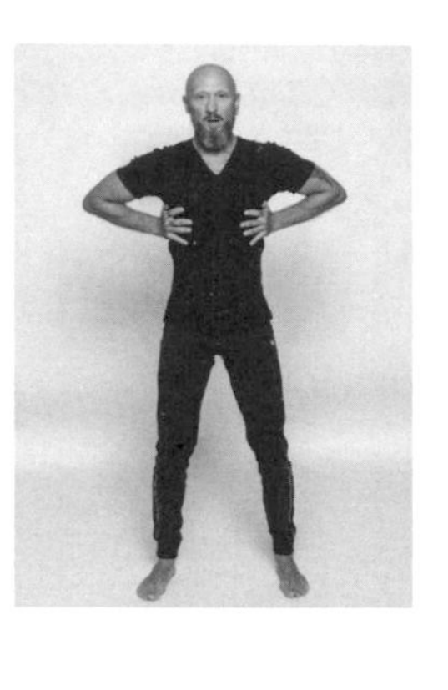

練習：為做到正確的呼吸，需要有強壯、健康的橫隔膜和有彈性的肋骨架。試著把你的手放在身體的兩側——就像雙手叉腰的姿勢一樣，只不過手的高度要放在胸部。深吸一口氣，雙手緊緊貼著你的身體兩側，注意你的雙手會隨著肋骨展開。吐氣時，雙手回到原來的位置。

橫膈膜也與包覆心臟的囊袋（心包）相互作用。橫膈膜的結締組織附著在脊柱、腹壁前後、核心肌群，以及被稱為腰大肌的兩條髖屈肌上。它在循環系統、淋巴系統和胸腔神經系統的功能中具有至關重要的作用——當腹部被激發時，橫膈膜會影響消化系統的健康。簡單的呼吸動作，充分而擴張的呼吸，是維持我們健康的最基本方法之一。

就像任何肌肉一樣，伸展和使用胸肌及其結締組織可以保持它們的力量和活力。當我們限制橫膈膜的運動時，它便會萎縮而失去彈力。雖然沒有人會故意限制胸肌的運動，但是當我們的呼吸不夠深時，彈力自然會減弱。造成我們的淺呼吸，或抑制呼吸，最常見原因是有意識或無意識地控制情緒反應。

創傷是我們控制情緒反應最常見的原因之一。長時間激發戰逃反應會改變我們的呼吸。回想一下當你大哭或大笑到喘不過氣來時，這基本上都是過度換氣的時候，這時透過嘴巴進行快而淺的呼吸無法吸入飽滿的空氣。在這種情況下，我們的血液根本得不到足夠的氧氣，我們的呼吸系統就會變得緊繃並收縮。想像一下，像那樣呼吸幾天、幾週或幾年，到一個更少氧氣的程度會怎樣。

華盛頓特區的約翰．杜伊拉德（John Douillard）以想像一個人突然與熊面對面的影像來解釋這種呼吸在生物學上的目的。「你最初的反應很可能是喘氣，出自恐懼地用嘴巴呼吸。這種氣喘吁吁時吸入的氣會先充滿肺部的上葉，啟動壓力感受器並引發戰逃反應。理想上，這種情況會發生得很快，足以讓你得到一股爆發的能量和速度來拯救你的性命。」[139]然而，杜伊拉德補充道，我們不需要一頭熊來讓我們像這樣呼吸。「單單是淺呼吸的動作就能引動上胸部的壓力感受器……（這）會觸發過度和不必要的退化性壓力荷爾蒙產生。」[140]聽起來很熟悉嗎？應該是吧。杜伊拉德說，只要用嘴巴淺呼吸就足以激發交感神經系統。

我們生活的壓力越大，情況就越糟糕——每次吐氣時，肺下葉就被憋得越緊。它們在正向反饋的迴路中變得「緊繃而僵硬」。「壓力越大，呼吸就越淺，而繼續淺呼吸又導致壓力增加；肺下葉變得更加僵硬而難以接近。很快地，肋骨架就真的變成一個擠壓心臟和肺部的籠子，把所有的氣息都逼入上胸部。」[141]「另一方面，由於鼻腔通道和竇腔結構的緣故，透過鼻子呼吸會將空氣輸送到肺下葉更深的地方，」杜伊拉德說。「呼吸進入肺下葉是最好的，因為我們發現肺部六〇％至八〇％的血液供應在等待氧氣輸送和氣體交換。副交感神經系統的接收器集中在肺下葉。」[142] 因此，放鬆而充分的呼吸能使人平靜下來。

當我們正常吸氣時（最好是透過鼻子），肺部、肋骨和橫膈膜的彈力和運動量，以及我們的情緒狀態，決定了有多少氧氣進入肺部。在生物能呼吸法中，我們把這種正常而平靜的呼吸作為「基地營」。我們從這基地營開始，經過整個療程後回到原處，確保呼吸不會受到過度刺激。我們也用嘴來進行更快的呼吸，這是為了刺激交感神經系統，以達到目標性地誘發無意識動作的目的。這就是我們釋放滯留在組織中張力的方式。生物能呼吸法中有意識的深呼吸和淺口呼吸的差別在於呼吸的完整性。雖然我們刺激了戰逃系統，但生物能呼吸法中的呼吸鍛練並不是過度換氣。它並不是淺呼吸。在整個療程中，會有大量的氧氣流動，呼吸會受到監控、調節並被仔細關照。

一般來說，在生物能呼吸法的療程中，我們既被激發又被放鬆，完全可以進入我們的橫膈膜、肋骨和肺部。透過我們的呼吸，我們為身體注入能量，擴張因創傷而收縮的組織。呼吸支持整個身體的開放，並與我們的情緒反應密切相關。如果在生物能呼吸法中沒有使用呼吸功能，其他要素將無法發揮作用。

練習：首先，嘗試做淺呼吸，讓氣息停留在上胸部。保持腹部收縮；不要讓空氣使鎖骨下方的軀幹擴張。做幾次呼吸後，你應該會有壓迫感，覺得好像你需要做更深的呼吸

橫膈膜在呼吸中的作用

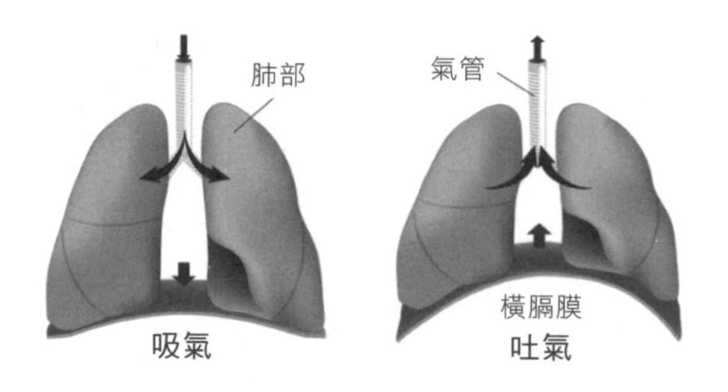

橫膈膜的作用有如「風箱」，
幫助呼吸系統將空氣推進和排出肺部。

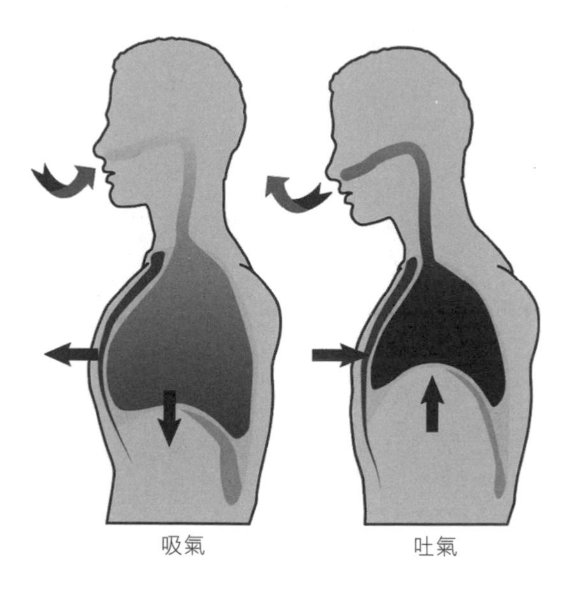

那般。接下來，放鬆你的軀幹，深吸一口氣，讓腹部先鼓起來。注意，隨著呼吸的完成，這個氣息的移動就像波浪一樣，從腹部開始，然後往上進入胸部。如果你一開始對這個練習有困難，就想像你倒水到杯子裡，水由下往上地裝滿杯子那樣。放鬆腹部，讓它充滿空氣；接著讓肺部充滿空氣。吐氣時，你會感覺到波浪消退；先是胸部降下，然後是腹部。

我們一想到觀察呼吸的那一刻，它就會自動變得更深。就像感官覺知一樣，在我們關注的那一刻，我們的呼吸就發生了變化。反之，如果我們有壓力，但又不關注壓力，呼吸的努力就會被壓縮，於是呼吸就難上加難。而我們要爬的山也會變得更陡峭。當我們不是深呼吸時，我們所獲得的能量就會減少。我們已經在為一些事情承受痛苦了，接著我們又因為限制自己呼吸的空氣和能量而加重痛苦。如此輪番循環，我們感覺到的空氣更稀薄。

當我們不是確實而真正地呼吸——我們就會變得麻木。

筋膜

大多數人不太關心筋膜，但實際上是它把我們連結在一起的——它也是生物能呼吸法「鬆解」過程的關鍵。筋膜是一個不間斷的膠原蛋白／纖維網絡，被稱為「細胞外基質」（extra-cellularmatrix）或ＥＣＭ，可以將身體內的所有東西和其他部位串連起來。它有點像一件穿在皮膚下的連身衣，同時包覆、包圍、分隔或束縛肌肉、器官和其他組織。筋膜是四大結締組織之一，包括「正常的」結締組織、血液、骨骼和軟骨。

筋膜有不同的種類，包括：皮膚下的淺筋膜；覆蓋並滲透肌肉、骨骼、神經和血管的深筋膜（是深層組織或筋膜釋放的目標）；以及內臟筋膜，是最深的一層筋膜，它將器官固定在腔內。

「功能筋膜公司」（Functional Fascia）是一家向聯合專職醫療保健人員（Integrated Allied Health Professionals）傳授解剖學知識的公司，根據該公司的說法，筋膜網絡就算沒有比它所包覆的細胞更重要，至少也是同等重要，是它使所有的運動和功能成為可能。「細胞外基質就像我們體內的海洋。我們所有的細胞都需要有周圍的空間，而這個空間充滿了惰性體液，可以保護、緩衝及穩固細胞和組織。」[143]

潤澤而有彈性的筋膜不僅為肌肉提供了一個架構，使肌肉能在骨骼周圍活動，而且還能傳遞作用力。也就是說，筋膜讓物理作用得以發生；它也為任何需要嚴格控制環境的組織提供穩定性。比方說，肌肉在一個特定且有限的平面上滑動時，神經根本不應該四處移動。筋膜使每個器官、肌肉、肌腱、韌帶、血管和神經能執行自己的功用。

缺乏運動——來自久坐的生活方式、行動受限制的疾病、壓力或創傷，會使筋膜變得乾燥而脆弱。當我們不動時，筋膜就會收縮，這會減少我們的活動範圍並降低我們整體的生活品質。維護筋膜的方式有很多種，但最關鍵的是每天有規律的、大範圍動作的運動。只有透過運動，才能使必要的體液循環。因此，與生物能呼吸法鬆解相關的深度、放鬆、蛇形的律動能夠奏效，它能帶來良好的感覺是有道理的。維護筋膜的運動也能使張力脫離組織。

有一項很好的運動不僅能維持一般的筋膜健康，還模仿了生物能呼吸法課程的鬆解部分。它可以用坐姿或站姿開始，並能夠從體內深處展開身體結構性的運動。這意味著我們停止思考，只需要確認自己保持伸展，繼續伸展，再伸展。

練習：從坐姿或站姿開始，把兩隻手臂往兩側伸展，好像它們是在一個假想的、與真人同樣大小的時鐘上指著「3」和「9」的指針。如果你是站著，就將雙腳分開與肩同寬或是更寬，膝蓋微微彎曲。

首先，雙臂同時向外伸展，彼此反向分開。在大部分的練習中，無論雙手的手臂對準的是時鐘上的哪個數字，都會保持這種相反方向的姿勢。

當你感覺到雙臂伸展到極限時，就啟動了筋膜和肌筋膜的拉伸，你的身體會自然地「想要」用自己的方式活動。你最後可能會用一隻手碰地，而另一隻手筆直地伸向天空，或是呈現扭曲的姿態。

在整個過程中，以一種連結式的、放鬆的方式呼吸，在吸氣和吐氣之間不要停頓。用深入而流暢的呼吸來支持並擴大你的動作，進一步地觀想把呼吸帶入你感覺到伸展最大的地方。創造一種以內在的氣息來為這個部位充氣的感覺。

繼續自然的運動，確保維持全身的伸展。保持活動緩慢地進行著，讓伸展的動作從一個部位移到另一個部位，平穩地舒展全身。

隨著練習的進行，你可能會發現自己躺在地板上，像蛇一樣蜿蜒起伏地活動。如果發生這種情況，不要擔心你的雙臂沒有在相反方向的位置。然而，當你隨處移動並恢復站立姿勢時，或是你以背部或腹部貼地平躺時，回到時鐘三點和九點的位置是一個很好的起點。

持續幾分鐘——至少十五到二十分鐘（但如果你覺得很舒服的話，可以從只做五分鐘開始），然後如果你喜歡的話，可以繼續延長到最長三十分鐘。切記：關鍵在於自然的、結構性的、與呼吸有關的連貫活動。

一旦你熟悉了這個練習，並將它延長到至少二十分鐘時，可以考慮每隔十或十五分鐘停下來做感官覺知的練習。讓自己調頻到身體當下出現的輕微感覺。你可能會注意到一種身體的感覺，讓人聯想到在皮膚表面下流動的輕微「電荷」。打開肌筋膜能支持全身的神經脈衝——這感覺也很棒。

這是一項基礎的自我保健運動，只要有足夠的空間，你可以在任何地方進行。如果你在飛機上很擁擠，你仍然可以在走道上做雙臂往兩邊伸展的活動，或在座位上向前彎腰，緩緩地順著身體結構左右扭動你的身體。你可以在 YouTube 上查看約翰・巴尼斯（John Barnes）精彩的示範影片，網址為 https://youtu.be/1QM-8_DwArU。

是要把筋膜看作是幫助我們將張力留存在體內的一個牢籠，用「結」和「鎖」來束縛我們，還是要把它看作是柔和、開放、靈活、平滑的海洋，能為我們帶走緊繃的張力。我們會想住在哪種身體裡，答案似乎非常明顯了。

腰肌

我們常認為所謂的「核心肌肉」是我們的腹部，也就是「六塊肌」的部位，但是核心還包括從骨盆底到橫膈膜，再到支撐脊柱的肌肉。事實上，「小核心」肌肉包括高至斜方肌和背闊肌，低至臀大肌的背部肌肉。髖屈肌——腰大肌和髂骨，協助我們把膝蓋抬向胸前並在腰部彎曲，絕對是核心的一部分。腰肌是與行走和踢腿功能有關的主要肌肉，可以被看作是我們戰逃機制的主要「行動中心」。

腰肌連接著脊柱和腿部。它從下背部的接合點（胸椎第十二節和腰椎第一至第四節）穿過骨盆邊緣，到達股骨頂部大腿內側後半部的另一個接合點。「核心步行計畫」（Core Walking Program）的創始人喬納森．費茲戈登（Jonathan Fitzgordon）解釋說：「腰肌如果調整恰當，就能夠支持脊柱，讓我們在空間中移動。它對下脊柱前部（腰椎）的下拉作用，使身體背後的許多肌肉得以向上拉長和調整，並為脊柱頂端的頭部提供支撐。」[144] 當左右兩邊的腰肌反向移動時，它們會將後腿向前拉，刺激骨盆的健康旋轉和脊柱的正確排列。當腰肌得到鍛練並且沒有壓力時，它們會負責走路時吃重的抬腿動作，進而減輕股四頭肌的壓力。因此，當危險來臨時，腰肌是我們主要求助的途徑。

腰肌也是生物能呼吸法的一個關鍵要素，因為它與呼吸密切相關。步行和呼吸是透過腰肌和橫膈膜連結起來的，這尤其要歸功於包覆在腰肌頂部的一個橫隔肌韌帶，稱為內側弓狀韌帶（medial arcuate ligament）。筋膜網絡中的一組特殊肌群也連接著橫膈肌、腰肌和其他的臀肌。藉著這些相互牽連的關係，腰肌和我們的呼吸就會協同工作。「每次吸氣時，橫隔膜和骨盆底應該降低，而每次吐氣時，它們應該回升，同時移動軀幹中的內臟。加上這種上下運動，腰肌的旋轉可能會有節奏地反向移動，我們的每一次呼吸和每一個步伐都可以調整與按摩整個軀幹的內臟。」[145]

最後，雖然髖屈肌會影響心臟似乎很奇怪，但腰肌是間接相連的。具體來說，橫隔膜同時連接著腰肌和心包——所以當腰肌變得緊繃時，它就會向下拉，限制橫隔膜的活動。這種收縮反過來又下拉心包，進而限制了這個囊袋的實體空間。因此，在連鎖反應中，緊繃的髖屈肌會縮小心臟跳動的空間。未解決的創傷可以說是真正導致「閉鎖心臟」的原因。

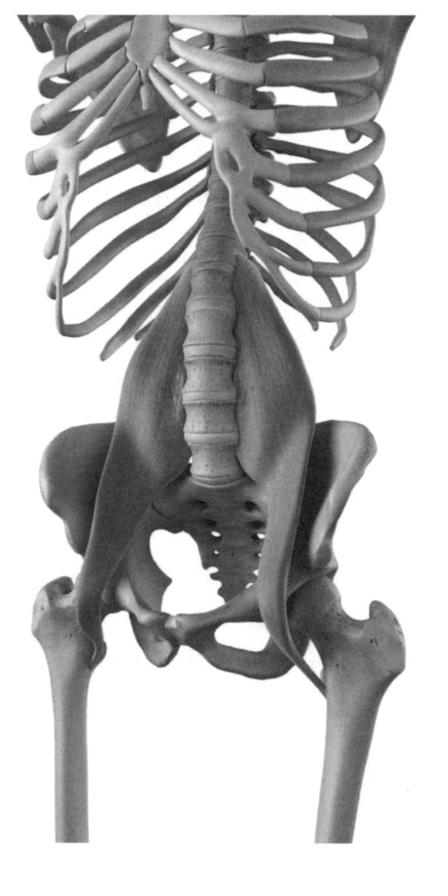

這個醫學用模型顯示了腰大肌的位置，以及它與股骨和脊柱的連接方式。

問題的核心

蕾拉先前是一名運動員，她發現自己到中年後，有一些慢性的背部和腿部的毛病。她心想這沒什麼大不了的，但它們阻礙了她重新開始徒步旅行、騎自行車和遛狗的企圖。她偶爾會去看脊骨治療師，處理她變化無常的髂骨關節問題，她也覺得自己的跟腱過度敏感。在她以為一些無關緊要的訊息中，有一則是關於蕾拉曾拜訪過的一位按摩治療師，這位治療師曾經幫她做過子宮切除術後疤痕消退的工作。蕾拉特別保護她腹部的那個部位，那裡的神經一直沒有再生。她的整個下腹部感覺都是不應該被碰觸的；她的皮膚「抓爬著」那個部位。她並沒有跟其他治療師提過這件事。

最後，蕾拉的不舒服導致她向幾位直覺型的身體工作者尋求建議。其中一位感覺到她大腦中的戰逃機制與她的跟腱之間有關聯——但他不知道為什麼。另一位告訴蕾拉，她的腰部肌肉太緊了，以至於把她的臀部拉偏了，所以蕾拉的姿態稍微向前傾。然後，她的按摩治療師和中醫師都為她身體的問題補上了最後一塊拼圖：蕾拉子宮切除後的疤痕沾粘在她的腰肌上，把它們拉得很緊。她的髖關節彎曲受到抑制，而且因為她的橫膈膜被激發了，甚至連呼吸也遭受限制。腰肌受牽連說明了她下背疼痛的原因，以及解釋了她的髂骨關節會偶爾受損的原因。

將所有這些片段拼湊起來後，蕾拉對解決問題變得更加主動。她熬過了鬆脫疤痕的痛苦過程，讓感覺重新湧進她的下腹部。她的腰肌放鬆了，她站得更高，走路時關節更加靈活，腿部的疼痛也減輕了。她參加了更多的瑜伽課程，有些課程是由一位曾經幫助治療師們處理過去傷痛的醫生教授的。蕾拉逐漸開始更自由地呼吸。但她並不明白根本的「為什麼」。

在一次生物能呼吸法以下腹部為重點的課程中，出現了意想不到的答案。蕾拉的子宮切除術是個創傷，並且與她年輕時的各種負面性經驗有關。她曾本能地傾向於保護自己，因此把臀部「向內彎」，不能自在地付出自己的心。她在心理治療中努力釋放自己過去的創傷——和許多新加入生物能呼吸法的人一樣，蕾拉突然意識到，有一些創傷仍然頑固地留在體內。最後她發現，她所有的治療師說的都是對的：幾十年來，她長期地在戰逃的激發狀態，這表現在她從橫膈膜到腳踝的連鎖反應中，在身體上把她的子宮切除術與她的核心肌肉結合在一起，而情感上則牢牢地抓著她的心。課程中把這一切都帶到表面，蕾拉以一種親密而燦爛的女性氣質表現出來。蕾拉告訴她的引導師說：「我從未感到如此安全和有活力！」

在生物能呼吸法的課程和研習會後，學員姿勢的改變往往會很明顯。像蕾拉一樣，人們會站得更挺拔並散發出自信。這種變化之所以如此，是因為當戰逃的反應被激發後，若過早阻斷其能量釋放的過程時，作為戰逃「第一反應者」的腰肌最終也會保持著緊繃狀態。未解決的創傷實際上將腰肌作用的過程停止了，使得它因此而緊繃、收縮並失去彈力。

當我們在腰肌收縮的情況下站立時，我們會感覺鬆垮無力。臀部和背部被迫偏離正常排列並向前彎，腹部和橫膈膜被收縮，相關的疼痛可能出現在整個背部、臀部、腿部和腳上。隨著生物能呼吸的放鬆，我們體內的這個主要的穩定結構會放鬆並重新排列，進而產生一種明顯的、身體上開放和自我糾正姿勢的經驗。透過這種姿勢的改善，我們創造了更多的呼吸空間。「不能低估行走和呼吸這兩個巨人之間的關係，」費茲戈登說，「一方面的健康不但可以，也能促進另一方面的健康。」

創傷釋放過程中的性問題

人們通常只會在不受保護或「不設防」的時候才會出現不自主的身體活動，比如在分娩時、受傷或事故發生時、在戰逃反應中、將死之際，以及投入性行為活動時。身體創傷的釋放，無論是在生物能呼吸法或其他模式中，都會促使身體透過無意識的自主運動來釋放緊張和壓力。為什麼在進行身體工作時會產生性感覺，原因可能很多，但至少有三個因素。由於這是常見的情況，因此把它和我們其他「感覺像什麼東西」的話題放在一起討論是很重要的。此外，由於性是我們

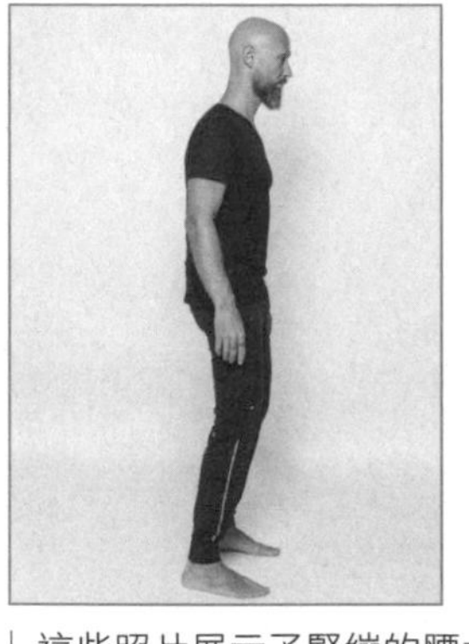
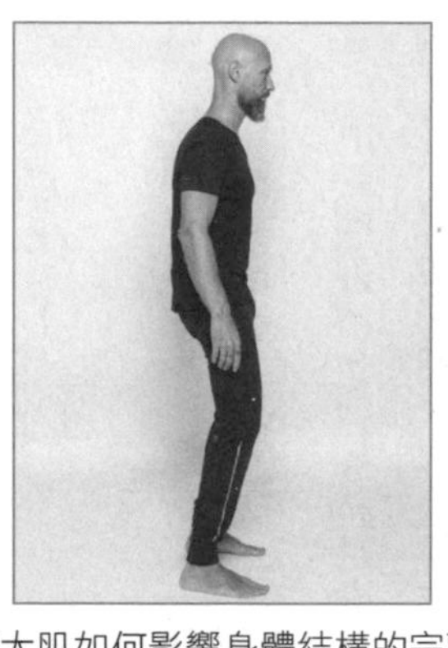
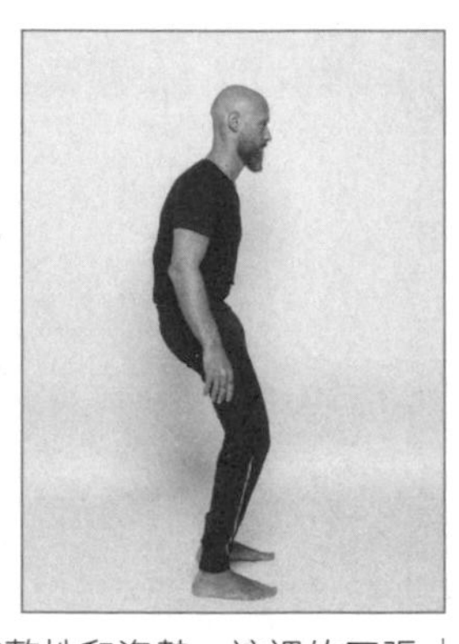

這些照片展示了緊繃的腰大肌如何影響身體結構的完整性和姿勢。這裡的三張插圖顯示出使下背部鬆垮塌陷的連續收縮。

與身體關係中非常重要的一部分，如果出現性感覺，可以將它當成生物能呼吸法體驗的一部分來運用和處理。

在療程中，生殖器和腹腔區域可能會「甦醒」的三個基本原因是：

- 顫抖和鬆解的感覺源自身體的核心，靠近身體的性中心。在身體結構性運動的過程中，動作可能是有節奏的，並會涉及臀部和脊柱，因此會出現性興奮是有道理的。
- 由於文化上對性的假設和壓抑，或是呼吸者曾遭受的性創傷，緊張感可能會被封鎖在骨盆部位。關於性方面的挑戰可能是理論上、情感上或身體上的，我們將在本節稍後討論如何處理性虐待的歷程。
- 即使對於那些在性行為方面沒有負面經驗或高度衝動問題的人，性器官也是正常的「釋放」部位。有時，性衝動會自然地伴隨其他全身性的激發出現。

性壓抑

把西方國家關於正確性行為的觀念歸咎於維多利亞時代也許是方便的推託之詞，但我們都知道這些規範是如何流傳了大約一百三十年的。然後，一九六〇年代的性革命為新的文化規範創造了一個平台，更不用說對維多利亞時代的理想造成的永久性反作用了。這個結果形成了一個逐漸放任的環境，到如今我們已經習慣在媒體、廣告、自拍照和公共場合裡出現的露骨性題材和活動。孩子們的性經驗年齡越來越小，對許多人來說，「私密性」已經從約會的世界中消失了。大約兩個世紀以來，我們的服裝已經從遮住腳踝的連身衣，演變到幾乎遮不住後背的穿著。在二十一世紀，只有戀物癖者才會穿緊身衣和貞操帶，但是……主流文化還是以「正確行為」的規範來衡量性行為。不知何故，儘管發生了所有的變化、所有的反彈、所有的實驗，但在性表達和性壓抑之間仍然存在著明顯的緊張關係。

維多利亞時代將「禮儀」與宗教教義結合在一起。事實上，這一時期可見到自中世紀以來教堂建設的最大進展。[146]當性問題的探討擴大到西方國家以外時，甚至有更多的傳統宗教文化也進入了對話。對西方人來說只是對批評和個人緊張狀況的疊加管制，卻成為許多東方人（特別是女性）的法律。有一個例子來自伊朗一個名為IranWire.com的部落格。它在最近的一篇報導中討論了二〇〇六年、二〇〇七年、二〇一〇年和二〇一四年進行的四項調查結果的摘要。受訪者被問及是否應該強迫女性穿著保守的衣物，特別是關於傳統的「卡多爾」（chador）和「西賈布」（hijab）頭巾的看法。二〇〇六年，有三四・七％的受訪者認同政府不應該干涉婦女的穿著方式；到了二〇一四年，這個數字上升到四九・

二%，這是一股反對伊斯蘭法律的浪潮。[147]

婦女的穿著必須保守的觀念與端莊淑靜有關。它與性行為是否得體有關——而文化習俗將大部分的責任和責備都推給婦女。有一位牧師說，當婦女的穿著不端莊時，她們「會導致年輕男性誤入歧途，並在社會上散播通姦行為，進而增加社會的動盪」。雖然這種程度的壓抑在西方國家並不存在，但性壓抑在世界各地是很普遍的。

性壓抑會影響我們在地球上的生活、工作、娛樂以及與他人互動的方式。它也會影響我們如何在生物能呼吸法中釋放張力。壓抑性的力量和克制性慾是不同的。克制、管理以及建立與性的關係是有生產力、健康且必要的。這是確立適當的人我界限和管理我們個人需求的一部分。當我們克制性慾時，我們允許它在我們體內移動，活在我們的體內。我們不會把它「塞住」。反之，當我們壓抑它時，我們就會切斷對性慾的感受，這時身體的緊張就會開始形成。通常，這種阻塞牽涉到羞恥感和罪惡感。這些刻板的感覺大部分和我們最親近的信仰體系之一，即我們的宗教教養有關。這就是這種衝突會如此個人化，如此持久的原因。

壓抑可能來自非常嚴肅的問題，比如因為服裝的選擇而感到陷於危險。它可能源於程度較輕微的擔憂，例如當一位已婚人士感到對配偶以外的人有一絲吸引力時。所有這些都是與我們生物學層面脫節的想法。然而，由於我們是生物性的，是性的生物，這項談話就變複雜了。討論健康的性行為與宣揚自由戀愛和性濫交是兩碼事。那不是我們的目標，甚至不是主題。關於性的有效對話應該包括我們的生命力。它應該是一個充滿能量的、生物方面的和創造性的對話，而不僅僅是一個政治或宗教的談話。一旦人們放下對活著的羞恥感（這是壓抑的最大催化劑之一），那麼性的問題就會在常態中消失。

健康的性行為是建立一個載體，讓我們可以在裡頭與我們的性感受在一起，而不會不恰當地把它們洩露出來。它是關於學習如何在一般情況、性愛和其他方面使用撫觸。也是關於教導人們如何用情感來得體地接觸——從童年開始。成年人和年輕人對不恰當的接觸感到非常緊張，以至於他們根本不碰觸。他們害怕身體上的交流，在很多方面都缺乏「非性愛」的接觸經驗。一旦我們對「性」放鬆下來，碰觸就有了新的意義。碰觸某個人並不可怕，因為一般的碰觸通常不帶有性的色彩。當我們對自己的性慾能夠心平氣和時，我們的非性愛互動就會變得清淨、無暇。

縱向的研究顯示，在住院期間曾被擁抱的新生兒和早產兒（從早產到十歲）的各項表現都比較好。他們有更好的睡眠模式、更穩定的心跳和呼吸頻率，以及更好的壓力反應。[148] 撫觸確實具有療癒的力量。我們內心的渴望是伸出手去關心別人，或感受到與他人的連結，也可以是感受性愛的歡愉。這些都是相同能量的不同表達。創造性的性衝動也是我們創造力的一部分。當我們在連結和表達自我的能力上感到安全和自由時，當我們的能量可以自由循環時，它就會轉化我們的關係，也會轉化為我們所做的東西。另一方面，當它被壓抑時，它會束縛我們、觸發我們，使我們恐懼。它通常會鎖住骨盆。這就是在創傷釋放期間，骨盆內會發生那麼多清理的原因。這也是人們在釋放後會站得更挺直的原因——因為我們在進入療程時，有很多能量被封鎖在我們的核心部位。生物能呼吸法解開了這種性壓抑的張力所束縛的結（能量上和生理上的）。

性創傷

世界衛生組織（WHO）報告了許多專題領域的全球統計資料，其中包括一項重要的估計：全世界約有三分之一，即三五％的婦女曾遭受過身體暴力或性暴力。這種虐待行為大多是由親密伴侶犯下的。[149]聯合國兒童基金會（UNICEF）報告說，全球約有一千五百萬名年齡在十五至十九歲的少女，在一生中曾經歷過強迫性的性行為。[150]在美國的統計數據更為詳細。根據「強姦、虐待和亂倫的全國網絡」（RAINN）的調查，每六名美國婦女中就有一名（超過十七％）是強姦未遂或已被強姦的受害者；在所有青少年的受害者中，八二％是女性；成年的受害者中，九〇％是女性。然而，每十個強姦受害者中就有一位是男性，而有三％的美國男性，即每三十三人中就有一人有過這種遭遇。此外，有二一％的跨性別者、性別酷兒或非常規性別者（transgender, gendrequeer or nonconforming, TGQN）的大學生受過性侵害，相比之下，受過侵害的非TGQN的女性占十八%，非TGQN的男性占四%。美國原住民比其他種族的人更有可能遭受性暴力，與其他統計數據不同的是，這些攻擊大多是陌生人所為。[151]

性暴力的後遺症包括PTSD、性傳導疾病、蓄意或企圖自殺、吸毒、意外懷孕以及各種社會、工作、關係和情緒上的痛苦或相關問題。[152]這是一個包含了許多創傷的懲罰。一次的性攻擊可以永遠改變一個人的生活。它可以改變一個人如何與他人互動，以及他如何建立親密關係。它可以永遠改變一個人對自我的看法，改變一個人對世界是否安全及是否可持續發展的看法，以及為自己的目標而奮鬥是否值得的觀念。在任何一個治療、體驗或創傷釋放小組中，都一定有性創傷的成員。可以肯定的是，這群人之中有某人——這個「某人」可能有好幾個，在組織深處還藏著這種最私密攻擊的殘留物。

然而，儘管性侵害可能是一種傷害、侮辱、痛苦和轉變，但它並非無法修復。全世界的人都能夠找到解脫，有時候他們可以把性創傷拋在腦後。在這個領域內成功的故事比比皆是，因為很可悲的，這是個我們大家都很熟悉的問題。在最近一次生物能呼吸法的培訓研討會上，整個群組都可看到並感受到廣泛的性創傷表達。然後，出人意外的是，治癒的力量讓每個參與學員都驚嘆不已。

雖然個人的「故事」並不是生物能呼吸法課程或培訓的基礎，但當陌生人在一週或十天的時間裡參與共同的體驗時，人類經歷的複雜性就變得顯而易見了。在這個特殊的案例中，在工作坊的前半部分，有幾個年輕女性——我們稱她們為「三人組」，在進行個人對親密關係的反思練習中顯然受到撼動。比方說，在一項練習中，學員們被要求思考如何在臉上看到情緒，以及如何有意識地改變自己的情緒。他們被要求在小組成員中穿梭走動，與對方的眼睛對視，表現出憤怒、喜悅、厭惡或性興趣等感覺。另一項練習和舞蹈有關，特別是把身體各個部位分開來進行放鬆，包括臀部。對於那些把消極、疼痛、傷害、恐懼、自我懷疑與骨盆、感官表達、身體自由或親密關係連結在一起的人而言，這些單純的練習並不那麼簡單。三人組的成員在這過程中時而虛軟垮下，時而跌倒在地，忍不住淚流滿面。

現場第一次出現愛和接納的表現，是大家即時表示允許給予三人組任何她們需要的東西。大家在三人組進行情緒表達時，既不會忽視她們，也不會在她們身旁徘徊。每個人帶著溫暖，純然地允許。當然，引導師提供了更具體的支持，並鼓勵三人組按照他們感到舒服的狀態決定參與或不參與。

隨著課程一天天過去，這幾個女性似乎對自己的不適感變得更自在了。她們哭得更坦然，沒有任何尷尬的感覺；他們待在這小組裡，一旦感到安全，就再參與其中。然後，一些令人驚奇的事發生了。

在一次小組的分享會中，男士們都在談論他們在這工作坊中的體驗——談到他們如何表現自己的弱點，如何一起哭，如何願意承擔情感的風險，如何放鬆自己的警戒等等。然後，一名三十出頭的男子傑瑞德緩緩地說，他察覺到這個小組裡的女士們所透露的潛伏情緒。這些女士們毫無防備的表現觸動了他，他為此而表達歉意。他為「她們在男人手中遭受的任何傷害」，向地球上的所有女性道歉。他代表所有的男人道歉。傑瑞德發自內心的宣言不僅感動了在場的每個人，也讓許多位女性潸然淚下——包括三人組那幾個人，還有其他幾位。很明顯地，她們在生命中的某些時候，也曾是性創傷的受害者，她們張開雙臂接受了傑瑞德的道歉。

這個道歉的後續效應改變了整個小組在剩餘活動中的動態。幾個月後，學員們仍在討論此事。三人組的行為舉止明顯發生了變化；她們的聲音已經被聽見。她們的面容更開闊，笑容更燦爛了，她們能夠更自由地與小組中的每個人交流，參與活動時也沒那麼拘束了。不出所料，她們特別喜歡傑瑞德。其他幾個女人也向傑瑞德道謝——男人們也是如此。整個小組的凝聚力增強了。

多虧了傑瑞德，這群人學到很多東西。其中一件是親密關係對人類來說有多麼重要，以及人類有多麼想與人建立連結。另一件是接納有多麼重要，它不是「容忍」，容忍是假設我們和他人之間仍然有距離，而不是真的伸出手把不同經驗的人拉攏在一起。還有一件事是復原能力的重要性。教室內的每個人都願意改變。每個人也的確都改變了。不管用什麼方式或朝什麼方向改變都無關緊要。但是改變發生了，它為群體帶來了幫助。如果它在三十個人的團體能產生效果，那麼它就能在更多人當中發揮作用。

處理與性有關的問題

性壓抑和性虐待會導致許多形式的創傷，施暴者可能是陌生人、朋友或同事、伴侶或甚至是自己。不恰當的接觸所涉及的行為可能很廣泛，從過分熱情的擁抱到性騷擾和性虐待，再到私人對色情的沉迷。此外，我們別忘了：不管是女性、男性和未確定性別認同者都會遭受性壓抑、性支配和性虐待。這種罪行發生在所有年齡層的兒童身上。

在生物能呼吸法的創傷釋放工作中，我們需要意識到，我們在處理的可能是缺乏適當界限的人，可能是遭受過性創傷的人，也可能是兩種遭遇皆有的人。在任何一種情況下，我們都必須慢慢地開始療程，小心地避免造成二度創傷。首先，由於生物能呼吸法中深層的連結式呼吸有可能會導致過度激發，因此鼓勵呼吸者做比較淺的呼吸。其次，引導師在與處理性問題的呼吸者進行身體接觸時，必須格外小心地運用意識。具體地說，如果呼吸者「洩露」了性慾，讓性慾介入這種非性愛的互動中，那麼雙方就必須設定界限。互動中不能存在隱藏的涵義，因為其目的是協助某人進行深度的、易受傷層面的釋放。

第三，在處理性能量時，保持關於感官覺知的清晰對話也是很重要的，以幫助呼吸者在每一刻都覺察身體內正在發生的事。如果性能量升起，那麼可以問呼吸者：「性能量在你身體內的感覺如何？」通常，這種能量會在骨盆中產生溫暖的感覺。我們會問：「如果你允許自己感受它，這種能量會想流向哪裡？它是想上升，還是留在原地？」正如前面所討論的，只要進入感官覺知，就能讓能量發生轉移和轉化。

在大多數課程中，無論是否專注於性能量，身體的活動都是從核心開始的。臀部通常是最先動起來的地方。當我們喚醒這部位的能量時，振動多半會想向上移動。能量積累，然後轉變為顫抖或鬆解，進而釋放出深層核心的張力。這種運動可能涉及心理治療師威廉・賴希所說的「性高潮反射」——一種我們經常把它與性愛牽連在一起的骨盆的不自主運動，但這種運動是受到克制並被重新調整走向的，它沒有變成性慾的話，就會到達心。來自意識上的性慾是與心靈隔絕的，並活在生殖器的部位，當我們允許它以能量波的方式向上移動時，性就會擴展成更偉大的東西。

不過，有時在一次療程中確實會出現純粹的性反應。如何處理這種情況需考慮各種因素而定。然而，生物能呼吸法的工作一般不是以生殖器官為中心的性體驗。大多數人可以將性能量重新引導為全身的體驗，進而增強創傷釋放的層面。例如，在科羅拉多州博爾德市的一個下午的研討會上，一位女性參與者在課程進行到一半時，突然意識到自己已經變得性慾旺盛了。她的呼吸因為這種自然的反應而加快，也變得更淺，最後短暫地停止了。當她屏住呼吸時（這是性活動中的常見現象），她注意力的焦點從她的全身體驗中轉移開了。引導師意識到這時發生的事，就邀請這位參與者回到她深層的、連結式的呼吸。療程再次轉換了。後來，這位參與者報告說，她已經能夠把性衝動「引導」回她身體的其他部位，超越了傳統的性高潮反應。她說，她的整體感受比性釋放要深刻得多。

我們發現，就算是進行與生物能呼吸法有關的典型骨盆運動，男性通常不會經歷到勃起的狀況。假如有的話，療程的處理方式與上述相同。然而，釋放的體驗通常是充滿能量的，可以是滿心喜悅而不需要用生殖器來表達的。

昆達里尼上升

激發作用常態中的一個例外是強烈的昆達里尼反應。昆達里尼被比喻為有一股電流在脊柱上運行。它可能是強烈的、精神性的，有時是「欣喜若狂的」，並且往往是有意識的瑜伽、冥想和靈性修練的結果。有一個經常與昆達里尼一起出現的名詞是「譚崔」，它在梵語中的意思是「編織」或「系統」，這表示它的本質是一種模式。某些瑜伽和密宗的修行和經文是為了喚醒和釋放人體中的昆達里尼能量，其最終目的是為了靈性的覺醒和開悟。

然而，由於昆達里尼體驗中包含了狂喜能量流動的成分，一些西方人將昆達里尼和譚崔的主要體驗過度簡化為性經驗。但是，在實際上，開啟能量在身體中的自由流動，可能會造成脊柱中出現極強烈「電流」的體驗。能量沿著中樞神經的通道上行，可以產生一種突然的能量釋放，連帶著一段「無念」的時間。昆達里尼覺醒的眾多表現形式中有些包含：顫抖、感覺到熱或光、出體經驗、情緒或心理的波動，以及感覺到有重要的事情正在發生，對靈性的興趣增加等等，可能會在數月或數年內斷斷續續發生，性反應也可能自然而然地發生。

狂喜的挑戰時刻

羅恩已追隨靈性道途並維持靜心冥想的習慣好幾年了。他每天練習冥想、呼吸法和瑜伽。然而，他對自己後來才理解的昆達里尼持續性的反應還沒做好準備（他在日記中用現在式時態記錄了這一點）。

「過去幾個月以來，我有一連串的靈魂出體經驗。這種情況幾乎每天都會發生——每週至少發生幾次，」他寫道。「一陣風吹過房間，把我從地面上掃起。我輕輕地飄進牆壁和天花板，在空中滑翔跳躍。這種感覺是令人愉悅的。擴展、無憂無慮、縱情享受、無拘無束、幸福滿溢的……是如此地釋放和狂喜的感覺。」

當他冥想時，羅恩有時會本能地轉變成激烈的克里亞（kriyas）或「鎖印」的瑜伽姿勢。他意識到自己的腹部有一股能量堵塞，感覺「像鼓一樣緊繃」。

「昆達里尼的能量正從我的尾椎往上衝擊到這個堵塞的地方，並被轉而導向我的全身。我的蘇蘇姆納（sushumna，即通過脈輪上行到脊柱的中脈）的管道被扭曲了，因此沒有足夠的能量穿過這個堵塞的地方。」這時羅恩還沒入睡。他的眼睛刺痛，無法集中精神。這種情況持續了幾個月。

羅恩拜訪了各個領域的專家，他想知道自己的問題究竟是精神、心理、身體上的或是其他方面。有一位內科醫生對羅恩做了測試，診斷出原因為「壓力」。他開立的處方是冥想，這還真是諷刺呀。每次羅恩冥想——他相信這是他受到啟發的關鍵，他都會在冥想過後顫抖幾個小時。基本上他就是在釋放，然後釋放，再釋放。

羅恩最終找到的最重要的資源之一是一名引導師。在他的支持下，羅恩就不會感到那麼孤立無助，而且這名引導師還能提出一些緩解的做法，使羅恩的神經系統平靜下來。他寫道：「能找到一個瞭解我的經驗的引導師令我感到非常欣慰。」

幾年後，羅恩的過程還在繼續。他在生活中找到了平衡，並正在努力地治癒。「我把自己的注意力集中在更深層次的柔軟，以及對於身而為人——生在此身中的感激之情上。」

由於昆達里尼反應的範圍很廣，我們建議生物能呼吸法的引導師對昆達里尼的練習和反應的範圍要有一定的認識。生物能呼吸法的呼吸者激發了他們的自主神經系統，因而挑起容易受傷的弱點，並引發自由的身體表達。他們最私密的感受和經歷都會被展現出來，而引導師要負責保持一個安全的空間。因此，如果在一段療程中發生昆達里尼反應，無論是否是性反應，那麼引導師要監控它的強度，並支持呼吸者完成整個過程。

大多數呼吸者都沒有羅恩的這種經歷，他有太多自由流動的能量。然而，每個人都有過去的歷程，這些歷程可能包括痛苦、功能障礙、恐懼和壓抑。生物能呼吸法的引導師通常看到的是壓力、緊繃、阻塞、疾病、疲勞、姿勢不良、睡眠模式不佳、壓抑的情緒和失去連結的的性能量。生物能呼吸法可以協助調節身體結構、性慾和心——心智和心性。它能幫助釋放組織中的張力，也能解開緊繃的骨盆結構，讓沉睡的身體感覺得到釋放和恢復。它可以幫助我們在能量、身體和性方面的覺察更增強。經過一段時間的練習，即使是明顯緊縮的人也能放鬆。他們會感到更自由、更能連結，並能夠感覺到自己的身體。無論是在課程中或課程外，他們的呼吸和活動都會變得更自然。有了這些工具，他們可以加深和豐富與自我和他人的關係。

總之，我們是一個在複雜的、多次元經驗中的物質生命。我們的工作是找到全然的、慈悲的自我接納。從這個地方，真正的愛可以產生，支持著身體、心靈和生命。

觀照

謝謝你讀完這一章。現在，請花一點時間把你的注意力帶到自己身上。

請閱讀以下的段落，然後閉上眼睛並掃描你的身體。注意你讀到的內容如何反映在你身上。你的體內正發生什麼事——它放鬆了嗎？也許從注意你的呼吸開始，看看它是否能自由地流動。接著，無論你是坐著或躺著，都請注意你的姿勢。你感覺平衡嗎？或是你的身體有緊張、疼痛或不舒服的感覺？留意你身體的不同面向，包括內在和外在的緊繃感。深吸一口氣，然後用嘴巴吐氣。接下來，觀察你的想法——你的念頭是不是通常聚焦於你本身以外的所在？如果外在有什麼東西吸引你的注意，此刻你能放下它嗎？

現在，想一想本章的內容是否引起你內心的共鳴，以及這種共鳴是否與你或你認識的人有關。如果有一些觸動你的因素——正面的、負面的、情緒上、身體上、精神上或其他層面的體驗，那麼，它像什麼感覺？或者你覺得你在閱讀關於自己的一些很私密的、個人的或很真實的東西，也許你不喜歡你讀到的內容，那是什麼呢？你的反應是因為這些訊息正揭穿、挑戰、滋養你或其他原因嗎？有可能那是某些你心裡沒有注意到的事，或是你曾經忽略或已遺忘的事，它們可能還在發揮作用，並藉此讓你知道它們的存在嗎？也有可能這些資訊喚醒了你的內在，也可能並非如此。你才是那個下判斷的人。

當你讀完這段文字，閉上雙眼並做完觀照後，請張開眼睛，並將注意力帶到你周圍的環境。聽一聽聲音。注意你看到什麼？在各章節之間，也許可以做個簡短的散步，或隨著歌曲舞動身體。四處走動一下，重新就定位，然後準備好進入下一章。謝謝。

第8章

創傷駐留在哪裡

人類生來就很脆弱。雖然有許多動物來到這世界時就能自力更生，有些動物完全不需父母的督導，但其他動物則需要照顧。例如，海龜在人煙稀少的沙灘上孵化，然後自行走向大海，因為母龜早就離開了。在其他物種中，如長頸鹿、馬或鹿等這類哺乳動物的母體足夠龐大，可以讓牠們的嬰兒在體內長時間孕育。就像烏龜一樣，這些幼小動物出生時就已經發育完成了。然而，有許多動物生下的卵或幼子是需要很多照顧的。牠們的後代出生時眼睛可能還未張開，也可能需要依靠父母的體溫才能生存。

除了這些基本的生理需求外，還有一個變數似乎對後代需要獲得多少照顧占有重要的地位。如果大多數生存訊息都是「天生注定」的，那麼後代的小傢伙們立刻就能自食其力了。但如果後代還得經過訓練，需要理解生存情境和細微技巧，那就另當別論了。我們需要向父母學習的東西越多，我們待在家園的時間就越長。

當人類的嬰兒出生後，需要持續多年的照顧。根據美國疾病控制中心的統計數據，嬰兒出生後的頭兩個月內，如果沒有人幫忙是無法抬起頭的。他們通常在大約四個月大時會第一次翻身，再過兩個月後才能坐起來。他們甚至要到大約九個月左右才開始會站，在一歲左右才開始試探性地邁出第一步。但這種極其微妙的狀態僅是個開始。生存技能（比如走路和餵自己吃東西）則需要一年或更長的時間。他們需要依賴成人來駕馭世界，這樣的狀況通常要維持十年以上，而大腦的一些發育會持續到成年初期。這就是我們為了繁複度所付出的代價。[153]「人類擁有高度發達的大腦，能夠處理複雜的推理、溝通和社交互動，同時滿足我們成人身體的生理需求和能力，因此人類需要花更多的時間來獲得這些能力，這是生物進化權衡作用的一部分。」[154]

想想看，在這漫長的過程中有多少機會造成創傷。對於鹿來說，創傷可能就在一棵樹後或某個拐彎處等著。那些幼鹿在生命初期，也許剛出生不久後就可能面臨逃命的必要。但是對於人類的嬰兒來說——就如在餘生中一樣——創傷可能複雜得多了。

創傷的起源

無論父母把我們照顧得多好，我們這些脆弱的人類還是可能受到創傷。不管是環境或是人際關係，一定會發生一些讓我們覺得不安或傷害我們的事情。它可能發生在子宮內、生產期間、出生後或生命最初的幾年。等我們掌握了更複雜的社會技能後，創傷可能來自家庭的動態、學校或社區的社會動態、對父母的擔憂——也許是他們工作壓力很大，或因為從軍而離家——或是來自單一事件的結果。也許是某個學校發生槍擊案，不管是近在咫尺或遠在天邊，或是有家庭成員死於暴力。它可能來自母親服用的藥物、一次意外事故、各種形態的虐待，或照顧者的死亡。想想看有身體、心理、發育或學習障礙的兒童可能遭受的創傷。「正常生活」會拋出許多曲線球；超乎尋常的挑戰對幼小的心靈來說，尤其是負擔。

由於我們的大腦天生處理壓力的方式，兒童和成人可能都不記得一些創傷性事件。即便如此，這種「發展性創傷」在人類的經歷中還是很常見的，它會在身體中占據一席之地。我們如何對付創傷，是一個推動了幾十個研究領域的話題，其中的許多領域在本書中都有涉及。不過，為了將它簡化，讓我們從一些假設開始：

- 我們都會在生命過程中經歷和積存創傷。
- 沒有兩個人會以同樣的方式經歷一件特定事件。除了純粹的「觀點」差異之外，評估人們如何解釋世界或特定事件是不可能的。個人、環境、生物和心理變異的數量和類型太多，難以統計，也難以分析。

- **一種應付創傷的手段所牽涉到的是每個人神經系統的復原能力。[155]我們之中的一些人只是需要更長的時間才能恢復到中性狀態。更何況「中性狀態」對每個人來說也都是不同的。**
- **我們生命最初幾年承受的創傷，是如何塑造我們的。**

研究人性的系統、理論和方法有數十種。它們都贊同，我們出生的頭幾年對於我們會成為什麼人、我們在成長過程中的思考和感受，以及我們在生活中做出的決定都極為重要。心理學家和諮商師研究這些理論和系統，最終選擇一種方法來進行自己的工作。他們可能主要聚焦在條件行為、認知、人格、社會心理學或人類發展等領域。他們通常會選擇某位理論家所發展的特定模式，然後從該模式定義的一套「工具」中來建構自己的實踐方法。有幾種理論已經成為我們關於人類狀況對話的主流。

壽命和人格發展

回顧心理學家和其他研究人員在探究人類如何發展的各種方法，真的令人驚嘆不已。弗洛伊德提出了他著名的性心理階段，愛利克・艾瑞克森（Eric Erickson）對它們做了修改，形成了社會心理發展的概念。尚・皮亞傑（Jean Piaget）專注於認知能力的發展，觀察兒童在成長過程中的推理、邏輯和道德觀念如何變化。勞倫斯．科爾伯格（Lawrence Kohlberg）最感興趣的是道德發展，他把道德發展與一個人對正義的理解連結起來。儘管研究人員和心理學家對所有這些方法和其他途徑都提出了批判，但大家都認為，思考終身發展會改變人們對人的看法——甚至在心理學中增加了全新的領域。

創立了分析心理學的卡爾．榮格（Carl Jung）也影響了許多思想領域——從精神病學到文學，再到哲學和建築學。他的學說基礎牽涉到人們如何透過他們的顯意識和潛意識的元素與他人區分開來，最後達成個體化。榮格確定了幾個關鍵的概念，包括外向／內向、集體潛意識和原型。這些原型特別有意思，因為它們被認為是所有人類都能理解的共有形式。它們包括：重大生活事件的相關性（如出生和婚姻）、中心思想（如天地創造和啟示）、以及人物（如上帝、母親、父親、智慧長者、英雄和騙子）。原型人物出現在音樂、文學、社會和心理動態中，比如當人們提及自己的陰影面或一個人的對立面（即：少女和老嫗）時。像這樣的用語已經成了我們的基礎語言。

更近期的傑佛瑞．楊（Jeffrey Young）發展的基模療法（schema therapy），它的假設是：當童年的需求無法得到滿足時，人們會採取特殊的行為方式來應對。基模療法借重許多與心理治療和依附理論有關的概念，將重點放在人們容易受觸發的模式，這些模式為人們的一生帶來困難。比方說，一個與遺棄基模抗鬥的人可能會被觸發的是他之於別人的價值，這可能連帶地為他的人際關係帶來壓力。楊氏確定了十八種具體的基模，包括無法信任／傷害受虐、被人遺棄／不安定、被剝奪感、缺陷自輕／羞恥感、依賴／無能、失敗自卑、特權和自我犧牲等。

楊氏表示，基模儲存在杏仁核內，即戰逃反應的中心，人們對觸發因子的反應方式與我們其他的自駕式反應類似。「所有生物體對威脅都有三種基本反應：戰鬥、逃跑和凍結。這些反應可以對應到過度補償、迴避和投降這三種應對基模。」他說（原文中的重點）：「從廣義上來講，戰鬥是過度補償，逃跑是迴避，凍結是投降。」[156]例如，「投降基模」或「凍結」可能和被動地屈服於我們被遺棄或覺得羞恥的問題有關。在迴避基模中，一個聚焦在失敗自卑困境的人也許會拒絕一份新工作，以「逃離」觸發因子。「反擊者」可能會採取過度補償的措施，做出與觸發因子所暗示的意義相反的事情。在這一點上，一個有缺陷自輕基模的人也許會表現得很「完美」，這完美很可能會招來批評。

基模療法在最具挑戰性的環境中被證明已經獲得成功，例如對刑事罪犯、飲食失調者，以及被診斷患有最慢性、最根深蒂固的心理健康問題的人，如邊緣人格障礙和自戀症的患者。[157]

在所有這些心理學和社會學的方法中，思想家們都是透由對他們有意義的特定觀點來看待人類發展的。他們找到了思考個人、家庭和更大的社會群體的方法。在生物能呼吸法中，雖然這些主題有許多都很有意義，並且可以作為「工具箱」的一部分，但有一個人的觀點被證明是特別有用的。因為他把我們的思想和感覺與我們身體的運作方式結合起來，威廉．賴希是我們所知道的第一個進行身體釋放實驗的人。

賴希與身體

心理治療師兼作家的威廉．賴希一開始是弗洛伊德的學生和雇員，但他很快就成為第一個注意到身體如何留存案主在療程中所說的緊張感的治療師。他創造了一個叫做「肌肉盔甲」（muscular armoring）的名詞，他說這能展現出一個人的個性如何在他的身體內活動。賴希注意到，這種盔甲似乎分布在人體的七個「帶」上，這啟發了他將治療性的撫觸融入他的療程中。有了這個基礎概念，身體釋放的想法就誕生了。賴希的研究繼續影響著完形療法、生物能量分析和原始療法，並開創了身體心理治療領域——第一個「身心結合」的療法。

儘管賴希非常傑出，但他的一生卻證明了人類天生就是脆弱的。他既是一個受傷的人，也是一個不完美的科學家。他自身的成長背景很複雜。賴希出生於一個不太務實的猶太家庭，於現在烏克蘭境內的一個農場長大的。由於地處偏遠區域，賴希和他的弟弟都是在家上學，直到他發現自己的母親和他的家教老師有染。他在日記中寫道，他對於要不要把這件事告訴他那咄咄逼人又善妒的父親感到很掙扎，但他最終還是這麼做了。自此以後，他的家庭生活起了翻天覆地的變化，據說賴希為此感到非常內疚。孩子們被送往一所男校就讀，而他們的父親則開始長期虐妻的日子。她的母親最後在一九一〇年自殺，父親則於一九一四年去世。俄國人在一九一五年入侵，賴希於是逃亡，再也見不到他的家或所屬財產。除了這個故事——這是他發表的第一篇論文的主題，賴希的日記還包含了許多有關他年輕時性生活的細節，他的性生活多變、前衛，並為他未來的一些研究提供了資訊。[158]他是一個矛盾的靈魂，有著偉大的想法，無所畏懼。

在後續的專業關係、評論和發表的文學作品中，賴希毫無節制的生活和表達自我的方式引起了爭議。例如，在他身體工作的練習中，他注意到患者會形容脈動和「電流」會「流過他們的身體」。[159]聽起來很熟悉嗎？應該是這樣。生物能呼吸法的引導師每天都在跟這些「電流」打交道，科學家們已經證實了它們的來源。賴希的患者們所說的就是自主神經的張力釋放後所產生的顫抖和鬆解，但這在當時絕對是個打破常規的想法。

此外，正如本書第七章中所討論的那樣，性能量已被確定是一種強勁釋放張力的有效方式。在一九三〇年代，賴希等人表示贊同「生命的生物電學理論」，這個理論假設「性能量的本質就是電能，基本的生命過程是它的自發性搏動、節奏性的擴張和收縮。」

[160]他還發現他的患者普遍都受到性壓抑。有爭議的是，賴希把與性有關的能量稱為「奧剛能量」（orgone），他把它與宇宙能量，甚至是上帝連繫起來。他談到性關係是增進情緒健康的機會。賴希最具爭議的努力成果之一是他開發了一台奧剛能量儲能儀（orgone energy accumulator），那是一個他希望能用來收集這種生命能量的盒子。科學界對這個概念嚴加批判的反應，最終導致賴希在這領域裡跌落神壇。

不過，還是有熱情的支持者擁護賴希。一名專門研究意識和生命能量之間關係的精神科醫師理查德・布拉斯班德（Richard Blasband），就把賴希的做法融入了自己的工作中。他在一篇書評中，解說了賴希性觀念的精髓。「對抗快樂的情感盔甲在兒童時期就已形成，並由一個對於性抱持否定態度的社會延續下去……（影響了）性愛擁抱中的滿足感和喜悅感的品質。」[161]從根本上來說，賴希相信唯有蘊含愛的性愛才能為人類的體驗賦予豐富性。「原始驅力是不受盔甲阻攔而走向世界的衝動，源於自我的最深處——愛與情欲的交融。續起驅力是已被扭曲的原始衝動，它們透過心理和肌肉盔甲來表達——成為沒有愛的性、性虐待、色情。可悲的是，在西方社會，原始驅力鮮為人知；續起驅力卻被認為是『常態』，是一個人的『天性』」。[162]

賴希發現這些能量也是一面鏡子，可以映照出一個人的童年和家庭發展。他提出了一個人類狀態的模型，其中的能量是所有物質和空間的主要組成元素。他表示能量對所有的生物體都很重要，是一種宇宙的生命勢能。他並非第一個提出這種論點的人。幾千年來，吠陀傳統稱呼這種能量為普拉那，即生命的氣息。中國人稱之為「氣」。在這種整體的觀點下，賴希與患者一起處理他們個人和關係的問題。他看到了能量如何在他們的身體內流動，緊張感如何阻礙他們的行動，以及在張力釋放後，他們如何以不同的方式穩住自己。儘管性議題是一個主要的重點領域，但它並不是唯一的。他還認為，童年的發展對於一個人如何看待他自己生活的每一部分都是至關重要的。賴希熱愛的是整體主義。

所有這些要素都是生物能呼吸法工具箱中的主要工具。它們將家庭、生物學、環境、DNA、世界大事、社會、成長和性情匯集在一起。它們需要情感、認知和靈性——心和 kokoro。在本書中，我們已表明生物能呼吸法整合了許多不同學者與模式的思維和方法，有些已有幾千年的歷史。當我們靠近呼吸者的身體時，童年的發展是我們思考的最後一個基本關鍵，因為它是如此豐富的訊息來源，也是療癒關鍵線索。

現在讓我們更仔細地看看賴希和他的同事們是如何認為張力被銘記到我們的身體裡的。

賴希的人格結構

一九四〇年代至一九五〇年代初期，賴希的一位學生亞歷山大．駱文（Alexander

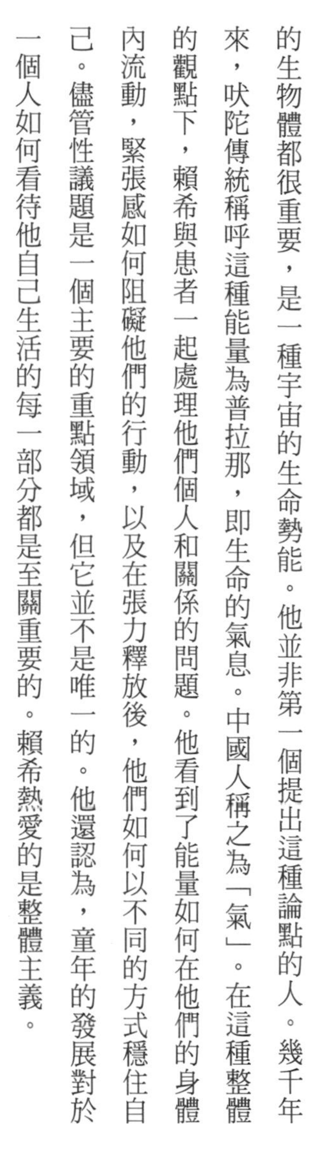

Lowen）和另一位同事約翰・皮爾拉科斯（John Pierrakos）共同發展了一種新的身心心理治療法，稱為生物能量分析法（bioenergetic analysis）。就如賴希的理論一樣，生物能量分析法假設存在人體內的能量塊就是慢性的肌肉緊張。除了賴希的理論外，駱文還增加了其他的重點領域，包括接地氣，以及弗洛伊德的幾個概念，如移情作用、反移情作用、說溜嘴和戀母情結（Oedipal）問題。

駱文還發展出一個理論，擴展了童年發展在人格結構中的重要性。他推測我們每個人都有三個「分層」，是圍繞著一個核心建構起來的，如同靶心或洋蔥。這個模型被稱為「人格結構的形態」（Formation of Personality Structure），它所建立的基本前提是兒童會向父母尋求快樂和安慰。如果他們遭受剝奪、挫折或懲罰，自然會產生焦慮。根據剝奪的長期性和強烈程度，防禦會往核心層不斷地深入。

最裡面的一層是心，我們從這裡向父母索取愛。包覆這一層的是：情緒；其次是我們的身體，或者說是肌肉層；以及最外層的自我層，即我們呈現於外在世界的那一層。駱文認為每個人的生活裡都存在著緊張、焦慮和創傷，而且我們每個人都在控制這些焦慮的表現。這個模型顯示了張力潛入得有多深——我們就必須因此進到多深的地方來釋放它。在生物能呼吸法中，著重的是身體層或第二層。然而，當我們在處理肌肉的張力時，周圍的兩層也會得到放鬆和支持。因此，當身體獲得活動的自由，能量就能在全身系統中移動。這使得正向和支持性的面向能夠取代防禦。

一旦我們進入核心層，我們便會解開心的能量的使命，那就是被另一個人滿足。慢性肌肉的張力一旦消散，心臟就能建立這種連結——這使得自我和情緒的表現得以打開、浮現和釋放。隨著釋放，心的能量就有機會到達外圍並影響人格的最外層。心的能量是很強大的，當它向外移動時會影響到每一分層。這整個過程在我們進入肌肉層時就發生了。我們通往肌肉的「入口」是身體的特定局部或是「帶」。

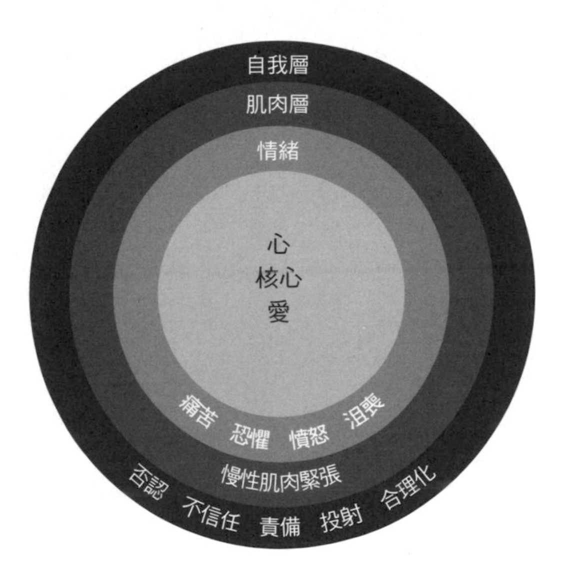

感官覺知2.0——張力帶

賴希認為，當肌肉收縮時，能量就不會流遍全身。他以盔甲作為比喻來說明這種收縮，因為這是一種保護性的反應，然而，正如我們所知，這種保護性的努力實際上是有害的。在試圖迴避創傷時，我們無意中把它鎖進了我們的組織裡。當我們迴避感受、知覺、情緒和性反應時，我們會引起肌肉痙攣、運動能力下降和姿勢錯位。賴希相信，我們甚至會把自己的「性格」如盔甲般

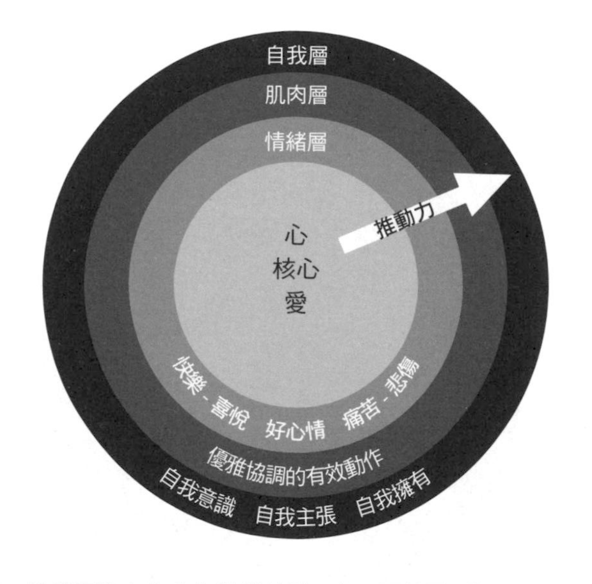

圖中的「靶心」描繪了駱文的人格結構基礎。上一頁的圖形說明了人類在面臨剝奪時的發展。下圖則顯示了愛和支持的正向表現「照亮」了核心，軟化了情緒層和肌肉層，讓心臟／核心能量向外流動。

武裝起來，導致情感僵化、缺乏活力和不良的人際關係技巧。他說，盔甲是我們試圖阻止情緒的自然釋放，盔甲的證據是很明顯的，它不僅體現在我們的舉手投足之間、我們如何與他人互動的層面，甚至會展現在每個人的體型上，這在童年時就已經決定了。

在生物能呼吸法中，我們從身體的活動方式，以及它們似乎被卡住的地方看到了盔甲所在。我們的觀察與賴希的「身體局部盔甲理論」（Segmental Armoring Theory）一致，在此理論中，他確定了七個局部或張力帶，它們與脈輪能量系統大致相關。賴希是第一位將這能量系統與

七個張力帶

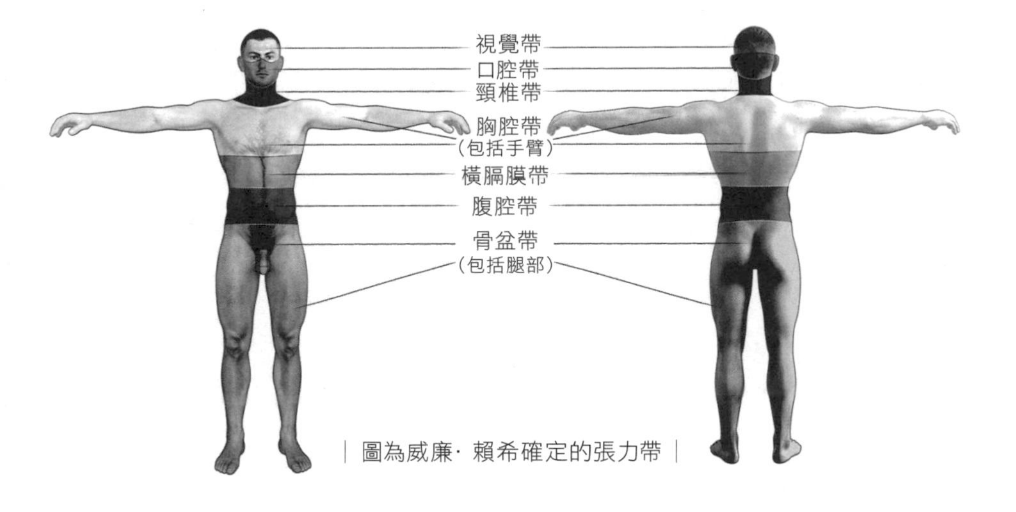

｜圖為威廉·賴希確定的張力帶｜

心理學連結起來的西方思想家，儘管他在著作中並未使用「脈輪」一詞，但其概念是相同的。能量從骨盆底到頭頂，沿著脊柱上下流動。就像橫跨河流的水壩一樣，身體的張力帶與能量流成直角。這種張力實際上阻擋了我們生命勢能的流動，其結果在身體上是顯而易見的。身體的組織對這幾個局部戴上盔甲，以防止創傷，並達到心理平衡。當然，經過日積月累後，顯然這種「保護性的努力」實際上會損害我們的平衡，滯留了創傷並降低我們的生活品質。

一個人在生活中經歷的創傷類型決定了身體對創傷的展現。此外，童年、家庭和社會對身體某些部位的制約，會使我們在這些部位或多或少變得敏感或是武裝起來。例如，生長在一個性慾受壓抑的家庭可能會使一個人的下半身收縮。一次毀滅性的心碎經驗可能會導致他們將心臟周圍武裝起來。不被允許口頭表達會使喉嚨和下巴周圍收縮。

走在陽光下

安德烈三十歲時來到生物能呼吸法的執行師普雷瑪．麥基弗（Prema McKeever）這裡，參加為期一週的密集訓練。安德烈說，他極度恐懼。他有過度敏感的驚嚇反射，很難放鬆，而且無法在人際關係中表達自己。「事實上，在他二十八歲時，他有過一段遠距戀情，一開始很不錯，」麥基弗回憶道。「當他們見面時，這對情侶有著神奇的連結。但當女孩告訴他說她愛他時，安德烈根本就愣住了。他想把女孩推開。他說他臉上的骨頭開始痛起來——他說當女孩靠近他時，就像走在陽光下一樣。」這些都是非常驚人的、強烈的描述。

安德烈是三胞胎之一，出生時只有三磅重。從他嬰兒時期的照片，可以看到他被放在保溫箱裡，上面布滿了電線。他說，他的家人從沒有談論過他在保溫箱裡待了多久，但是很明顯的，他在嬰兒時期沒有被長時間地抱著。麥基弗說，當她見到安德烈時，她發現他無法跟別人的眼神交流，他講話也支離破碎的。「他那時在功能性凍結反應的狀態，」她說。「他實在太害怕了。」

他們的生物能呼吸法課程從最上面的張力帶開始。「有很多釋放，安德烈說他感到很開放，」麥基弗說。「當我們到了第四個張力帶，安德烈在這裡做了一些心臟部位的鍛鍊，他能看著我的眼睛了。他開始交談和分享。有一次，他停下來說：『哇，我有很多話要表達。我的心是敞開的。』他終於沒有那種羞愧的感覺了。他內心感到溫暖——也感受到愛。」

瞭解每個張力帶的相關資訊，能幫助生物能呼吸法的引導師和呼吸者在課程中確定感官覺知。這個過程的運作方式是注意到某個特定部位的緊張、收縮或其他感覺，然後「吸氣」進到這個部位，或在吸氣時把注意力集中在這裡。另外，根據身體這部位的移動情況，引導師可能會利用撫觸來協助或解開動作。

在生物能呼吸法中，我們由上往下移動，這使得受困的性能量在釋放時能向上移動再排出去。就像水會尋找阻力最小的路徑一樣，能量總是在尋找空的空間。因此，我們從頭部開始，藉由消除肌肉緊張和情緒阻礙來為能量清出一條通路。

以下內容是張力帶的概述和說明，使你對這種方法有更多瞭解。我們在此匯集了關於張力帶是什麼，與每一個張力帶相關的情緒表達為何，以及張力如何滯留在每個地方的訊息。在本書的第三部，我們將討論如何在療程中處理特定的張力帶。每個張力帶的輔助練習和靜心都被詳列在附錄中。

視覺帶：眼睛、前額、頭頂

情緒表達：猜疑、開心、輕蔑、疏離、防衛、爭鬥、憤怒和悲傷

在俄語中，我們說：「恐懼有一雙大眼睛。」恐懼充斥著一切，它在臉上表現得非常

明顯。當我們突然抬起頭，驚恐地看到一隻熊站在我們面前時，我們會做什麼？我們的眼睛會睜得大大的。對於一個不斷在看、不停地聽和準備面對危險的人來說也是如此。因此，視覺帶中的張力就像在問：「下一個危險會從哪兒來？」

持續的恐懼和壓力會造成頭痛；在前額、臉頰、太陽穴和枕葉的緊繃；耳朵周圍、眼球和瞳孔周圍的肌肉緊繃；甚至是頭皮掉髮。在戰逃反應被激發的極端情況下，比如在戰爭環境或不安全的家庭環境中，恐懼可能會導致管狀視覺。在這種情況下，人們會自動遮住他們所看到的東西。視覺帶也會受到挫折感的影響。當我們感到壓力和挫折時，儘管我們的能量都傾注在過度活躍的頭腦中，也無法好好地集中注意力。

我們在生物能呼吸法已經處理過的一些個案中，他們在釋放了戰逃的張力之後，經歷了這個張力帶出現的重大變化。有時，聽力減弱的情況會有所改善；更多時候是視力變得敏銳。有一個案例的呼吸者恢復到不戴眼鏡就能清楚讀出藥品的標籤文字了。此外，我們也看到一些與身心醫學相關的視覺缺陷的改善——這些缺陷是由內在衝突或壓力而引起或惡化的。舉例來說，雖然雷．查爾斯（Ray Charles）的失明通常被認為是青光眼引起的，但我們這一行的人都懷疑，他的失明是否是因為他目睹了他哥哥溺水的創傷而造成的。當時，查爾斯只有四歲。他七歲時就失明了。如果能和他一起進行創傷釋放的工作，是不是會很有趣呢？

口腔帶：嘴巴、頦、鼻子、下顎、耳朵

情緒表達：輕蔑、厭惡、渴望、欲望、恐懼、痛苦、憤怒、連結、自我意識和存在感

在衡量身體的力量時，有幾處不同的肌肉分別在不同的類別中占上風。心肌被認為是運作最辛苦的。小腿的比目魚肌能展現最大力量的牽引力。臀大肌是人體內最大的肌肉，在髖關節伸展時能發揮爆發力和動力。當然，子宮能以足夠的力量來伸展和收縮以控制分娩。這些排名靠前面的肌肉裡還包括咬肌。一般人的咬合力在一一七到二六五磅之間[163]，這意味著創傷性壓力的表現可能是顳下顎關節（temporomandibular joint）的極度緊張和明顯的疼痛症狀。我們的嘴巴是我們表達的關鍵，它與我們如何消耗供養我們的東西有密切的關係。在與人交流時，我們經常會看著別人的嘴巴在動；與臉部的貼近接觸也是非常親密的。我們身體這部位周圍的整個區域都是強而有力的。

現在，想想看有高強度口腔帶的人，例如法庭律師或股票經紀人。我們經常會看到「A型人格」的人有個結實的下顎向前突出。他們下顎的肌肉可以持續收縮，或是你可能會看到下顎肌肉在跳動。這些人不管在睡著或清醒時會經常會磨牙。他們會感到頭

痛。如果他們是階級制度中地位較低的人，他們可能會在平衡自信與害怕受譴責之間掙扎著。他們可能會感到強烈的憤怒，但又不能開口說出來。如果他們是地位較高者，他們可能會感覺世界的重擔都掛在他們所說的每句話上。

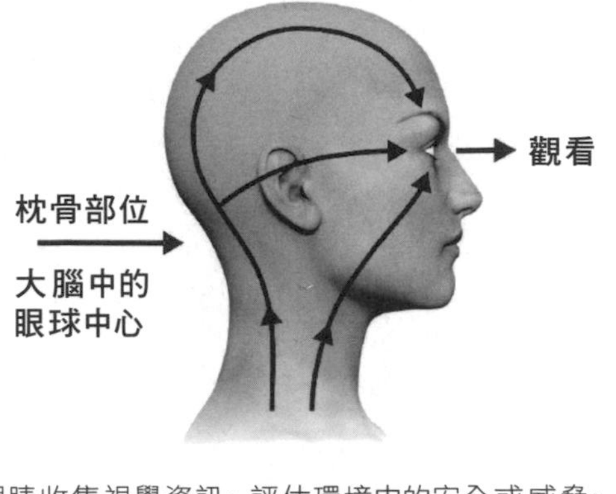

眼睛收集視覺資訊，評估環境中的安全或威脅，並將神經脈衝發送到枕骨部位進行處理。然後，我們的身體透過移動或儲存其產生的張力，做出相對的反應。

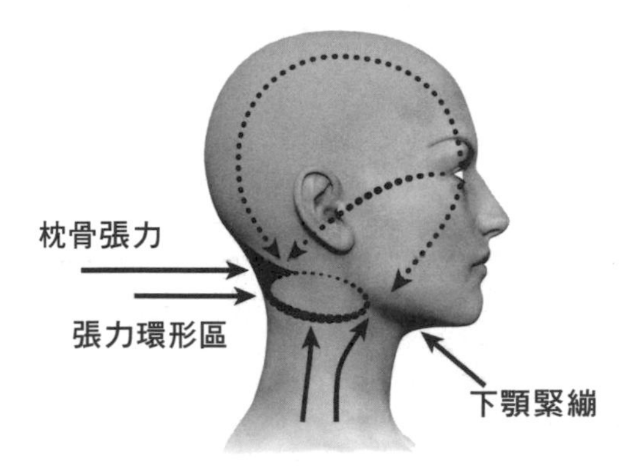

這張更詳細的圖形顯示了張力如何根據視覺帶和頸部後方的能量流動而聚集起來。根據我們所遇到的威脅，張力可能會匯集在枕骨附近的環形區，以及下顎和上頸部。

娜塔莉突破了

娜塔莉第一次參加生物能呼吸法的培訓工作坊是因為她患有憂鬱症、焦慮症和上癮症。在為期多天的工作坊剛開始時，她就利用鍛練「口腔帶」來解決這些問題。娜塔莉的表達與她的嗓音，這與喉嚨、下顎和脖子有關，這是個「令人驚恐的區域」。起先，當她聽到自己的聲音時，面臨了極大的恐懼。這是她對於自己在印度果阿這個關鍵日子的描述。

「在課前的練習中，我們找人搭檔進行了一項叫做『獅子心靜心』的練習。在這個練習中，我們和自己的夥伴面對面進行眼神交流，並用身體、臉部表情和聲音來模仿一頭保護自己領地的獅子。雙方同時間開始進行。基本上，這是一種宣告和維持界限的練習——這對我來說是一個很新的概念。」

「當我的同伴對著我發出『嗷嗚～～～』的聲音時，我立刻畏縮而且倒下了。當我試圖用自己的聲音來對抗我的獅子同伴時，我的身體變得虛弱、顫抖，充滿噁心感。我不但吐出來，還大哭，然後癱倒在地上。接著，在站在我兩旁的引導師溫柔的鼓勵下，我被扶著站起來繼續練習。噁心和撲倒的情況一直持續到我真正找到自己的聲音為止。」

「這是一個解放的時刻。我不但找到自己的聲音來聲明界線，還清楚地看到自己還是個孩子，害怕著父親多年前的憤怒。我的一部分生命彷彿被凍結在由這個創傷所引起的狀態中。而現在，我終於能夠以一個成年人的身分穿越它。我可以看到我自己的生活行為模式——在無力招架的狀況中崩潰，為生存而保持渺小。」

「我自己的聲音表達會引起噁心和嘔吐，事實上是有道理的。在我的整個童年，我不斷被提醒說：『囝仔人，有耳無嘴。』在我的家庭環境中，根本沒有個人表達這種選擇。在這次生物能呼吸法的練習中，我接觸到一輩子受吞忍、被填塞和壓抑的表達。多虧我在這次工作坊中感受並得到的安全感、指導和資源，讓它浮出表面並完全釋放。」

「這個練習之後的整個呼吸鍛練課程，是先前練習的系統性延續。在呼吸過程中，使用特定的身體動作來處理喉嚨和頸部的筋膜、胸鎖乳突肌、以及下顎的張力，同時保持有意識的、連結式的呼吸模式。「在課程中的某個時刻，我『出神了』，我遇見一個生動的記憶，它和濕羊皮的獨特氣味有關。在這記憶中，我看到了自己七歲左右時父母臥室裡的一幕。父親對我的母親施暴，我親眼看見他強暴了她。在這段記憶裡，我可以聽見母親的尖叫聲。我可以很詳細地看見掛在他們臥室牆壁上的一幅畫，一幅馬匹正在奔跑的畫，這些東西我已經完全忘記了。我還能看到和感覺到我腳下地板上的羊皮地毯。我倒在地毯上，把臉埋在毛皮裡哭了起來……就是那濕羊皮的味道。」

「這段感覺彷彿是永恆的時刻，其實發生在我的同伴把我帶回身體之前的片刻，他引導我脫離我所陷入的崩潰和蜷縮的狀態。我繼續深呼吸，感到我核心部位出現一陣顫抖，有一種想要移動和伸展身體的欲望，我用胳膊和腿推和踢，然後流出情緒釋放的淚水。」

「回到資源連結後，我產生了一種巨大的決心和寬恕感。我對我的父母以及我們共同經歷的一切，對促成我在那一刻參加了那個工作坊的一切，感到無比的愛和感激。我還有一種很重的東西要被抬起來的那種強烈感覺——像是要掀起一條又厚又黑的毯子。有些一直存在我生命裡的東西，要從我的生命中移走了。後來，我意識到這是憂鬱症離開了我的身體。留下這種全新的開闊、輕盈的感覺，我從來沒有感覺像這樣活著，從來沒有感覺到能與自己或他人如此相連。我可以維持和別人眼神交流而不會難為情地把眼光移開。我感到很踏實，很快樂。

「這個療程不僅是一個突破，它還改變了我的生命。」[164]

頸椎帶：頸部深層肌肉、舌頭

情緒表達：自憐、無助、渴望、傷痛、恐懼、痛苦、盛怒、自由和創造力、自我表達

口腔帶和頸椎帶是緊密相連的。雖然嘴巴被歸類在口腔帶中，但要把頸椎帶看成是「聲音」。即使有些人吸飽了氣想發出聲音，有時也發不出來。他們的喉嚨根本不允許聲音竄出來。他們小時候可能受過訓斥，被禁止發出聲音來表達自己。等到成年後，我們會因為個人原因和職業因素而憋著不說話；我們可能會在壓制自己想說的話之後，隔天早上醒來時喉嚨痛。我們可能會經歷喉嚨和頸部的慢性緊張，氣管和聲帶僵硬，以及呼吸受限。頸部緊張會使人們將頭頸部縮進肩膀，像烏龜一樣把自己縮進「殼」裡。這些緊縮不但讓我們閉上嘴巴，還會影響我們的創造力、我們內在自我的表達。

想像有個後院裡擠滿了小孩，他們以自然而毫無拘束的精力到處奔跑。突然有個大

人嚷嚷要所有人安靜下來。這時孩子們就吞下了自己的聲音和創造力。例如，經常被說「噓……」的人可能擁有天賦，但他們即使成年後也會發現自己無法在眾人面前展現自己的才華。

胸腔帶：肩膀和肩胛骨周圍的肌肉、胸部、肋間肌（肋骨之間的肌肉）、心臟、肺部、手臂和手

情緒表達：深層的內心感受、悲傷、哀悼、渴望、愛、恐懼、暴怒、氣憤、喜悅

胸腔帶是一個深受童年時向外尋求快樂的衝動所影響的部位。當我們的成長需求得不到滿足，反而被剝奪或懲罰時，就會產生慢性的緊張。對於成年人來說，心碎的創傷經驗也會造成這個部位打結。不管是哪種情況，有時一個人可能要經過好幾年才能恢復，有些人則永遠無法復原。我們武裝胸腔帶的盔甲可以保護我們的心臟，但它並不止於此。心經從腋窩開始，沿著手臂內側一直延伸到小指。這就是肩膀周圍的張力也會阻撓心臟向周邊流動的原因。隨著肩膀的僵硬，胸腔帶的張力會以胸部塌陷的狀態來表現，進而影響到肺部。這會讓人看起來好像掛在衣架上那般懸著。在另一些情況下，身體這個部位的張力會在與人互動時清楚地表達出來。最好的例子就出現在用擁抱來跟別人打招呼時。

如果我們擁抱一個不期待被擁抱的人時，他的身體可能會變得僵硬起來。擁抱變成了拍背，骨盆會向後突出以避免接觸。不想要擁抱的人會做做樣子，但不會順應地被擁抱。這意味著當我們接近一個剛認識的人時，我們可以瞭解他的情緒狀態。他是善於表達的，或是拘謹而含蓄的？我們的神經系統會立即做出反應；我們本能地知道自己是面臨威脅的或是安全的。

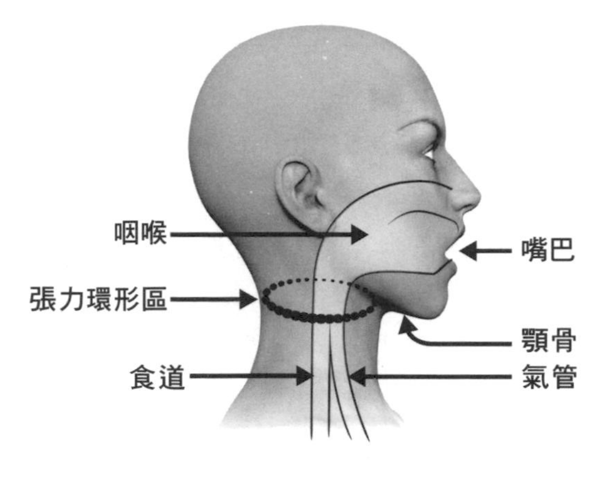

一個人的「聲音」——他說話的能力，不管是實際上的或象徵性的，都會受到各種因素的影響。通常，口腔帶和頸椎帶都會造成頸椎帶形成張力，這些張力分布在下顎之下的一個環形區。

在生物能呼吸法中，我們可以看到不同文化或宗教團體的人，在不同人際條件下所呈現的胸部緊繃或放鬆狀態。例如，我們注意到，來自南美洲和地中海區域的人，比來自斯堪地納維亞半島國家的人更容易彼此接觸，也更容易表達自己。也許是天氣的緣故吧。在其他情況下，可能與人口的多寡有關。在印度，人們見面時通常不會與對方有接觸，而是選擇以護胸的合十（Namaste）手勢來打招呼。在其他情況下，我們是否允許我們的胸部與他人碰觸是深植在文化中的。一般來說，越是正統的宗教，或越是在殖民地區，就越難發現人際間的接觸。比方說，傳統的猶太教和穆斯林的男性甚至不能與任何沒有直接親屬關係的女性握手；在曾被殖民的亞洲諸島嶼中，那些遵循基督教教義的人比那些較為傳統的人士更不可能在身體方面表達自己。

這些文化的規範代代相傳。在支持撫觸的群體中，我們發現全身擁抱可以促進催產素的產生和心血管健康。它是怎麼回事呢？就如嬰兒被懷抱時一樣——我們會感到安全和受撫慰。我們的整個身心系統都會因為全然的接觸而得到放鬆。當我們透過胸部的連結，碰觸到對方的背部時，感覺就像我們心心相連了。當我們開始接受安慰、療癒性的撫觸時，我們心中的能量場就會擴展到我們的身體之外，我們催產素的分泌也會升高。這種令人愉快的化學物質是一種感覺良好的荷爾蒙，會自然地釋放，影響我們的生理和情感。而擁抱，就是胸腔帶的完全契合。

說出心裡的話

我父親在七十二歲時死於嚴重的心臟病。他是客觀環境的受害者，他一生中都沒有表達過自己。他是一個懷抱著夢想的工具製造者，一個因為戰後我們所處的社會需要而陷入職業困境的人。即使戰後過了許多年，他也沒有改行，因為他怕換工作會無法養家糊口。我父親是一個生性內向，具有藝術氣息的人。古典音樂是他的避風港，只有在聽古典樂時，他才會表現出情感。儘管他很敏感，但這卻是我唯一看見他哭的時候。在我家庭的教養中，這種表現代表的是軟弱。

假如在其他境遇下，我父親可能會是一位音樂家、評論家或作家，而且會是一個更快樂的人。那是他生命的召喚。我爸在六十多歲時跟我分享了這個故事，他說：「要是我能重來，我會成為一名音樂家。我永遠不會結婚，我會像你一樣環遊世界。」雖然他在音樂方面受過很好的教育，但他從沒學過演奏樂器。他透過我實現他的夢想。我很心疼父親，我從他身上看到他的決定。當他的心臟終於衰竭時，我意識到他已經把終其一生的夢想說出來了。從本質上來說，他已經把它交給我了。

橫膈膜帶：橫膈膜、胃、太陽神經叢

情緒表達：痛苦和快樂，阻斷了下半身所有感覺和感受，比如性感覺、興奮、盛怒、仇恨、恐怖、力量和賦權感

橫膈膜部位是上半身和下半身之間的橋樑，包括肋骨架和所有的支撐結構。由於橫隔膜與我們深呼吸的能力密切相關，凝滯的情緒顯然會影響呼吸量。同樣的，我們的呼吸也會影響我們如何啟動和使用橫隔膜。因此，無法表達情緒會影響我們彎曲肋骨架和擴張肺部的能力。如果我們停止呼吸，我們就會停止感受。

在第七章中，我們討論了橫膈膜、心臟和腰肌或髖屈肌之間的關係。我們吸入的呼吸量直接影響到肺部的擴張、我們的情緒感受能力及消化能力。當橫膈膜活動自如時，它會活化腹腔的內在臟器，促進消化、肺部和心臟的活動，提高整體能量的水準和長期的健康。由於呼吸與整體健康之間的關係，我們知道這個地帶的緊張會導致我們「塌陷」，造成明顯的疼痛和含氧量的減少，而這又和許多種疾病有關。

舉一個「富貴包」（dowager's hump，又稱水牛肩）的極端例子來說，這是一種上背部胸椎的異常彎曲。在西方醫學的模式中，這種情況通常與骨質疏鬆症有關，它會導致相關椎骨的壓縮性骨折。脊柱向內彎也會導致橫膈膜和心臟的活動受限。因此，就情緒上來

說，富貴包與未表達的情感有關——這些情感又與呼吸不全有關。這些患者基本上是「沒有在呼吸」的。如果他們真正地呼吸，他們會充分感受到自己的痛苦。

腹腔帶：腹肌、下背部肌肉（背闊肌和骶棘肌）

情緒表達：痛苦、恐懼、快樂、信任，所有與滋養和被滋養有關的感覺，身體中心的放鬆

每個人都知道什麼是「腸胃反應」（gut reaction）。每個人都經歷過與壓力有關的胃痛。腹腔與橫膈膜帶緊密相連，腹腔的收縮會關閉我們的體內空間和呼吸。緊縮腹部肌肉，我們真的就無法移動或呼吸。極度的壓力會導致我們收緊腹部，進而使橫膈膜收縮。這種收縮常見於情感創傷、性虐待和憤怒，並可能導致腸躁症（Irritable Bowel Syndrome）、便祕、消化不良、胃炎，以及肝、脾和膽囊的問題。

骨盆帶：幾乎所有的骨盆肌肉，包括生殖器、泌尿道、臀部和腿部肌肉（大腿到小腿）

情感表達：性感覺和性興奮、權力感、氣憤、暴怒、焦慮、驚怖、恐慌和快樂

骨盆裡有主要的核心肌肉，包括腰肌。這個部位包覆並支持膀胱和性器官。健康的核心對周邊肌肉的健康非常重要。由於骨盆帶在戰逃反應中有關鍵性的作用，因此它也是產生張力的主要部位。它會導致核心部位變得無力和過度伸展。除了與戰逃反應相關的張力外，性虐待、強姦和性侵害的張力都會滯留在這部位。

在生物能呼吸法中，我們發現人們表現出的疾病與他們在特定的張力帶上承受了多少創傷有關。當人們在性方面受到約束或發生衝突時，由此產生的張力被認為與性相關的疾病有關。由於性與生活品質之間的密切連繫，骨盆腔的不適、緊縮和疾病也阻斷了性能量朝向心的傳導。反之，當我們放鬆進入性能量並治癒全身創傷的那一刻，我們便能觸及自己的創造力。

我們的腿也是骨盆帶的一部分。它們讓我們與大地連結。在性壓抑或創造力的壓抑下，我們會感到失去連結。忘記了赤腳與地球直接接觸，我們的「根」就被切斷了。我們的腿和腳把我們帶到圓滿的循環，回到了生命力能量、普拉納、氣的整體視野。我們的骨盆帶是根基性、滋養性振動頻率的源頭。當我們為了現代的便利而犧牲自然的生活方式——甚至是穿橡膠底的鞋子，我們會漸漸與我們的根斷了連結。但現在改變為時不晚，我們可以在沙灘或草坪上散步，或是站在某個地方的岩石上來跟大地連繫。

張力帶之間的搭配

在處理張力帶時，我們瞭解到有些張力帶和其他張力帶是共同作用的。雖然我們在每一期生物能呼吸法的課程中，通常把重點放在一個局部，但我們也會把相鄰的部位包含在內。這個過程使引導師能牢記相鄰帶的張力可能是如何呈現的，以及如何自然地搭配介入措施。例如，在處理頸椎帶的問題時，就不得不順便處理口腔帶。如果下顎很緊，我們就無法釋放喉嚨裡滯留的東西。同理，橫膈膜帶和腹腔帶也是緊密相連的。

此外，考慮運作方向的規則也很重要。比方說，上半身通道（如喉嚨）的打開可能會使下半身相連的通道（如橫膈膜）自然地開啟，以及能量的突然流動。當能量流動時，上半身可能還沒準備好面對情緒氾濫的出現，這可能導致上半身更強烈的收縮。因此，重要的是透過有意識的接地和維持與呼吸者的眼神接觸，以支持相鄰局部的整合。更多關於這些技巧的內容將在第三部中探討。

眼睛／手臂、手、腳、腿

除了我們與地球的實體「接觸點」以外，眼睛是我們與現實世界接觸的主要媒介。我們觀察現實。我們站在地上，用手掌握這世界。為了加強一個人的接地——與世界的實際互動，我們將能量流銜接到四肢。能量分別透過移動流入眼睛，透過推力流入手腳。呼吸者利用感官覺知，開始發展對這些身體部位和界線的持久意識。

嘴巴、下顎／生殖器、骨盆

下顎的活動與骨盆的活動關係密切。如果下顎被鎖住了，骨盆也會被鎖住，反之亦然。同樣的，下顎的鬆動也會影響骨盆的自然鬆動。

喉嚨／橫膈膜、肋骨架

由於這兩者都牽涉到談話和語音的形成，因此我們發現這兩個部位之間有著密切的連繫。

美月找到自己的聲音

在一次以骨盆帶為重點的生物能呼吸法示範課程中，美月的生活發生了出乎意料的變化。她的身體完全接管了一切。

儘管美月的培訓課程已經接近尾聲，而且對課程的編排也非常熟悉，但當她在示範位置上安頓好時，還是感到很緊張。她形容自己「內心有種緊繃感」，還有「肩膀僵硬和骨盆很緊」的感覺。她知道其他學員們正在觀看，但她覺得他們的存在給了她支持。她簡短地說，她在上次訓練中已經「解決」一個大問題了，因此對這一天的課沒什麼特別的期待。

美月所說的「大問題」是指她母親對她極盡折磨的虐待。美月後來說，她母親在她年少時一直「打我、對我大吼大叫」。「她甚至想拿菜刀殺我，雖然她不記得這件事。她那時喝醉了。」母親的反覆無常和暴力破壞了整個家庭。她父親有了外遇；她哥哥默不作聲，自顧不暇。美月的反應是覺得自己是個受害者，她把生活中所有負面的事情都怪罪到她母親身上，她們總是在爭吵。

但是她想，那些日子已經過去了。在生物能呼吸法的課程中，她釋放了母親對她造成的創傷。她在一部有關內心疏離的影片中，看到了她們之間發生的事情。「一旦我明白要怎麼看待自己時，我就能跳脫出這個戲碼了，」她說。因此，她不再感覺被迫害。她不再認為自己是受害者了，所以，她也不知道接下來會發生什麼事。當她坐在引導師對面時，她一定沒想到自己身體內的不同張力帶之間的潛在連結。她沒料想到自己的聲音——通過喉嚨、嘴巴和下顎表達出來，很快地就和骨盆產生連繫。

這節課從四個與身體根基有關的練習開始（參見附錄中有關每個張力帶的補充練習）。美月仰臥在地板上開始做這些練習。她像瑜伽的橋式那樣拱起背部，將骨盆從地板上抬起，並將兩膝分開來引發抖動。她甚至在這些練習的開頭，就開始發出聲調。她的教練向大家解釋說，這種情緒表達方式有點不尋常，尤其是對美月來說。美月一向非常安靜，即使是一年前的最後一次培訓，她也絕不會讓自己這樣做。因為她的性格，在場的所有人都支持她的表達。

隨著課程的進行，美月的聲調還在持續，至少有三十分鐘，她幾乎未曾安靜下來，有時甚至大喊大叫。可能是因為她已經有參加過生物能呼吸法的經驗，也有自我調節的能力——還有引導師的支持，這些發聲從來沒有陷入到宣洩的地步。美月維持和自己身體的連結，並透過鬆解和顫抖來釋放張力。但她的聲音根本停不下來。

「我終於能說出話了，」她事後說。「我完全融入療程裡。即使我是在大家面前，也不覺得驚慌，沒有戲劇性的情況出現。我想：『這就是要發生的事情，這是我應該發生的。』我不知道會發生什麼。當緊張感出現時，我感受到每一股張力——每一種緊張感都是我在生活中停止說話時發生的一個畫面。然後，每一種緊張感都直接進入了喉嚨。」

美月意識到她先前釋放的創傷是關於她母親的行為。今天的課程釋放的是關於表達她自己。「我從來沒有大喊大叫過，」她說。「在課程中的每一刻出現的，都是我的身體想做的。我自己也嚇一跳。現在，我感覺自己是另一個人了。」

在整個訓練過程中，美月經歷了許多挑戰，尤其她有一種要「檢查過關」的傾向。起初，她根本逃避看見痛苦。經過好幾年，她也曾轉而做靜心。在靜心中，她倚靠的是靜默、寂靜的心靈、與她的生命歷程保持距離，並融入她的日本文化。她從小就被灌輸著口頭的教條和不成文的潛規則、禮儀和禮貌。她的母親借助酒精來使自己擺脫控制，但卻一直沒有給別人拋開控制的空間——沒有頂嘴的可能。根本沒有說話的餘地。

對美月來說，這次骨盆帶課程是取回她表達自己的權力。課程結束後，她說這是她一生中最棒的體驗，現在她看起來就像是另一個人。「我好愛這療程喔。我以前很害羞。現在我只想聽到我自己的聲音，」她說。「喜悅就在我之內。哇！這真的是我發自內心的想法。」[165]

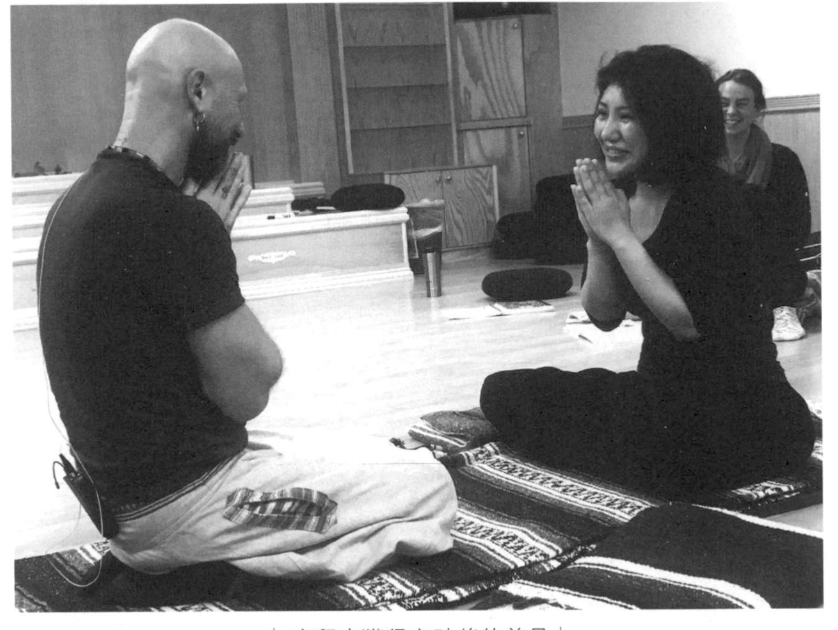

｜療程中獲得突破後的美月｜

當執行師開始以感官覺知來做嘗試時，他們會發現關於張力是如何留存在他們身體中的事實。他們可能會看到與賴希所認定的理論相關性，並可能會找到自己在張力和生理之間的新的關聯。理解我們在童年時是如何發展的，以及我們如何將這種發展貫穿於我們的成人生活——關鍵在於我們有能力和自由做改變。很多時候，我們覺得自己陷入了困境。我們可能會覺得自己的家族史是個擺脫不掉的包袱，我們永遠都會承襲我們的炎症、我們緊繃的下顎、我們的糖尿病和膝蓋的疼痛。我們常常單純地設想「每個人都有痛苦」，而這一長串的疾病清單就該是我們的。

還有另一種可能的存在。我們並不是說所有的人都能夠體驗到沒有痛苦的生活，但我們可以肯定地說，緩解痛苦是可以做到的。藉由關注這些張力帶，探索滯留在那裡的東西，並放掉我們所能釋放的一切，或許要清理的痛苦清單會變得比較短一些。我們的步伐也許會更輕快，笑容也許會更多。

也許我們會讓自己過上自己想過的生活，而不是我們感覺被束縛的生活。也許我們會用自己的心靈和喉嚨來表達自己，並且以身作則地來培育我們的孩子。也許我們會激勵他們去想像廣闊而充實的未來，而他們也會激勵他們往後的七代子孫。

觀照

謝謝你讀完這一章。現在，請花一點時間把你的注意力帶到自己身上。請閱讀以下的段落，然後閉上眼睛並掃描你的身體。注意你讀到的內容如何反映在你身上。你的體內正發生什麼事——它放鬆了嗎？也許從注意你的呼吸開始，看看它是否能自由地流動。接著，無論你是坐著或躺著，都請注意你的姿勢。你感覺平衡嗎？或是你的身體有緊張、疼痛或不舒服的感覺？留意你身體的不同面向，包括內在和外在的緊繃感。深吸一口氣，然後用嘴巴吐氣。接下來，觀察你的想法——你的念頭是不是通常聚焦於你本身以外的所在？如果外在有什麼東西吸引你的注意，此刻你能放下它嗎？

現在，想一想本章的內容是否引起你內心的共鳴，以及這種共鳴是否與你或你認識的人有關。如果有一些觸動你的因素——正面的、負面的、情緒上、身體上、精神上或其他層面的體驗，那麼，它像什麼感覺？也許你覺得你在閱讀關於自己的一些很私密的、個人的或很真實的東西、或者你不喜歡你讀到的內容，那是什麼呢？你的反應是因為這些訊息正揭穿、挑戰、滋養你或其他原因嗎？有可能那是某些你心裡沒有注意到的事，或是你曾經忽略或已遺忘的事，它們可能還在發揮作用，並藉此讓你知道它們的存在嗎？也有可能這些資訊喚醒了你的內在，也可能並非如此。你才是那個下判斷的人。

當你讀完這段文字後，閉上雙眼並做完觀照後，請張開眼睛，並將注意力帶到你周圍的環境。聽一聽聲音。注意你看到什麼？在各章節之間，也許可以做個簡短的散步，或隨著歌曲舞動身體。四處走動一下，重新就定位，然後準備好進入下一章。謝謝。

第9章

連結資源

在戰逃反應的過程中，即使我們戰勝了威脅，還是會面臨危險。這種危險可能是真實的，也可能是想像而來的。它可能是突發的，也可能是長期的。不管怎樣，在戰逃反應被激發的那一刻，我們能生存下來都要歸功於我們先天具備和後天習得的力量、我們的支持系統和我們的放鬆安適。假如我們遭受殘餘創傷的折磨，感覺上好像是我們的力量不夠強大，但那力量是確實存在的。它們是工具箱裡的工具。它們可能是真實的、象徵性的、情感的、心理的、身體的、生理的或精神上的，而且它們每天都在我們身邊。有意識地運用這些工具，可以幫助我們建構一個創傷釋放的療程，再經由練習後，實現一個沒有創傷的生活。

在生物能呼吸法中，我們稱這些工具為「資源」，並將「資源」一詞兼作名詞和動詞來使用。資源是調用支持我們幸福的任何東西或任何人。不論是主動或被動、內在或外在的，它可能是人、大自然、寵物、舞蹈、音樂、藝術、一種感覺、運動、身體接觸、一種氣味、一個記憶，也可能是無數的其他事物、想法或行動。一旦我們能熟練地辨識哪些資源在某一天或某個特定情況下可能有用，那麼它們就可以在其他情況下隨時帶給我們幫助。身體治療領域的專家彼得・列汶在《喚醒老虎：啟動自我療癒本能》（奧修生命之道學院，二〇一三）一書中寫道：「能夠使一個人成功面對威脅的資源，就能用在治療上。這不但在經歷發生的當時是這樣的，甚至在事件發生多年後也是如此。」[166]這意味著資源可以成為生命線。它們可以幫助我們「正好度過」難關，也可以真正挽救我們的生命。因此，對於理解如何識別和利用資源的重要性，再怎樣強調都不算過分。

當我們專注在這個問題上時，資源的來處似乎很明顯。有一部分的確是。我們大多數人都會利用資源——當我們感到沮喪時，我們會深呼吸；我們外出散步，以理清自己的思緒；當我們傷心時，我們會擁抱朋友或伴侶。我們對資源的需求是天生的。然而，懂得如何巧妙、快速、輕鬆地調用這些資源的過程是學習而來的。

在這個時代，我們已經習慣了科技、便利、源源不斷的資訊和產品。我們根本不習慣深入挖掘我們的先天資源、我們的動物本能。列汶寫道：「要擺脫我們的症狀和恐懼，我們需要做的是喚醒我們深層的生理資源，並有意識地利用它們。」[167]為了擴展我們自然調用資源的能力，我們要認真地思考支持我們生活的是什麼——然後我們就做更多這樣的事。我們獲得一個更大的工具箱，裝入更多的工具。列汶說，我們可以進行全面的審視來評估自己的起點：

- 生活背景——家庭、朋友、整體健康和疲勞、持續的壓力、營養
- 身體特徵——遺傳基因適應力、體力、體能、年齡、生理發育和復原力
- 習得的能力——決定我們對各種情況的熟悉程度和應對能力的生活經驗
- 自信——個人對於自己應付或捍衛自己能力的感覺，這可能與現有資源有關，也可能無關。[168]

當我們聽到一個以戰勝困難的人為主角的故事時，不管是真實還是虛構的，當他們成功時，我們都會鼓掌。無論是被欺壓的弱者還是超級英雄，我們重視的往往是這個人的力量、智慧和經驗的結合，正如彼得．列汶在上文中概述的那樣。想想那些面臨阻礙的海軍海豹突擊隊。他們的身體健康而結實，已經發展出一個由訓練有素的戰友和精英訓練的背景所形成的支持系統。由於這種身體上和學養上的優勢，他們表現出應有的自信。他們清楚自己能夠處理問題，所以我們知道他們能解除困境。當我們審視自己和自己的生活時，我們可以記住，我們有自己的力量和目標，我們可以帶著同樣的信心行遍世界。我們不必有從飛機上跳下來的炫目技巧，就可以感到自己有能力、有韌性和應對世界的能力。

藉由誠實地審視我們的生活，我們可以開始衡量「我們身邊」有什麼東西。如果我們

立即說：「要是我有＿＿＿，我就會覺得自己更厲害了」，那麼我們就知道自己首先要加強的地方。如果我們的身體不健康，或是有引起壓力的生理缺陷，那麼我們可以考慮如何強健身體或是克服弱點的方法。如果我們發現自己的社交網絡有點零零落落的，那麼我們可以考慮各種方法來擴大我們的人際關係。如果我們覺得自己「不行」或「不能勝任」，我們就練習任何需要改進的技能。就像我們學過的其他任何事情一樣——不論是一項運動、一份工作或彈奏鋼琴——只要專心致志，我們就會變得更好。

這就是背景，我們由此走入這個世界的定位。下一步就是增加我們要連接這個背景的資源數量。

感官覺知3.0——內在資源

現在你已經練習了感官覺知。你已經練習過呼吸。你已經感覺到腹部和肋骨會隨著每次的吸氣和吐氣擴張和收縮。你已經把注意力集中在一條腿或一隻手臂上，也許你發現了某條肌肉或某個器官上有一陣陣的刺痛。也許你在今天早晨慢跑或享受著瑜伽課時，已經探索了你全身上下出現的一連串感覺。現在要進入下一階段了——在釋放張力的過程中利用感官覺知的階段。

在生物能呼吸法和其他身體治療模式中，感官覺知使我們能夠接觸組織和放鬆組織，進而釋放凝滯在其中的張力。這意味著沒有人能夠為別人釋放緊張感。每個人都必須把注意力轉向內在，然後掌控這種注意力。我們必須感覺到正在發生的事情、調整能量，並允許它轉移。我們要學會何時深入、何時放鬆、何時停止。在釋放創傷的療程中，會展開一種身體結構性的舞動。呼吸者與自己共舞。

我們的感官覺知是進入這場能量之舞的通行證。我們不僅發現了自己的優勢，也發現了我們內在的安全之地，我們在此處能感覺到身體的健康和舒適。我們在那裡不需要一直感覺良好——只需要「當下」覺得好。我們還會感覺到我們正發生能量激發或能量補充的地方。就在此刻。我們憑著感受身體被刺激的部位和舒適的部位，從頭到腳的掃描，就開始分辨出感覺很好和感覺不太好的地方。例如，我們可能感覺到胸口和喉嚨的緊繃，但在腹部卻覺得平靜而膨脹。當我們試圖描述與這兩個部位有關的感覺時，我們就會對自己的身體變得更加熟悉。這些資源成為試金石。它們變得更加安全和舒適。它們讓我們在當下感覺自己更強大、更有彈性，就在此時此刻。人們經常用「開闊」、「溫暖」、「麻刺」或「平靜」的字眼來形容這些部位。重要的是，同一個部位有可能是緊張的，但同時也是一個資源。也許一位田徑運動明星在腰肌感受到緊繃感，但也在臀部和大腿發現了強大的力量和舒適感。

列汶提醒我們，內在資源來自於我們的本能反應，或者說是根植於我們內在深處的「先天的行動設計」。「包括人類在內的所有動物，都會利用這些本能的解決方法來提高它們生存的機會，就像你的頭在撞到一枝低垂的樹枝之前會閃避幾分之一秒那般。」[169]因此，內在資源可能看起來比較抽象，也可能涉及全身。其中一些資源可能是力量、敏捷、靈性意識、智力、指導、與精神的內在關係、本能的智慧、才能、有彈性的神經系統和幽默感。我們在第五章中談論了笑的生理學，但幽默與笑的好處不止是釋放張力和內啡肽。這些雖都是奇妙的益處，但要說明一種資源可以有多少層次，幽默感的使用是一個很好的例子。比方說，在一個令人挫敗的，甚至是戲劇性的或不舒服的情況下，單是能看出其中的幽默就可以治癒創傷。它可以立即解除緊張狀態，減少凝重的氣氛，讓當事者思考其他建設性的選擇。在沒有情緒負荷環伺時，任何遇到這種情況的人都可以「隨機應變」而不會感到不知所措。想像自己是個很容易得到這種輕鬆感的人。你可能會成為別人的外在資源，但在內心裡，你可以憑藉自己的能力，放下生活裡不必要的嚴肅。你會從中「解脫」。有了幽默感，你不再認同自己是受害者或受創傷的人。

只要有意識地關注各種可能性，任何人都可能突然意識到自己到底擁有多少內在資源。內在資源是個人的，它們會產生一種鼓舞人心的、永久而可靠的內在連鎖反應，使我們煥發生命的自在輕盈。

外在資源

在今日的生存環境中，我們往往更容易和外在世界建立連繫，而不是去感受我們的內心世界。因此，要清點外在資源很容易。它們都是為我們帶來快樂或舒適的東西，所以它們通常是其他人、動物和環境。它們可能是活動、運動、藝術、音樂，也可能是天使或上帝。房間的溫度可以是一種資源，洗澡放鬆也可以是一種資源。「外界所提供的潛在安全感（例如，一棵高大結實的樹、岩石堆、一條狹長的縫隙、一個良好的藏身處、一件武器、一個樂於助人的朋友）有助於我們內在的資源豐盛感，如果我們發展到足夠程度，就能充分利用它們。」列汶寫道。他舉例說：一個孩子能在不會發生虐待的地方，或是在一個不會虐待人的成人那裡找到安全感。[170]

正如笑聲在內在資源裡具有層次性一般，另一個人的存在也可以成為外在資源中的多層次資源。想想看，一個「安穩的」人單純地待在空間或靜觀時的舒適優雅。還有一個「安全繩索」的層次，呼吸者可能需要知道，她可以在特定的時刻借助別人的力量，或只是看著某人的眼睛。如果有人覺得自己很脆弱，受過訓練的引導師也會提供經驗的支持。如果激發變得太過強烈，引導師可以用很多方式積極協助。例如，讓那個人的外在撫觸既能得到舒緩，又能釋放凝滯的組織、關節或四肢。外在資源幫助我們釋放張力，讓我們感到安全。如果我們正在探索多年來被忽視的感覺，明白這個世界可以讓我們感到舒適安樂，就能拓展我們的可能性。來自外界的支持可以改變我們的整體展望。

讓自己成為別人的資源

有時候，引導師可以是呼吸者的一個絕佳資源。如果引導師能夠同時維持靜觀者和支持者的立場，這就能奏效。在這種情況下，靜待在空間就變為多層次的。

我曾經協助一位年輕女性進行一次療程，她很難找到自己的內在資源。我提議由我作為她的外在資源。後來我才知道，她習慣設立界限，習慣保護自己，因為她習慣被帶著性意識的男人所接近。她的外表很有吸引力，在療程結束後，我們會反思這種保護性的立場是如何成為一種常見的經驗。因此，在這療程中，允許我代表她的外在安全繩索是一種表達信任的重要體現。

在整個療程中，我多次要求她睜開眼睛和我的眼神接觸，如果她需要抓住或連結代表安全感的我，她可以觸摸我的手和手臂。對她來說，這是一種新的體驗。她生活在一個總是有人想從她身上占便宜的世界。待在一個代表安全感的男人、一個絕對沒有散發著性慾的男人身旁，完全是種陌生的經驗。得到任何男性的支持，對她而言是很重要的。

由引導師來扮演這種資源的角色通常是一個好主意，但是在這個案例中，它特別有用。這個女人讓自己感受待在一個男人身邊的安全感。她可以實驗性地增強自己的自信心，而她的試驗成功了。她沒有經歷收縮，也沒有更加的緊張——她能夠釋放她深埋內在的創傷。她如此地喜悅，彷彿一盞燈被點亮了。現在，即使有男人接近她，她也會覺得……不一樣了。她的載體已經改變了，她的反應也轉換了。

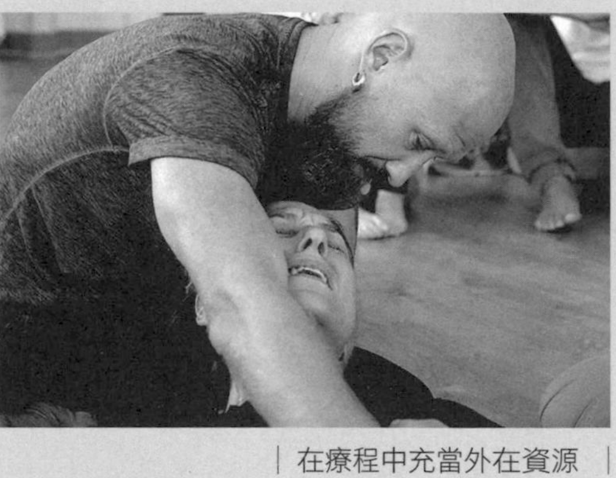

在療程中充當外在資源

資源

能支持情感、身體、心理和／或精神健康的任何東西或任何人。將內在和外在資源記在一張清單中，持續增加資源的項目；在你練習時使用它們。

內在資源	外在資源

擺盪法和循序漸進法

無論我們是在創傷經歷中，還是在創傷釋放的療程中，我們都會調頻進入身體。這個過程需要：⑴確定緊張和安全的部位；⑵釋放和放鬆緊張的部位；⑶在必要時退回到安全的部位；然後⑷回到步驟⑵和⑶，直到這個過程完成。在大多數療程中，身體的「舞動」會在刺激和資源之間反覆移動。它加快和放慢速度，也減少和增加激發。你所使用的能量，無論是內在或外在，會在受刺激的部位和資源之間交替進行擴展和收縮的過程，這就是「擺盪法」。

在某些情形下，呼吸者能百分之百地意識到擺盪，並負責擺動的平衡、速度和節奏。在其他情況中，引導師可能會協助呼吸者避免過度激發，或保持呼吸者的當下臨在。彼得・列汶在他的身體工作中確定了三個激發程度，即低、中、高度。在生物能呼吸法中，受過訓練的引導師通常會使用類似的模型，決定哪種程度的激發適合呼吸者的復原力。例如，從低度的激發慢慢開始，接著在整個療程中逐步提高程度，這樣總是安全的。可以隨著每一輪增加激發的程度，以促進更深層次的創傷釋放。然而，每次的療程都是獨一無二的。即使一個已經歷過多次中度到高度激發療程的人，也可能有復原力降低的一天。在那一天，所有必要進行的可能只是一次溫和的療程。

「循序漸進法」是在釋放過程中平衡的補充工具。具體來說，它是讓我們能夠調節釋放的過程，以避免進行過頭而進入激發狀態。循序漸進是調節我們的釋放閥門，它讓一個療程一直持續下去，直到張力安然地釋放並脫離身體。如果不注意一次釋放「多少」出去，我們可能會脫離身體而進入情緒宣洩。當這種情況發生時，我們就會對於落實身體經驗失去關注。一旦我們進入頭腦和情緒中，就會失去呼吸的軌跡，而呼吸是我們與自主神經系統的連繫，這樣反倒像是在獨木舟上把槳鬆手一般。我們再也無法掌舵，最後我們就擱淺了。

無論是在生物能呼吸法的課程或是在日常生活中，這個過程都是如此。回想一下，當你的整個身心系統感覺像在崩潰邊緣的那一刻。也許你被困在「做」當中，只專注於責任，完全忘記你的處境給你帶來的感受。回頭進入你的感官覺知中。當你的身體被過度刺激和不堪重負時是什麼感覺？你是否忘了你所愛的一切？在那一刻，你是否忘了帶給你力量、舒適和快樂的東西呢？你是否正聚焦在問題上，即將失去控制或是精力耗盡？如果一些小的壓力源「按下你的激發按鈕」，並引起比平時更多的反應，這就是個不堪負荷的跡象。藉由連結資源，就能讓這負荷離開你的身體，讓系統進行調節。

在生物能呼吸法的療程中，我們輕柔地、有意識地調節呼吸，這樣可以讓鬆解的動作和顫抖根據需要起伏變化。一個人可以在家裡，或在波蘭的街頭市集附近，或是在山頂上做同樣的這件事。我們可以從激發到放鬆，從張力所在的部位到資源連結。我們可以使用循序漸進法，進行更深入、更安靜的呼吸。一次有意識的釋放療程可能需要兩輪、三輪或更多輪的強烈激發和釋放，以及相同輪次的休息時間。

透過巧妙地運用資源，生物能呼吸法讓一個人學會如何駕馭身體這條船。隨著資源的最大化，我們最終都能夠在任何時刻，任何問題事件發生時，輕輕地激發和釋放緊張。我們開始感覺好多了，同時允許我們周圍的人也感覺更好。我們的身體自然地想要尋求快樂。我們越是學習把身體創傷做最大釋放的技巧，我們就越會傾向喜悅，然後激發別人的喜悅。

快樂是會傳染的。讓你自己享受一些快樂，然後把它傳遞下去吧。

觀照

謝謝你讀完這一章。現在，請花一點時間把你的注意力帶到自己身上。請閱讀以下的段落，然後閉上眼睛並掃描你的身體。注意你讀到的內容如何反映在你身上。你的體內正發生什麼事——它放鬆了嗎？也許從注意你的呼吸開始，看看它是否能自由地流動。接著，無論你是坐著或躺著，都請注意你的姿勢。你感覺平衡嗎？或是你的身體有緊張、疼痛或不舒服的感覺？留意你身體的不同面向，包括內在和外在的緊繃感。深吸一口氣，然後用嘴巴吐氣。接下來，觀察你的想法——你的念頭是不是通常聚焦於你本身以外的所在？如果外在有什麼東西吸引你的注意，此刻你能放下它嗎？

現在，想一想本章的內容是否引起你內心的共鳴，以及這種共鳴是否與你或你認識的人有關。如果有一些觸動你的因素——正面的、負面的、情緒上、身體上、精神上或其他層面的體驗，那麼，它像什麼感覺？也許你覺得你在閱讀關於自己的一些很私密的、個人的或很真實的東西，或者你不喜歡你讀到的內容，那是什麼呢？你的反應是因為這些訊息正揭穿、挑戰、滋養你或其他原因嗎？有可能那是某些你心裡沒有注意到的事，或是你曾經忽略或已遺忘的事，它們可能還在發揮作用，並藉此讓你知道它們的存在嗎？也有可能這些資訊喚醒了你的內在，也可能並非如此。你才是那個下判斷的人。

當你讀完這段文字，閉上雙眼並做完觀照後，請張開眼睛，並將注意力帶到你周圍的環境。聽一聽聲音。注意你看到什麼？在各章節之間，也許可以做個簡短的散步，或隨著歌曲舞動身體。四處走動一下，重新就定位，然後準備好進入下一章。謝謝。

第3部

運作模式

當我們願意進入而不是離開我們生活的
點點滴滴時，會發現我們的經驗
只是想從內心的慈悲和寂靜中得到滿足。
——山塔姆．蘭茲（ShantamLanz）[171]

第10章

準備工作

生活的複雜、多變與豐富性免不了有創傷的經歷。身為人類，我們無法避免它。身為社會分子，我們分享並共同創造了引發創傷的環境。即便如此，一旦我們瞭解了創傷在動物和人類身上的作用時，尤其是人體的特定部位是如何處理或留存創傷的，我們就能夠釋放它。在這一章節中，我們將看到生物能呼吸法課程的結構，如何使個人從自主神經系統由內而外地經驗到深度的放鬆。

但先別點上蠟燭，趴在瑜伽墊上。如果你是自己獨自做練習，你的首要任務就是扮演自己的引導師，準備好空間和你自己。如果你是要協助他人，那麼你就要負責準備空間，也要負責維持適當的界線，並為呼吸者提供指導。因為不會有兩次的課程是一樣的，所以呼吸者和引導師在處理這個與身體結構密切相關的過程裡，都必須增進自己的技巧。

就跟大多數的事情一樣，在將生物能呼吸法融入你的生活時，練習是最重要的。透過接觸你自己的反應（對引導師來說，還會接觸到其他人的反應），我們在任何特定時刻都能調諧到最有幫助的狀態。同時，即使是已有經驗的參與者也必須料想到會有意外情況的發生。因此，讓我們從頭開始吧。

個人的責任

「自助」資料的使用，一定要具備有意識、謹慎的態度，以及參與者對自己身體、情感、精神的健康和局限性的覺知和理解。生物能呼吸法的組合模式，有些已有幾千年的歷史，已經被證明支持了全球數百萬人。儘管如此，修練者必須承擔起研究任何新模式的責任。例如，在考慮生物能呼吸法時，需顧慮六個不同的面向——特別是會伴隨著深度、連結式呼吸鍛練而來的全身性自主神經的激發，以及軀體釋放的結構性身體律動。任何有身體疾病、慢性病、極度脆弱的神經系統或其他問題的人都應該先諮詢醫師，以確認生物能呼吸法在其個人治療計畫中的適宜性。

年齡、健康和順應性

當我們度過一生並積累經驗時，我們通常也積累了緊張。在這過程中，有很多原因會導致我們失去活動能力、靈活性、肌肉張力和肺活量。例如，自然的老化過程會削弱我們的生理結構。在社會上，「健康」在歷代人之間的面貌是不同的，並非每個人都建立了一種能延續到自己晚年的鍛練方法。在其他情況下，如果人們受傷或罹患慢性疾病，或在工業領域、戰爭時期及其他具有挑戰性或危險性的環境中工作，那麼他們天生的身體功能在生命的任何時刻都會受到影響。有時，人們失去和自身神經系統的連結，導致局部或全身的癱瘓，加劇了身體的創傷和張力——即使他們感覺不到這些。

幸運的是，雖然這些狀況可能在許多方面都造成困難，但它們肯定不會妨礙我們練習生物能呼吸法的能力。然而，要負責任地練習，必須順應生理上的限制。

肺活量減少——肺活量界定了為身體補充能量和釋放張力的能力。對於那些肺活量受限的人來說，嘗試透過深度的連結式呼吸來為身體充飽能量，可能會引起頭暈，這樣是沒有幫助的，尤其是像生物能呼吸法這種以意識為基礎的練習中。因此，呼吸鍛練的深度和長度可以根據個人的體況進行調整。例如，如果用嘴吸氣太過刺激，那麼用鼻子吸氣搭配用嘴吐氣可能會有所幫助。以較柔和、較短的遞增速度的呼吸也可能會有幫助，呼吸的回合在開始時一輪只需兩三分鐘，然後逐漸增加到每一輪八分鐘或十分鐘。經過練習後，即使是一個肺活量有限的人，也可以在一次的生物能呼吸課程中做到三輪簡短而有效的呼吸鍛練。有關具體的細節調整，請參閱第十二章。

與年齡和疾病有關的感官覺知——調諧到感官覺知是特別有用的，因為它會告訴我們，我們的身體在哪些方面運作得很好，哪些地方需要注意。即使身體的運動比以前少，或總是受到限制，呼吸者還是能得到很好的效果，儘管效果很溫和。比方說，每次練習都必須修改呼吸深度的長者，仍然可以感覺到體內的運動和變化。體內能量和相關移動的路徑可能很細很小，但絕對可以引起顯著的變化。事實上，即使在沒有明顯見到顫抖或鬆解的情況下，能量的補充和釋放也會發生。呼吸者是感受到神經系統釋放的人。

對於那些患有慢性疼痛（如關節炎或其他疾病）的人來說，一個部位可能會發出尖銳聲來引起注意，而其他部位則被忽略了。在這些情況下，感官覺知可以協助「看穿」疼痛部位以檢查身體的其他部位。另一方面，那些受過傷害的人往往偏好完全避開這個部位。而身體意識和理解再次地成為關鍵所在。請記住，生物能呼吸法是一種有意識的操練；呼吸者是擔負責任的人，即使在自主活動出現時也是如此。身體不會在「未經你允許」的情況下，毫無預兆地抽動受過傷的部位。這意味著呼吸者會知道激發的程度有多大、什麼時間激發和維持多久。當激發已經足夠，呼吸者也會知道。重要的是要記住，就算是極小的動作也能創造奇蹟；經過一段時間和認真的練習，動作可能會變大。

最後，對於那些行動受限在輪椅或病床上的人而言，要明白只要組織還是活的，無論你是否能感覺到它們，能量都會在它們之間流動。即使在沒有神經脈衝或肌肉運動時，血液循環、淋巴和其他功能仍在繼續。能量也在繼續循環，正如科學研究所顯示的那樣，這對神經受損的人特別有益。在一項針對進行手指和肘部的身體鍛練，以及「以心理訓練引起力量增加」兩組受試者進行比較的研究中，兩組人都會增加身體的力量。也就是說，即使是那些沒有進行身體鍛練的人，也經驗到力量的增加，而對照組——沒有進行任何練習的人，力量沒有變化。這項研究指導受試者進行「心理收縮」，結果發現它能「增強皮質的輸出訊號，進而促使肌肉達到更高的活化程度並增強了力量。」[172] 這類研究強調了我們與生物能呼吸法案主的經驗——激發和創傷的釋放已在這療法中發生，即使人們感覺不到。

不管有什麼限制和原因，身體有這些限制的人都不該超出自己的能力。他們能在可活動的範圍內進行訓練，利用內在和外在資源，並考慮把溫和的呼吸鍛練當作重新熟悉身體的最佳方法。

兒童——以上的顧慮是針對年長者和有慢性病的成年人，因為我們設想成人的身體已經完成了生長週期，成人的思想和精神都有足夠的生活經驗來理解他們身體的感覺。然而，兒童神經系統的發育狀態完全是另外一回事。十六歲以下的兒童不應該採用或進行劇烈的呼吸技巧。不過，引導師當然可以教導年輕人有關呼吸意識、感官覺知的練習和靜心冥想等其他形式的東西。

禁忌症

除了單純地鼓勵一個人在選擇合適的訓練方式時做出自我決定之外，我們還發現了一些情況或條件，與一個或多個生物能呼吸法的要素是牴觸的。我們鼓勵呼吸者和引導師仔細篩選每一個表達有興趣參與生物能呼吸法的人（包括他們自己和其他人），以避免出現以下任何情況的潛在問題。

- 在生物能呼吸法訓練期間，接受良好處方藥物治療的人應維持用藥，但受到娛樂性用藥或酒精影響的人應禁絕參與生物能呼吸法。
- 妊娠期，尤其是懷孕的頭三個月，是婦女應避免進行與深度呼吸訓練有關的釋放期間。
- 雖然輕度氣喘可能會藉由生物能呼吸法而獲得改善，但常識告訴我們，對於大多數的氣喘病患者來說，應避免劇烈的呼吸訓練。

- 有嚴重的心臟病、癲癇或癲癇發作病史的患者，都會對全身系統的激發產生不良反應。對這些案主而言，參與靜心冥想或安靜而有意識的運動練習可能會更好。
- 精神疾病，尤其是精神分裂症、躁鬱症、邊緣型人格障礙，以及任何可能包括精神錯亂在內的病況，都可能被生物能呼吸法的強烈度所觸發。我們鼓勵和這些經驗有關的患者採取更溫和平靜的療法。
- 糖尿病是一種與血液化學有關的疾病，而血液化學會受到生物能呼吸法活動的影響。許多患有輕度糖尿病且積極配合飲食和藥物治療的人，通常能夠耐受得住生物能呼吸法。但是，對那些有嚴重糖尿病史的人，通常建議不要練習。
- 急性的身體損傷會因為各種動作而加劇，而生物能呼吸法中的動作都是自發性的。這意味著這些動作不受有意識的思維指揮，因此可能會在無意間加重傷害。

然而，在傷害治癒後引入生物能呼吸法是可行的。在這些情況下，包括（但不限於）以下的幾個條件是必須要求的：對傷害及其發生的方式有深入的瞭解；清楚身體的感官覺知，以便評估療癒的情形；獲得與治療相關的醫師的許可；致力於進行復健和其他生理療法，以避免進一步的傷害；以及致力於釋放與傷害有關的張力。在接受生物能呼吸法的訓練之前，那些有劇烈身體損傷的患者可以諮詢物理治療師的意見，以選擇更合適的治療方式，直到他們恢復到足以參與生物能呼吸法的課程為止。

可能發生的反應和副作用

張力如何駐留在我們體內，以及我們如何釋放它，都是移動的目標。這就是為什麼不會有兩個人對生物能呼吸法療程的反應是相同的，而且同一個人在每一次新的療程中都會有不同的經歷。每一次療程都是全新的。它可能會穿過困境、幸福或一個非常溫和、寧靜的釋放。儘管如此，當人們利用呼吸為身體補充能量時，有經驗的呼吸訓練引導師已注意到一些常見的反應。因此，在開始你的第一次生物能呼吸法的療程之前，重要的是先思考如果這些反應在你練習時出現，你要怎麼處理它們。大多數的副作用可以歸為一小類，以下將詳細說明。

別忘了：事實上，一個特定的人在一段療程中可能會經歷某個特定的反應，這並不表示相同的效應會在後續的療程裡再次出現，因為我們內在的起伏狀態會隨著每次的釋放而變化。因此，儘管呼吸者和引導師在知道身體、頭腦和情緒可能的反應時都做了更好的準備，但他們的任務是隨順當下一切的流動。

打或踢——一種常見的反應，可能與組織結構的釋放有關，也與生物能呼吸法的情緒表達有關。有時在一段療程裡，會出現一個簡短的、有活力的情緒表達，例如拍打地板或踢腳和踢腿。在這些情況下，引導師要幫助呼吸者保持緩慢、受監控地有意識動作，而不是讓身體的表達加劇。最深層的創傷釋放是有系統地透過鬆解和顫抖發生的，不是透過與思想或情緒相關的極端體能產生的。因此，如果全身系統的激發，對正在發生的事情所產生的情緒和想法過於刺激，我們會安穩地轉回身體。呼吸者故事中的任何一點細節，都應該只與這些感受或殘留物如何滯留在身體組織中有關。

過度換氣——由於劇烈而深入的呼吸鍛練，一些參與者可能會經歷過度換氣或過度呼吸。呼吸者和引導師都應該準備好，以幫助呼吸者減少攝氧量的方式來應付這種情況。一些訣竅包括：[173]

- 用鼻子呼吸，或像吹口哨那樣噘起嘴來呼吸；
- 利用讀秒來放慢呼吸頻率，也許每五秒鐘呼吸一次；
- 用橫膈膜進行腹式呼吸，使肺部充飽氣，因而減慢呼吸速度；
- 用一個紙袋做六至十二次的自然呼吸；紙袋要套住鼻子和嘴巴。請注意：有心臟或肺部問題的人，或所在位置在海拔六千英呎以上的人不應使用紙袋呼吸法。

暫時的不適——我們知道生物能呼吸法和其他身體釋放法的操練是為了發現並釋放緊繃狀態，有時是長期滯留的張力。我們預期會遇到「障礙」，即身體無法自行移動或流動的部位。因此，當我們接近被束縛在組織中的張力時，我們最初可能會在心理和身體上出現不舒服的感受。在《身體，自我和靈魂》(*Body, Self and Soul*)一書中，身心整合心理治療法(Integrative Body Psychotherapy)的創始人傑克・李・羅森伯格(Jack Lee Rosenberg)寫道，這種不適感有些是基於一個人與張力的交互作用而自然產生的「猶豫感」，以及這種猶豫是如何顯現出來的。

改變一個人的正常呼吸模式會積累一種電荷……許多人對這種電荷感到不舒服，他們會試圖控制自己的興奮，以便保持「安寧、冷靜和鎮定」。他們這麼做的原因是，深入而充分的呼吸會放大他們對感覺的體認。隨著深呼吸而出現的許多感覺都是不舒服的感覺，所以大多數人會藉著限制呼吸來避免意識到這些感覺。不幸的是，在限制呼吸來抑制不舒服感覺的同時，他們也限制了快樂的感覺。[174]

當我們逃避與我們能量放大有關的感受時，當然也連帶地避開了我們的身體。肌肉對電荷的干擾……表現的形式可能是思考、頭暈或噁心(通常是焦慮的跡象)、精神渙散、發呆、坐立難安、抓癢、扭動、打哈欠、睡著、肌肉痙攣、抽筋、耳鳴、尿急、說話、大笑，以及其他一些消解電荷強度的反應。[175]

羅森伯格把這些干擾看作是「抗拒的表現」，並認為它們是需要關注的目標部位。他建議呼吸者「與這些障礙同在，去體驗能量滯留的不適，而不是立即改變或釋放它。」[176]在我們的經驗中，這種不適真的可以被當成是治癒的「症狀」，或者說是張力在解鎖時的外在表現。想像一下被束縛的能量「推擠」穿過緊繃的組織和受束縛的關節而終於得以釋放的情況。我們越是讓我們的交感神經系統參與進來，並引發蜿蜒起伏的律動和顫抖，我們對組織中發生的任何事情就越開放。

對於許多人來說，增加的不適感或甚至是輕微的身體疼痛，都可能會發生在身體中任何有張力存留的部位。阿德里安・伊利（Adrian Ealy）是一名天生就偏好身體工作的按摩治療師，他親身經歷過這種暫時的不適，也在他的案主們身上看過。「我不想帶走疼痛，以免它帶走你需要的其他東西」他說。「我會支持人們度過他們正在經歷的任何事情，我相信身心系統中的神聖智慧會引導他們進入他們應該去的地方。」

特殊的身體副作用——專業的引導師還會注意到一些特殊的身體反應，偶發的副作用會影響少數的呼吸者。這些反應對大多數人並無害處，但可能會令人厭惡，尤其是當一個人沒有意識到它們有發作的潛在可能時。值得更深入討論的兩個反應是短時間的呼吸暫停和抽搐。這兩者通常是器質性疾病症狀的表現，但它們也可以透過刺激自主神經系統和相關的血液化學變化短暫地表現出來。在呼吸和身體操練中，這些副作用通常在短時間後就會減少。不過，任何有這兩種表現的人都應該諮詢醫生，以確保自己沒有潛在的失衡狀況。

・**短暫性呼吸暫停**——偶爾，呼吸模式的明顯改變可能會導致頭暈或昏厥，但有一個與呼吸相關的特定副作用可能會特別令人不安。如果發生呼吸暫停，呼吸可能短暫地停止，甚至持續幾秒鐘，它通常會在呼吸鍛鍊療程結束時發生。為了思考起因，讓我們回顧一下戰逃系統被觸發時潛在的經驗範圍，回想一下黑斑羚的呼吸停止後，又重新開始呼吸的經歷。有時全身會進入凍結反應狀態。雖然生物能呼吸法的課程是以放鬆狀態作為結尾，不會涉及超級刺激或激發的凍結反應，但一些呼吸者經歷呼吸的短暫停頓，會讓人聯想到「裝死」的呼吸停止。幾分鐘過後，呼吸恢復正常，通常是相當突然的深深吸氣，不需採取介入措施。

・**抽搐**——羅森伯格確定了其他一些可能與呼吸鍛鍊有關的副作用，包括「神經症狀，例如手指和嘴巴周圍的麻木感和刺痛感」，以及肌肉痙攣或抽搐。[177]當痙攣和僵硬擴展時，它們可能會導致顫抖或收縮，尤其是在手、腳、手腕和腳踝。在醫學上，抽搐通常是血液過酸或過鹼所造成的結果，而酸度或鹼度過高又是鈣、鎂或鉀的下降引起的。[178]然而，由疾病誘發的抽搐，其醫治方式需要在靜脈注射鈣或其他礦物質，而生物能呼吸法中的抽搐通常會自行恢復。如果發生這種情況，表現出來的很可能是手部痙攣，導致手指向手掌方向彎曲，而且可能很痛。生物能呼吸法的引導師已經注意到，對於那些在療程中經歷過抽搐的人，隨著治療的進展，其發病率通常在嚴重程度上會降低，並在最後停止。

過度刺激或普遍的不安——有時候，一個人在巨大壓力下或遭受許多潛在創傷時，可能會對生物能呼吸法的各個元素做出快速、強烈，有時甚至是不舒服的反應，雖然這情形並不常見。極度敏感的神經系統會導致激躁、過度刺激、緊張不安或「凍結」。在治療開始之前，患者可能會意識到這種早已存在的敏感或其原因。如果這種強烈的反應發生在由引導師進行的工作坊或是個人療程中，那麼引導師將給予呼吸者格外的照顧——幫助呼吸者與當下片刻和課程的安全感連結一起。常見的介入措施包括：睜開眼睛、連結到實體空間、連結外在資源空間裡的其他人、以及連結內在資源。將注意力轉移到作為內在資源安全和舒適的身體部位，這可能是呼吸者得以分散激發程度所需要的一切。

但是，如果呼吸者是獨自做練習，那麼有幾項準備工作能提供幫助。首先，在進行療程之前，評估你的能量和內在復原力的程度，並讓自己熟悉第九章的「連結資源」。第二，要知道，即使沒有外界的協助，改變一段療程的能量絕對是可能的。第三，在受到過度刺激或凍結的情況下，睜開眼睛，與環境中的實體層面做連結，用你的頭腦回想起你的個人優勢，並感知你的體內有一個感覺相當穩定的地方。這其中的任何一個（或其他幾十個資源），都能使神經系統恢復平衡。

在讓全身平靜下來之後，無論是單獨練習還是與引導師一起練習，一段溫和的療程可能會毫無問題地持續下去。或是如果呼吸者感到非常疲憊，那麼這個療程就可以停止了。不管是哪種方式，呼吸者很可能已經觸及一些重大的、深層的創傷——那可能是多年來從未接觸過的東西。經過這樣的體驗後，呼吸者可能會感到解脫；一般來說，一次不舒服的療程不會有殘餘的負面結果。而且要記住，即使是一次不平順的療程也會釋放創傷。神經系統很可能會透過這次的經歷得到加強，下一次的療程將大不相同。儘管如此，無論是獨自一人或是與引導師一起，最好是等一兩個星期再進行後續療程。

個人的支援

通常，那些著手療癒工作的人會被鼓勵要把療程的細節告訴其他人。也就是說，當我們深入到我們個人的成長時，重要的是要讓朋友或親密的人知道我們正在進行什麼療程，以及療程的時間和地點。這樣可以確保在需要的時候能得到支援。

對許多人來說，生物能呼吸法的各個方面都可以在沒有人監督或在場協助的情況下安全地練習。關於如何獨自練習的概念包含在第十二章。然而，在學習這個治療模式時，以及任何涵蓋呼吸法或創傷釋放的模式（特別是在早期的過程），最好還是找一位引導師共同進行。如果找不到受過培訓的人，建議至少找一位「保姆」。一個客觀而有愛心的空間擁有者所做的不只是提供情感上的支持，儘管這是一個至關重要的恩惠。除了靜觀以外，引導師還能評估呼吸者的動作、反應、情緒和表達方式。引導師可以確定一個人是否激發過度，是否需要回到資源連結中，甚至是否往結束療程的方向邁進。引導師也可以在呼吸者的身體產生結構性的律動時，協助保護呼吸者的身體；例如，常見的介入措施包括在呼吸者的手臂、手和腳下放置毯子或枕頭。引導師可以伸出一隻手來擠壓、施加一股阻力來推動、遞出一杯水或一張紙巾，以及用一雙眼睛來觀察。最重要的是，如果呼吸者遇到任何生理或情緒上的不協調，引導師就會做出反應。例如，有時呼吸者可能過度換氣或出現肌肉痙攣的情形。訓練有素的生物能呼吸引導師，就像許多身體治療師、脊椎按摩師、心理治療師及其他通常被生物能呼吸法吸引的人一樣，熟悉如何支持呼吸者的各種體驗。

實體空間

在任何成功的練習中，參與者需要感到安全和舒適，這包括考慮實體空間。對那些修持冥想或身體鍛練的人來說，設立一個練習空間似乎是第二天性。但是，對於不熟悉這種環境的人而言，都需要遵循以下安排生物能呼吸法實體空間的幾個提示（不管是獨自練習還是與引導師或團體一起操練）。

進行課程的區域最起碼要是乾淨、隱密的，大小要足以容納一塊瑜伽墊，四周圍還能留有幾英呎的空間。在訓練中，我們通常會用到至少兩張疊放的瑜伽墊和兩條毯子，以便為呼吸者提供足夠的緩衝，讓他能躺下、跪下和左右滾動。當呼吸者移動時，可以用其他的毯子或平墊來保護肘部、手腕、手和腳。這個空間也應該具備與外界隔音的功能，讓呼吸者在發出聲音時不會感到被抑制。一段療程一旦開始，呼吸者就不該被打斷。

正如尋找房地產一般，「地段、地段、地段」可以為呼吸者提供外在資源。對於生物能呼吸法的培訓，我們經常選擇世界各地的優美地段來舉行，因為大自然及其生態環境能支持這個過程。在瑟多納、墨西哥、科羅拉多、峇厘島、哥斯大黎加、希臘，以及波蘭和中國的鄉村地區，人們很容易保持開放和敏感。然而，即使你所在的世界角落不那麼遼闊，也請你想想自然界如何協助釋放創傷的工作。比如在城市裡，可以考慮選擇一個支持你進行自我探索的瑜伽或冥想的私人空間，也可以隨後在附近的花園或公園散步。

常識題

在開始任何新的鍛練或擴展一個熟悉的練習時，使用常識、直覺和謹慎是很重要的。一些提醒如下：

- 在追求放鬆神經系統時，小心不要過度刺激神經系統。
- 在每一節療程之前，要注意當天有哪些資源可以利用，無論是自我以外的資源、實質空間的資源，還是內在的資源。
- 如果在療程中突然出現一些意想不到的事情，如強烈的記憶、感覺、反應、過度的激發、副作用，記得要透過資源連結來緩解和磨合。放慢呼吸，回到身體的感官覺知上，從一種不知所措的狀態轉變為一種支持釋放的體驗中。
- 記住我們的任務是釋放張力，大多數人在經歷生物能呼吸法時都會感到輕鬆、釋放、平靜及不斷增強的彈性。

觀照

謝謝你讀完這一章。現在，請花一點時間把你的注意力帶到自己身上。請閱讀以下的段落，然後閉上眼睛並掃描你的身體。注意你讀到的內容如何反映在你身上。你的體內正發生什麼事——它放鬆了嗎？也許從注意你的呼吸開始，看看它是否能自由地流動。接著，無論你是坐著或躺著，都請注意你的姿勢。你感覺平衡嗎？或是你的身體有緊張、疼痛或不舒服的感覺？留意你身體的不同面向，包括內在和外在的緊繃感。深吸一口氣，然後用嘴巴吐氣。接下來，觀察你的想法——你的念頭是不是通常聚焦於你本身以外的所在？如果外在有什麼東西吸引你的注意，此刻你能放下它嗎？

現在，想一想本章的內容是否引起你內心的共鳴，以及這種共鳴是否與你或你認識的人有關。如果有一些觸動你的因素——正面的、負面的、情緒上、身體上、精神上或其他層面的體驗，那麼，它像什麼感覺？或許你覺得你在閱讀關於自己的一些很私密的、個人的或很真實的東西，或者你不喜歡你讀到的內容，那是什麼呢？你的反應是因為這些訊息正揭穿、挑戰、滋養你或其他原因嗎？有可能那是某些你心裡沒有注意到的事，或是你曾經忽略或已遺忘的事，它們可能還在發揮作用，並藉此讓你知道它們的存在嗎？也有可能這些資訊喚醒了你的內在，也可能並非如此。你才是那個下判斷的人。

當你讀完這段文字，閉上雙眼並做完觀照後，請張開眼睛，並將注意力帶到你周圍的環境。聽一聽聲音。注意你看到什麼？在各章節之間，也許可以做個簡短的散步，或隨著歌曲舞動身體。四處走動一下，重新就定位，然後準備好進入下一章。謝謝。

第11章

課程

生物能呼吸法的課程能夠以個人為中心來安排，並提供私密的體驗，在這過程中，一位呼吸者和一位引導師一起透過身體結構的釋放過程一起流動。課程也可以包括幾個小組（從少數幾個到三十個呼吸者），由一位至許多位引導師來提供協助。在某些特殊情況下，課程可以在一個較大的區域舉行，為數百名呼吸者提供服務，由一位主要的引導師拿著麥克風帶領，而其他幾十個引導師則在小組中穿梭走動。由於不同人的不同需求，可參與的不同執行師及其文化風格，很顯然地，不會有兩次的課程是相同的。就此而言，一個人參與的各次課程裡，不會有兩次的課程是相同的。儘管如此，還是可以詳細介紹呼吸者準備體驗創傷釋放的一般方法。

在說明這個方法時，重要的是要記住，對於任何參與其中的人來說，首要的要素就是保持當下的狀態。生物能呼吸法的開發是為了借助釋放身體組織、思想、情緒和精神方面的創傷殘留物，幫助身體的功能和感覺變得更好。一個片刻接著一個片刻地投入和釋放這種張力的體驗，可能會出現令人意想不到的平靜和安寧，或是在短暫的時間內，身體的表達會變得大膽和活躍。一次的課程可以在幾個不同的節奏中變動，也可以保持相對靜止。因此，雖然以下的資料涉及各種具體的介入措施（對不同的張力帶來說），但「什麼東西看起來像什麼」或「會發生什麼」的先入為主的概念是有限的。有了更多的經驗，執行師們無論是在我們身上或是在幫助別人時，都變得更能允許和協助。

由內而外地移動

從開始到結束，甚至在「休息」期間，呼吸者的身體可能會表現出某種程度的運動。當一次課程是成功的，這種運動是有結構性的，是由自主神經系統自然而然產生的。這些運動可能包括用一隻手指敲擊地板，或整個身體像蛇一樣扭動。無論我們身在世界何處，允許身體像這樣動起來所需要的開放性，與當今社會一般的文化期望是背道而馳的。讓我們回想一下我們的例子，一個人可能在公共場所被發現在顫抖。一般的旁觀者可能會想，這個人是否需要幫助，是否應該從醫療、心理健康甚至是法律干預手段來開始提供協助。也就是說，顫抖並不是我們每天都會看到的，它可能與癲癇發作、精神病發作或街頭吸毒引發的反應有關。

因此，作為參與生物能呼吸法課程的呼吸者，信任度是第一要務。相信自己認知到組織中的張力和創傷，就會帶來對釋放可能性的信任。如果有引導師的話，信任引導師可以讓呼吸者感到足夠舒適，從而進入脆弱的地方。第二件事是釋放社會可接受的或社會期望等那些先入為主的觀念。生物能呼吸法課程的設立是為了擁抱新的體驗，慶祝新的存在方式，並見證我們自己和他人從過去邁向新的未來。

為了使這一切成為可能，我們吸氣進入我們的身體，並「由內而外」地移動。這意味著我們依靠自己的感覺，從核心與身體相連。在生物能呼吸法中，我們所說的身體核心，是指從骨盆底到與橫膈膜有關部位的這段空間。動作通常起源於臀部，因為腰肌是一個主要戰逃反應的觸發點——它與通過腹部、肺部和心臟的所有運動密切相關，這就是釋放練習中的「核心意識」如此重要的原因。它支持在療程中出現的自發運動，並讓這種運動感覺更加流暢和連貫。這種運動品質對於有經驗的引導師來說是顯而易見的，他們可以協助呼吸者進行更深層次的釋放。

生物能呼吸法課程中的一切都支持釋放，雖然不是所有的釋放都牽涉到大量的活動，但大部分都會刺激緩慢、優雅、連貫的動作。當先前鎖定的能量被釋放時——核心變得自由了，這種優雅的動作就會產生。當釋放發生時，每個姿勢感覺起來和看起來都不一樣。

我們在此開始描述生物能呼吸法課程，並不是因為運動是第一件會發生的事，而是因為在態度上允許運動的這種轉變，使得任何療程都能完成它的工作。我們利用我們的核心肌肉行遍世界，把它們當成我們的緊張、痛苦和過去故事的載體，導致活動受限、肌肉無力、關節和韌帶的磨損加劇。所有這些都會帶來身體上的傷害和更多的緊張。讓我們把人類猶如機械裝置的想法，轉變成人類如同能量存在體的觀念。讓我們從自駕式反應的日常生活，轉變為有意識地選擇與生命接觸。這不是一個抽象的概念。當我們能夠解開我們核心中的緊繃和受限的組織時，對生命的敏感度就會變得具體。正是從這個單一的起點開始，我們與內外世界的連繫就會被注入生命的汁液。這單一的起點連接著我們踏著地面的雙腳和我們乙太形式的精神。我們是活生生的生命體，透過與肉體的相連，我們既被束縛在大地，卻又擁有自由。

所以，要想真正體驗任何生物能呼吸法的課程，我們首先會發出這樣的邀請：找到你的核心，然後由內而外地移動。隨著「積滯」部位的釋放，移動將發生變化。請記住，這些部位不是隱喻，而是組織裡的實際部位，這些部位仍然留存著戰逃觸發的張力。它們就像攔住水流的水壩，這些水壩的瓦解——不只是「咣啷啷地消失了」，而是經由我們的存在來化解。利用感官覺知，我們知道每個地方的感覺是什麼，什麼動作是身體器質性的且需要帶走殘留在那裡的張力。令人驚訝的是，身體創傷釋放中的運動和表達通常不會導致生理上精疲力竭。肌肉沒有被「用盡」或酸痛。相反的，呼吸者通常會達到深度的放鬆和平靜。有些人會說，身體內有一種「清淨」、「純潔」或「輕盈」的感覺。

生物能呼吸模式的所有附加元素都支持著這種轉變。

- 呼吸鍛練的要素刺激全身系統，喚醒中國針灸師數千年來所倚賴的能量通道，也「開啟」了交感神經系統。
- 碰觸和身體治療工作支持肌肉打開和軟化，增加活動範圍，並進一步釋放「積滯」的部位——所有這些都讓能量得以經由能量通道移動。因此，藉由身體內在的處理過程，以及與引導師的接觸，碰觸可以成為一種神奇的資源。
- 承認情緒的表達並加強肌肉的鬆解，把身體和情緒體連結起來。
- 聲音與身體的振動和情感方面產生共鳴，促進活動和釋放。
- 靜心允許深度的融合。

有了這一整套資源，呼吸者就可以完全控制每一次生物能呼吸法的體驗，在整個過程中自我調節。呼吸者所掌握的知識，再加上自主神經系統的「自動駕駛」功能，將創造出一個無與倫比且意想不到的個人舞蹈。

課程架構

雖然生物能呼吸法並沒有典型的課程，但通用的編排形式提供某個架構，也允許你瞭解「即刻」——呼吸者在那一刻的位置、身體的感覺，以及假設他有特別的需求，那是什麼？請注意：在這個說明中，提供了在單一課程裡，一個呼吸者和一個引導師共同鍛練的方法作為範本。如果單獨練習，一個呼吸者會以相當明顯的調適能力，在沒有另一個人的情況下完成大部分的操練。然而，在下一章中我們將討論更多有關單獨練習的內容。如果要進行團體練習，培訓是必須的。也就是說，對於希望與團體合作的引導師來說，培訓要解決許多與呼吸者安全性有關的問題，以及同時處理多個呼吸者經歷所需的後勤問題。

請注意：在開始單獨練習之前，建議一個操練者先和一位受過訓練的引導師一起進行一連串練習。這個過程可以讓剛參與的呼吸者提出問題，解決任何令人困惑的經驗，並習慣與生物能呼吸法相關的感覺。

第一步：準備就緒

如先前描述的，這個空間要準備的有：放在地板上的軟墊、面紙、一瓶水、幾條毯子或幾個枕頭。在生物能呼吸法的培訓課程中，練習用坐墊通常是一個大型的泡棉墊或兩個瑜伽墊和兩條瑜伽毯，另加一條可以用來墊著肘部、手和腳跟的毯子。

由於在很多的經歷中，呼吸者通常是躺在地上抬頭仰望的，因此天花板上的燈光要調暗或關閉，安排光源從其他地方照射。飲用水和紙巾應該很容易取用，以便引導師在呼吸者有需要時能遞給他。此外，還可以根據呼吸者的意願和引導師的知識基礎，添加一些聲音製作的元素。例如，在開始的時候，播放類似在按摩療程中所使用的音樂曲目可能會很有用。然而，隨著練習，已製作的的背景音樂可以幫助引導師在典型的課程中改變節奏和音調。此外，可以隨時準備好長笛、撥浪鼓、鼓和各種打擊樂器，以便在整個課程裡的適當時機使用。

首先，呼吸者和引導師相對而坐，引導師坐在靠近墊子／毯子一邊的尾端，呼吸者靠近中間坐。他們要花一些時間加入共同的體驗。他們可以手拉手、碰觸膝蓋、或者只是舒服地相互對視。要讓呼吸者和引導師的夥伴關係發揮作用，能直接接觸到對方很重要。此外，這種互動使引導師可以評估呼吸者眼中的任何東西，比如恐懼、疲勞、分離、憤怒或誘惑。如果需要，引導師會花一點時間來處理他發現的任何問題，這樣課程開始進行時就不會有感覺或能量分散的情況。

請注意：當處理的對象的文化認為眼睛對視太有侵犯性時，那麼就坐在彼此的對面，形成一種可觸及對方的姿勢。如果引導師不熟悉呼吸者的文化習俗，只要詢問呼吸者有什麼方法能讓你們進行清楚溝通的。這裡提及的想法是要為呼吸者創造舒適感，因此訊息是關鍵。引導師可以在呼吸者說話時，靜靜地看著他，而當引導師說話時，換呼吸者看著引導師，但不論哪一人正在發言，說話者和聆聽者兩人的眼神是避免對視的。

第二步：連結

在任何實際的對話還未使呼吸者過於陷入頭腦的思維之前，引導師就會要求呼吸者閉上眼睛，與身體做連結。這種連結可能會立即發生，也可能需要一些時間來「達成」，以感受到安全的空間、感受到身體的內在。引導師可能會支持呼吸者與呼吸相連，甚至引導呼吸者做一個短暫的靜心，從頭到腳單純地感覺身體和呼吸。常見的是，呼吸者可能會注意到呼吸在哪裡流動，而不以任何方式推動它；或關注到身體如何靠在椅子或墊子上、體重的感覺如何、重力在四肢中的作用如何。呼吸者與自己連結一會兒後才睜開眼睛。

第三步：查詢狀態

開場的對話應該保持簡短，因為軀體的創傷釋放不是為了將焦點放在心靈或討論上。它不是一場心理諮商。然而，即使把注意力轉往內在思考答案，交感神經系統也會受到刺激。此外，用語言分享相關訊息當然很重要（用口語的方式），即使闡述得不是很詳細，也可以在課程中有效地使用。

任何執行師都可以制定自己的問題查詢清單，但一些常見的問題是：

- 為什麼是今天？生活中發生了什麼事牽引呼吸者來到這個空間？
- 身體怎麼樣？有什麼疾病、傷害或任何急症需要注意嗎？
- 情緒如何？是否有什麼事困擾著你，你可以簡單地說出它的名字，好讓我們知道它嗎？例如那可能是「對同事感到惱火」或「很煩惱我的小孩」。
- 你希望今天發生什麼事？請注意：呼吸者今天可能只想嘗試一下這個過程，也可能已經做好要十足表達的準備。作為引導師，這些訊息將有助於調整步調、連結資源和其他的支持。對於呼吸者來說，這種目標的設定可以提供安全感，但也可能只是一個起點。呼吸者都說，他們比自己一開始設想的更舒服、更「準備好了」，所以在目標設定上的靈活性很重要。

這個過程通常進行得相當快，可能二到五分鐘，但在某些情況下可能需要更多時間。例如，有些人的傷勢現在已經痊癒，他可能需要向引導師說明必須特別注意的部位。此外，如果一個呼吸者是生物能呼吸法的新成員，那麼可能會出現一些關於課程目標期望的對話。

需要提醒的是：有些人走進這扇門時充滿著不安的狀態。他們可能已經在情緒崩潰的邊緣，希望釋放相關的緊張情緒。如果一個人的衝動很明顯，或衝動在查詢狀態的過程中變得明顯，那麼引導師所做的不僅僅是積極聆聽。當呼吸者敘說著故事時，引導師會仔細地觀察他的身體有多少激發存在或產生。由於這個環節不應該花工夫在平復高漲的情緒上，引導師會引導呼吸者重新感知和感受自己的身體，同時支持他找到內在資源。處於這種激發狀態的呼吸者，如果來到生物能呼吸法的課程尋求支持將會得到幫助，但仔細準備是關鍵。然而，如果他們在初期仍然維持著高度激發的狀態，則不建議進行呼吸鍛練，因為這會進一步刺激神經系統。第十章對此有更多說明。

第四步：模式

一旦確定了呼吸者的目標和狀態，接著引導師就需要花點時間來解說生物能呼吸法的一些要素。如果呼吸者是這個模式的新手，引導師將簡要介紹這個模式的工作原理，包括六大要素、顫抖的感覺和功能，以及軀體工作可能產生的副作用。然後，根據呼吸者查詢狀態的結果，以及引導師所觀察到的任何情況，引導師會總結他們將如何進行課程，以及課程的預期目標。

第五步：確定張力的位置

請呼吸者張開或閉上眼睛，將注意力放在自己的身體上，感知緊張的部位。呼吸者描述緊張的感覺，包括在想到緊張時所產生的任何情緒感受。重要的是要說出關於緊張感覺的細節，而不需要引起太多的激發。呼吸者經常用來形容緊張部位的字眼包括：緊繃的、僵硬的、憤怒的、麻木的、消沉的、有負擔的或精力旺盛的。

第六步：確定資源所在

雖然找到我們有積滯的地方通常是很快也很容易，但要找到資源的所在可能需要時間，尤其是對於那些剛接觸生物能呼吸法的人而言。許多人與自己身體的關係是如此疏離，甚至很難理解這個概念。他們可能會說：「我全身都是繃緊的。」

在這些情況下，引導師能提供協助的方式是要求呼吸者專注在一些很直接的東西上，比如：分辨身體感覺比較好的部位和感覺不好的部位之間的差異。「比較好」的部位可能只是感覺「正常」或沒有疼痛感。這種差異可能是有形而明顯的，也可能是輕微而模糊的。不管差異有多明顯，一旦注意到它，呼吸者就會練習去感受它的肉體性。例如一開始，呼吸者可能只感覺到胸部有輕微的收縮，其他地方則沒什麼感覺。但是，隨著進一步注意，他可能會注意到細微的疼痛，比方肩膀或拇指上的刺痛感。如果更加注意一些，

「好的」部位可能實際上感覺非常靈活和放鬆。

作為資源的部位不僅因人而異，而且在一個人的內在，每天的資源也都不同，或是時時刻刻都在變化。許多人指出腹部、手或腳是感覺安全可靠且沒有限制的地方。一個人可以說出五個資源部位，也可以只說出一個，甚至可以在一次課程內改變資源。一些形容資源部位的常見用語包括：柔軟、麻刺感、擴展、溫暖或安全。如果一個人指出的資源是在腳或腿時，可能會說它們很強壯或很快速，這可能和這些部位的固有能力有關。不管呼吸者確定的資源是什麼，引導師都會注意到用來描述它們特質的特殊字眼。在課程中，這些字眼可用來提醒呼吸者注意他的「舒適區」。

如果呼吸者根本找不到身體中感覺「更好」或「安全」的部位，那麼引導師可以作為一個資源。呼吸者不管何時應該都能依賴引導師作為堅實的支持，他們絕不會放棄呼吸者或讓呼吸者受到傷害。這個想法通常很有效，可以幫助呼吸者放鬆。它也消除了呼吸者在嘗試確定內在資源但不成功時可能產生的焦慮。在剛開始的階段，即使沒有強烈的感官覺知，也要能自由地進行，這一點很重要。

同樣重要的是要記住，創傷釋放可能涉及一些相當激烈的歷史。特別是如果呼吸者是這個模式的新手時，知道自己受到支持並保證被支持可以令人非常安慰。創傷的發生即使是與別人共同經歷的，也會是個別性的。每個人的創傷經驗都是獨特的，我們往往會覺得自己孤獨地度過自己的經歷。這就是一個引導師如此重要的原因之一。有時引導師可以在呼吸者的臉上看到體悟的瞬間，「一點即通」的可能性，探索和釋放一段創傷經歷的想法，然而他並不是孤單的。這種轉變可以改變一切，無論是在一次課程中，還是在一個人未來的生活中。

第七步：潛入

有了資源的掌握，引導師把呼吸者帶到激發的部位。一開始，這只是意味著把注意力轉移到緊張的地方，亦即那些需要釋放的地方。就在課程中首先找到這些地方並經過討論後，呼吸者可以感覺一下是否有什麼已經改變了。這一部分的工作會引入擺盪的動作，在擺盪中，呼吸者可以很容易在激發的地方和資源之間來回移動。這種變換讓神經系統接收到它可以安全釋放的訊號。這時候，呼吸者開始深層的、連結式的呼吸。

通常，我們在呼吸者還坐著的時候開始呼吸部分，但是有些人喜歡躺著進行。如果是躺著，膝蓋應該彎曲，並從身體中間往外偏移到「顫抖的位置」。雙膝張開的角度大約三十度，或是在呼吸者發現必須讓肌肉參與以維持這個姿勢的任何角度。在這種姿勢下保

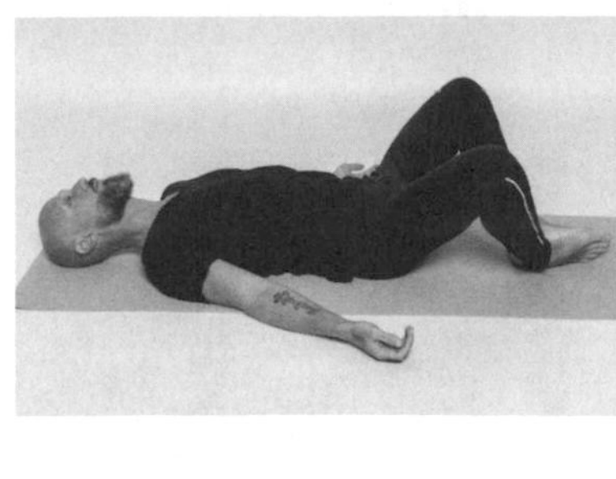

持肌肉的簡單動作，將有助於自主神經系統的投入。

無論是坐著或躺著，連結式呼吸的開始都會使人們的體驗向內轉移。如果呼吸的節奏是一個挑戰，或者呼吸者不熟悉該怎麼做，引導師可以進行示範，甚至陪呼吸者一起做幾次呼吸。

接著，利用呼吸「潛入」的通道會充沛地流動。要想預測任何人的反應是不可能的，但一般的經驗都會牽涉到自發出現的動作，無論一開始的動作是溫和的還是大膽的。如果呼吸者是坐著的，那麼這個動作可能只是用一個讓身體參與進來的「習慣」姿勢，就從頭部或肩膀開始動起來。從臀部開始的運動也是很常見的，軀幹前後移動，甚至有點扭動，這是生物能呼吸法所熟悉的「蛇形」動作的第一個表達。

當活動變得很明顯時，或者當呼吸者喜歡時，呼吸者的姿勢會變成身體向前彎曲的狀態，通常是仰臥。這樣可以有最大限度的表達範圍。從頭到腳的所有部位都可能抖動、彎曲、滾動和起伏。引導師確保這種自然的身體活動不會導致呼吸者撞到附近的牆壁，並另外用毯子來保護手和腳，以免撞擊地板。隨著動作的繼續，引導師也會注意呼吸者的運動速度。關鍵是讓呼吸者要盡可能地保持與身體連貫動作的感覺同在，這種感覺是發自內在的。如果動作很快，那麼呼吸者會發現更難保持與身體同在及對它的覺察。維持一個更慢、更整體的動作，會讓呼吸者有機會追蹤感官覺知，以及在動作中出現的所有感覺。

憑著經驗，引導師也可以將碰觸融入練習中。這包括密切觀察呼吸者，並瞭解呼吸者的身體正在做什麼。能量「積滯」的地方根本不會與身體其他部位同步活動。因此，引導師可以增加一個輕微的碰觸、觸發一個壓力點或協助一個被抑制的動作——例如「幫助」試圖抬起來的手臂，或者為想要繞圈的肋骨架增加動力。當腳和腿踩著「空中腳踏車」或對空中輕踢時，引導師也可以提供阻力。要成功地加入這些介入措施需要經驗和直覺，有身體工作的背景會大幅度地增強這些能力。更多關於適當支持的訊息包含在生物能呼吸法的培訓計劃中。

年長者、其他肺活量或身體能力有限的人需注意事項：對於那些被束縛在椅子上或不能躺在地上的人，可以坐在坐墊或椅子上來進行整個過程。如果肺活量受限，則要避免生物能呼吸法作為呼吸鍛練標準的張口、深入性的連結式呼吸，而以輕緩的呼吸來取代，並且只在覺得舒適的情況下深呼吸。如果身體開始刺激過度，或是出現頭暈，只要減少空氣量和呼吸速度，嘗試用鼻子吸氣。然後，根據身體的體能，密切注意呼吸在身體內啟動了什麼、在什麼位置。如果身體開始輕輕地活動，只要它是舒適且不會壓迫任何受傷部位，就讓它動沒關係。在可用的模式下練習，但不要再進一步。剩下的步驟也只套用可以做到的程度，也可以考慮用靜心或其他正念練習來加強每個生物能呼吸法的療程。

第八步：來回擺盪

在整個療程中，能量流動的節奏是從激發到連結資源，然後再回復。通常一次的課程包括兩到三「輪」的激發，然後是連結資源。需要進行多少輪次取決於療程、呼吸者的舒適度、以及呼吸者和引導師的直覺。每一輪都會達到更深層的張力，因此通常至少要有兩輪是最有效的。但是，如果這個過程感覺太過刺激，那麼知道什麼時候停止就很重要了。開始時即使只做一輪的練習也可以，希望呼吸者會回來上後續的課程。

在激發階段，張力的釋放透過所謂的鬆解或顫抖而產生自然的、結構性的動作。在這些階段中，呼吸者可能會透過語言或情緒的表現來表達某些東西。大哭或大笑並不罕見，隨意說出幾句話可能都是有用的。引導師可以利用這些話，以及呼吸者的資源用語來幫助課程的進行。有時這種釋放過程會導致呼吸者咳嗽，甚至咳痰。這時可利用紙巾隨手處理，引導師應該能很容易地取得紙巾，並能快速地反應。

第一輪課程完成後，呼吸者稍作休息，讓神經系統穩定下來。引導師提醒呼吸者記起他的資源，並支持較慢的呼吸週期。呼吸者感受到身體在能量的起伏中對能量波動的反應。他專注在內在或外在資源——安全和平靜的地方、人員或感覺。這一部分的過程是在提醒整個身心系統，這個人是安全的，而且這個過程是療癒性的。運動、呼吸和激發的節奏變化對兩位參與者來說都是顯而易見的。

在短暫的放鬆呼吸後，呼吸者再次開始主動的呼吸循環，重新為身體充能。由於身體已經有了氧氣，因此這一次的激發更快。在一兩分鐘內，激發就被完全充飽能量，通常表達的巔峰會更高。透過這個過程，呼吸者可以達到又一層的張力釋放。動作再次出現，表達也再出現。這個階段維持幾分鐘，可能長達二十或三十分鐘。

課程以其自然的結構進行。激發越強烈（在沒有過度刺激的情況下），釋放的張力層次就越深。張力的層次越深，牽連的層峰就越高，休息的低谷就越深。請記住，只有在沒有過度刺激的情況下，才可能有深層的激發。引導師必須小心不要過度刺激呼吸者，也不要讓他長時間處於高度刺激的狀態。許多個較短的刺激週期比一段較長的刺激週期更有利。

附加部分——通常集中在特定的張力帶上，可以增加在一次課程的活動部分，也可以組成一系列課程的結構。附錄中概略說明這些附加內容。

生物能呼吸法課程的典型流程

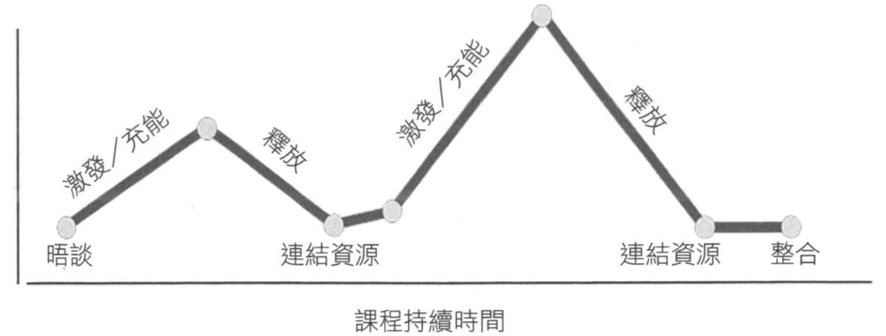

第九步：結束

通常在最後一輪激發結束，當呼吸者放鬆回到資源和休息狀態時，全身的體驗顯然已經完成。在這個特別的日子裡可以接觸到的電荷已經被釋放了，而呼吸者已經接地並連結了資源。引導師不能讓呼吸者處於激發狀態。一旦呼吸者激發了某些東西，呼吸者和引導師都必須看見它的釋放過程進行到底。有時一個電荷被凝滯很多年，所以意識到釋放已經發生是一個溫和有效的終結。藉由回歸到資源，並有時間恢復到正常的激發程度，呼吸者可以安全地回到日常生活。

實際的恢復過程可能需要花費好幾分鐘，並且需要引導師坐在附近。雖然呼吸者可能看起來好像睡著了，但此時引導師提供的支持與課程期間的所有其他支持一樣是不可或缺的。兩個人在一起只是純粹地「在」，直到呼吸者準備好抽離這個課程。如果呼吸者真的睡著了，或似乎很樂意躺在寧靜放鬆的境界中，那麼在大約十到十五分鐘後，引導師可以輕輕將呼吸者的注意力轉移到房間、他的身體上，並讓他意識到該是轉換的時候了。

激發和回歸資源的過程是呼吸者的一項基本技能。這個過程教會了一個人如何自我調節——不僅是在生物能呼吸法的課程中，也在日常生活中。透過在安全的訓練過程中學會它，呼吸者將獲得另一個奇妙的、長期的資源。

第十步：回顧

在恢復一會兒後，呼吸者和引導師便坐回彼此相對的坐姿。如果這段經歷促成一種自然的結果，他們可能會手牽手或以其他方式進行接觸。在這一刻，呼吸者被邀請用語言表達任何與這段體驗有關的訊息。呼吸者可以什麼都不說，或是談一談發生在身體、情緒或精神上的感受。引導師對呼吸者的回應，可以是對整個過程做一個回顧，談談他所觀察到的一切，以及表達他對呼吸者所說的話的支持。課程的這一部分可能需要大約五分鐘左右，不應該再拖長時間。呼吸者剛剛經歷了一次深層的身體釋放；這時潛入大腦，詳細描述這次經歷，或分析這種經歷的企圖，並沒有真正的幫助。回顧可以讓最後一個環節完結，同時認可呼吸者和引導師在此時此地所經歷的夥伴關係。

結合張力帶

在生物能呼吸法的課程中及課程前後，可以利用多種方式結合張力帶一起進行。首先，有時一次課程只是單純地把注意力集中在身體的某個特定部位。如果在那裡已經感覺到緊張，那麼注意力和資源就會投入到那個部位。第二，附錄中列出了張力帶的具體練習。這些練習可以在課程初期——「潛入」階段，甚至可以在課程計畫的當天早上當作

「家庭作業」來完成。其中有許多練習可以單獨進行，也可以在引導師的監督下完成。第三，在課程當中，引導師可以把特定的壓力點加進來或支持特定的動作，這些動作的目標是張力帶及其相鄰部位。

將身體視為一個具有特殊的、集中交匯點的綜合能量系統，在人類思想中是普遍存在的。一個人對張力帶整合的熟練程度與他對中醫、針灸、脈輪系統，甚至是按摩療法或其他身體工作技巧的理解深度有關。在生物能呼吸法的課程中，經驗豐富的引導師可能會對特定的身體部位、器官、關節、結締組織或壓力點施加壓力。由於這些技巧的應用是針對執行師開設的，並且需要實際操練的培訓，因此在這裡不做詳細說明。

然而，這個觀念是明確的。如果在額頭、腹部或肩膀上感覺到緊張，那麼受過訓練的引導師可以利用這些資訊來選擇具體的介入措施。剛接觸這種模式的引導師可以結合安全的練習，將注意力吸引到受影響的部位，並支持釋放這些部位的張力。

呼吸者和引導師之間的共鳴

對於和引導師共同進行的課程，能取得成功的關鍵是雙方之間的融洽和共鳴。實際上，為了提供支持，引導師會在整個課程中觀察呼吸者的情況。這種關注是毫不鬆懈、持續不斷、反應迅速的。它的範圍很廣泛，從提醒呼吸者保持呼吸，到握住呼吸者所伸出來的手，再到動作展開時提供溫柔的、反射性的、鼓勵性的回饋。它還可以包括更多的身體干預、身體工作或支持，這些都取決於引導師的知識基礎。

關於成為一個好的管道

我相信，在我們創立的課程中，為人們提供良好的引導，需要有計劃、謹慎和慷慨地使用我自己的身體。我走進他們的空間，同時保有我自己。我用我的共鳴感與他們調和。也許是因為我與音樂的關係，我總是把呼吸者看作是一個傳送器，即弦樂器上的琴弦，當它被撥動時就會釋放能量。我是共鳴箱，根據我在體內感受到的一切來放大呼吸者的能量。我努力做到完全放空，這樣我才能接納對方。

我的技巧包括觀察呼吸者的身體，感知在哪裡運用我的話語、我的存在和我的碰觸。我問自己：「我該對他們說些什麼來幫助他們走得更深入？」也許我看到了某種情緒的表達。我支持那表達。我提醒他們使用感官覺知，與資源相連——並在此基礎上，允許自己身體表達的出現。運動開始發生，我請他們考慮如何將它擴散到全身。

有時候會有人不讓身體動起來。我會尋找最細微的跡象，甚至是一根腳趾或手指的抽搐。我運用身體工作的技巧來刺激他們的外在和表面的肌肉層。我可能會要求他們來推或拉我施加的阻力。放鬆外在肌肉組織，接著讓能量向下流向核心。然後，在課程的高峰期，表達就自然地發生了。

我也會判斷身體的張力凝滯在哪裡，然後在那裡利用碰觸來幫它打開出口。當這種情況發生時，動作就會遍及整個身體系統。然後顫抖變得更大。身體系統從上一回合開始就已經準備好並放鬆了。現在張力正在消失，顫動可能會向周邊移動，並從表層移向核心。

要感覺這個人是否正在恍神或在完全處於當下的狀態通常是很容易的。如果我分辨不出來，我就用問的。有時候，身體的表達是相當宏大的，呼吸者甚至可能「迷失自我」而解離。在這種情況下，我會引導他們回來體驗他們的感官覺知，在身體方面落實接地。然而，大多數時候，呼吸只是開始自由流動，頭腦停止，並接管這個過程。有時，「促成」只是意味著退後並允許一切發生。不說話、不碰觸，只是觀察。有時所需要的只是你的臨在。

重點是在生物能呼吸法中，我們激發，並維持與激發同在，避免過度刺激。我讓呼吸者保持與激發、資源和感官覺知同在。只要過程不是令人招架不住的，我支持它們的釋放和排除。如何判斷一個人是否不堪重負確實需要經驗。這麼多年來，我和很多人一起工作過。一個課程一旦開始，我就能感覺到一個人能夠承受的有多少。對於那些新加入這個模式的人來說，最好是保護自己——無論你是呼吸者還是引導師，並在刺激過多之前停下來。每一次成功的釋放，我們都會為下一次的釋放感到鼓舞。

對於引導師而言，不論其專業程度如何，在協助他人時不要讓自己的神經系統牽連進來是很重要的。引導師的確可以示範連結式呼吸，甚至可以和對方一起做幾分鐘的呼吸。但是，過多的主動呼吸或過度認同呼吸者，會使引導師的注意力失焦，並可能超出界線。重點是在呼吸者身上，要讓引導師保持一定的距離來提供協助。

「流動存在」（Fluid Presence）的創始人山塔姆．蘭茲在她的工作中高度依賴共鳴，其中大部分共鳴是以 Watsu® 和其他療法的形式在水中發生的。山塔姆的工作要求呼吸者和執行師雙方的「體驗和感官意識」，使她能夠「在身體、能量、情感和精神層面上與每個案主建立深刻的連繫。」[179]在她為一門叫做「存在的當下」（Presence of Being）課程所開發的資料中，概括說明了適當共鳴的特點。其中包括將引導師的角色比擬為樂器的角色，這個樂器被期望能與它所接收到的振動產生共鳴。為了讓一個人能夠與另一個人產生共鳴，這個人就必須意識到他自己的投射，並願意拋棄它們。同理，生物能呼吸法的引導師也要以一種不知情、天真、好奇、對他人的存在狀態以及激發狀態持開放態度的姿態來接近呼吸者。正是透過這種感知能力，引導師可以幫助呼吸者做出關鍵的決定，比如何時加速或減速，何時保持呼吸，以及如何或是否要碰觸或說話。良好的共鳴是直覺、觀察、接受的開放性、對過程的信任和距離的平等部分。良好的共鳴包括感覺到對方的振動，反映這振動，利用振動提供的訊息，並與它保持分離，全部都是同時進行的。

觀照

謝謝你讀完這一章。現在，請花一點時間把你的注意力帶到自己身上。

請閱讀以下的段落，然後閉上眼睛並掃描你的身體。注意你讀到的內容如何反映在你身上。你的體內正發生什麼事——它放鬆了嗎？也許從注意你的呼吸開始，看看它是否能自由地流動。接著，無論你是坐著或躺著，都請注意你的姿勢。你感覺平衡嗎？或是你的身體有緊張、疼痛或不舒服的感覺？留意你身體的不同面向，包括內在和外在的緊繃感。深吸一口氣，然後用嘴巴吐氣。接下來，觀察你的想法——你的念頭是不是通常聚焦於你本身以外的所在？如果外在有什麼東西吸引你的注意，此刻你能放下它嗎？

現在，想一想本章的內容是否引起你內心的共鳴，以及這種共鳴是否與你或你認識的人有關。如果有一些觸動你的因素——正面的、負面的、情緒上、身體上、精神上或其他層面的體驗，那麼，它像什麼感覺？也許你覺得你在閱讀關於自己的一些很私密的、個人的或很真實的東西，或者你不喜歡你讀到的內容，那是什麼呢？你的反應是因為這些訊息正揭穿、挑戰、滋養你或其他原因嗎？有可能那是某些你心裡沒有注意到的事，或是你曾經忽略或已遺忘的事，它們可能還在發揮作用，並藉此讓你知道它們的存在嗎？也有可能這些資訊喚醒了你的內在，也可能並非如此。你才是那個下判斷的人。

當你讀完這段文字，閉上雙眼並做完觀照後，請張開眼睛，並將注意力帶到你周圍的環境。聽一聽聲音。注意你看到什麼？在各章節之間，也許可以做個簡短的散步，或隨著歌曲舞動身體。四處走動一下，重新就定位，然後準備好進入下一章。謝謝。

第12章

單獨練習

「我不知道將會發生什麼事。我記得從我的第一次經歷中出來，感覺就像幡然醒悟那般——我簡直不敢相信這種醫治的力量不是我以外的『另類』東西。我能夠治癒。我對於自己一直都擁有這種力量，感到不可思議的敬畏和難以置信。」

——克蕾兒．科尼（Claire Kearney），生物能呼吸法執行師

有些對生物能呼吸法感興趣的人可能不住在引導師附近，或是更喜歡自己先做嘗試。在沒有引導師或培訓師的情況下練習生物能呼吸法，既有挑戰也有好處。為公平起見，讓我們把兩者都評估一下。單獨練習的時間可能不會像有人指導的課程那樣深入，這其實是很好的。也就是說，我們通常需要援助才能進入最深層次的釋放——這意味著我們有一個內建的、自我調節的「釋放閥」，大多數人不會讓自己走得太遠。他們也無法阻止自己「恍神」，

這是一種防止走得太遠的保護措施。引導師可以幫助我們重新潛入身體，並在遇到任何因此而產生的挑戰時支持我們。因此，就像任何重要的修練一樣，與受過訓練和擁有專業知識的人一起運作，可以加深、活化和擴大呼吸者獲得釋放的機會。

「觀照」這個概念也有兩個極端的面向。有一種解釋是，有人陪伴我們，這件事最有利的一面就是觀察。引導師會注意到一些我們自己在過程中無法注意到的事情，因為無論就實際上或隱喻上來說，我們都無法在獨自練習時看到自己。我們無法充分而冷靜地獲得自己鬆解過程的視覺體驗。例如，想想看一個中立的觀察者在另一個人的操練期間注意到一個「動不了」的肩膀，然後用直覺來決定是否、何時以及如何促進那個肩膀的活動。獨自練習的呼吸者無法在臣服於感官覺知的同時，又保持在頭腦中分析經驗，而且，對著鏡子看自己會讓人分心。而且，發出「嘿，我的肩膀怎麼樣了？」的疑問，會讓一個人跳脫身體而進入頭腦的思維。

「觀照」的更深層含義可能和待在空間裡的另一個人有關，這提醒我們，我們並不孤單。在進行深層釋放時，這是非常有療效的。然而，觀照也會發生在我們獨自一人，並且被迫保持在一個全然體驗層面的時候。我們的資源可能是內在或外在的，它們可能包括另一個人，但那個人並沒有和我們一起在這空間裡。當我們獨自釋放創傷時，我們與自己的連結比在日常生活中更深。為了成功地激發生物能呼吸的體驗，我們與呼吸、我們的身體感覺、我們身體的動作，以及我們內在的觀照相連在一起。我們會更完整地看到自己。

許多有生物能呼吸法經驗的執行師都在自己的個人或靜心練習中導入一些張力的釋放，然後當他們想要更深入時，就會請求引導師幫忙。因此，建議任何探索生物能呼吸法課程的人在某些時候與受過訓練的引導師合作。然而，由於在獨自練習中可能會帶來令人難以置信的好處，讓我們探索如何組織一個單獨練習的體驗。我們將盡可能避免練習步驟上的挑戰，並將重點放在其豐富性和安全性上。

激發程度

當一個人向任何有關健康服務的從業者請求服務時，這個人通常都在承受著某種程度的痛苦。當我們感到痠痛時會找按摩師；我們需要調整時，會去找整脊師。當我們感到緊張並因此失去平衡時，我們會尋求創傷釋放。當我們走過執行師的門口時，我們可能已明顯被激發了。在進行生物能呼吸法的獨自練習時，評估激發的程度對於創造安全和高效的體驗是至關重要的。這種評估需要有意識而認真地使用感官覺知。

高度激發

在極度激發的情況下，比如慢性緊張、情緒不安、全身明顯的緊繃、情緒極度起伏時，不建議以深層的、連結式的呼吸使神經系統更加活化。靜心冥想是一個更好的開始。或是簡單的身體抖動——在站著、坐著或躺著的時候振動你的身體，可以用來釋放高度的激發。抖動你的身體十五到二十分鐘，然後靜靜地坐著，這將使多餘的張力和已激發的能量達到神奇的釋放效果。

在急劇、高度激發的時刻，透過以下方式可以立即得到緩解：⑴知道這種狀態將會過去，就像所有其他狀態一樣；⑵只要靜靜地坐著，用鼻子輕柔地呼吸，閉上眼睛。當有念頭經過時就釋放它們，只要安住在你的身體裡。如果你生活的所在，是一個有常態性高度觸發的地方，那麼可能要將生物能呼吸法與其他介入措施或做法合併使用。在靜心的同時，請思考各種選擇，包括諮詢、按摩、靈氣，以及拜訪你的中醫師或西醫師。在生命的這些階段，生物能呼吸法或任何深呼吸的操練都應該在受過訓練的引導師的指導下來進行。

中度或低度激發

在其他情況下，在其他只是「正常生活」的日子裡，我們如何評估自己的激發程度呢？你猜對了：憑著使用感官覺知。如果你現在正試圖確定自己是否感覺到「被激發」，只要調諧進入身體裡去感知它。一開始流經你的意識概念可能包括「不安」或「不平衡」，但這些都不是身體的概念。想想看這些概念是什麼樣的感覺。可能用來形容激發部位的字眼包括「緊繃」、「刺痛」或一些你熟悉的東西，比如「胃痛」。然後問問自己：「我這樣獨自做練習感覺好嗎？」如果你的直覺發出猶豫的訊號，那就停下來。請一位值得信賴的朋友或親近的人為你待在空間裡。如果你的直覺發出平靜和自信的訊號，或是你甚至對前景感到有點興奮，或希望釋放會發生，那麼就繼續吧。

準備工作和提示

我們已在本書中討論了過程和注意事項。在嘗試單獨練習之前，請讀完整本書。如果你的活動能力、肺活量或肌肉張力有限；如果你知道自己對刺激有強烈的反應；如果你患有慢性損傷或疾病，或正在疾病的恢復期中；或如果有任何其他按照常識會提出警告的情況（請見第十章關於年齡、身體限制、禁忌症和其他注意事項等更多內容），務必格外小心。在安排你的練習空間時，也要運用常識。把房間的溫度設定在一個舒適範圍；進行任何必要的調整，以保持這個溫度至少一個小時。空間的布置要讓你不會碰撞到任何東西。不會有人可以挪動你肘下的墊子，所以如果可以的話，請準備一個至少有一張單人床或甚至是雙人床大小的墊子。把一盒紙巾和一瓶水放在你拿得到的地方。穿上你可以輕鬆活動的衣服，比如瑜伽服或運動服；如果你覺得不穿衣服很自然，也可以這樣做。為課程安排充足的時間，不要打算馬上要趕去做任何重要的事情，比如到國會投票或操作機器。給自己時間落實接地，感覺到「像你自己」後再繼續前進。

YouTube 上有幾個示範影片，可以透過生物能呼吸法網站的連結，或搜尋 BioDynamic Breathwork & Trauma Release Institute 就可找到。觀看這些影片可以讓人對整個體驗做好準備。另外，在安排單獨操練時，聲音可能非常有幫助。你可以使用你在按摩療程時可能會使用的同類音樂，或是從 Spotify 下載生物能呼吸法專用的背景音樂。只要在 Spotify 應用軟體或網站上搜尋 GitenTonkov 即可。

最後，你可以設定計時器，最好是用柔和的鈴聲或其他不會驚動你的聲音來發出每一輪次的訊號。也就是說，有一個鈴聲是表示該回到連結資源的時候，而另一個鈴聲則表示要刺激另一個呼吸部分。

在開始進入實際的療程之前，讓我們先熟悉一下生物能呼吸法的一些要素。假設你身體上沒有禁忌的傷害或限制，可以嘗試一下這些簡短的體驗：

- **停止閱讀一會兒，簡單地調整你的呼吸。**
- **放一些音樂，舞動身體幾分鐘。**

- 閉上眼睛，掃描你身體的緊張部位和放鬆部位。
- 將呼吸帶入這兩個部位，並注意有什麼變化。
- 想想看你的內在資源，寫下所有使這個部位突顯的身體感覺。
- 如果你很熟悉調音，就試著調整一些聲音。感受它們在你體內產生的振動。
- 舒適地坐著，嘗試輕柔的脊柱運動。只需左右移動，從臀部向上做圓周運動。
- 刻意抖動身體幾分鐘。只要坐著或站著讓它振動。就這樣把它抖出來。

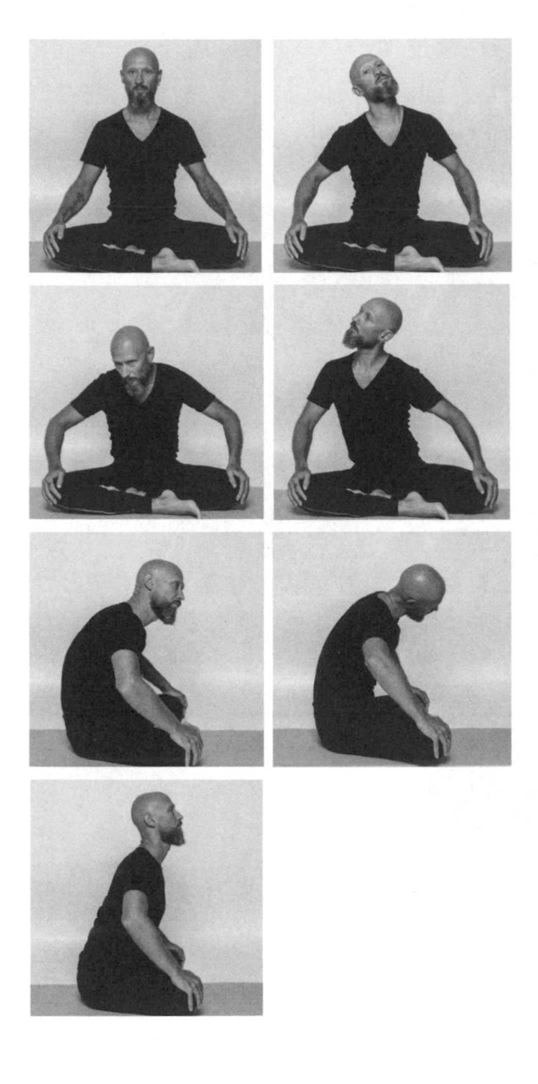

接下來，試試這個「練習單元」，它應該會讓你進一步適應實際療程裡的經驗。

1. 以站立的姿勢，從頸部放鬆開始。打開下顎和臉部。

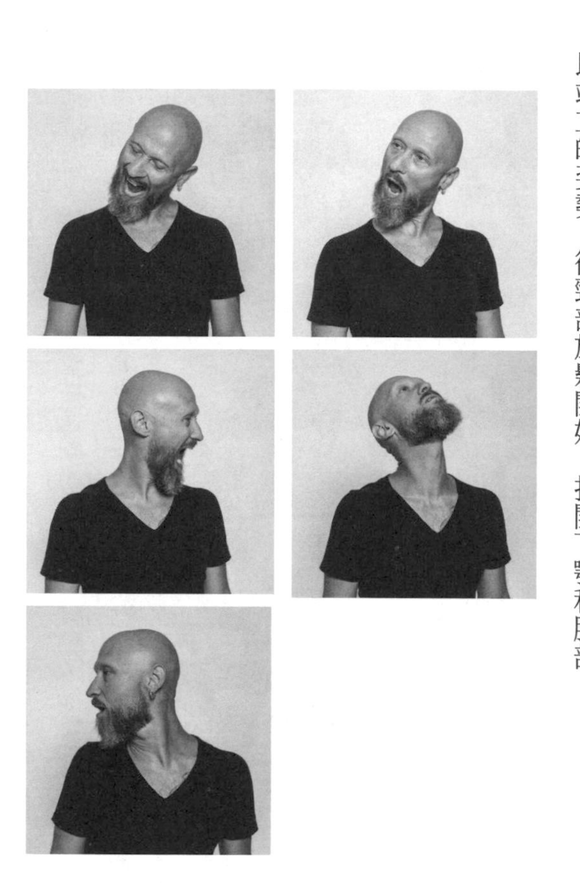

2. 其次，帶入肩膀和手臂的動作，隨著呼吸的節奏將它們張開和合攏。即吸氣時，張開雙臂和肩膀；吐氣時，合攏雙臂和肩膀，甚至抱住身體。逐漸把臉部的動作加進來。

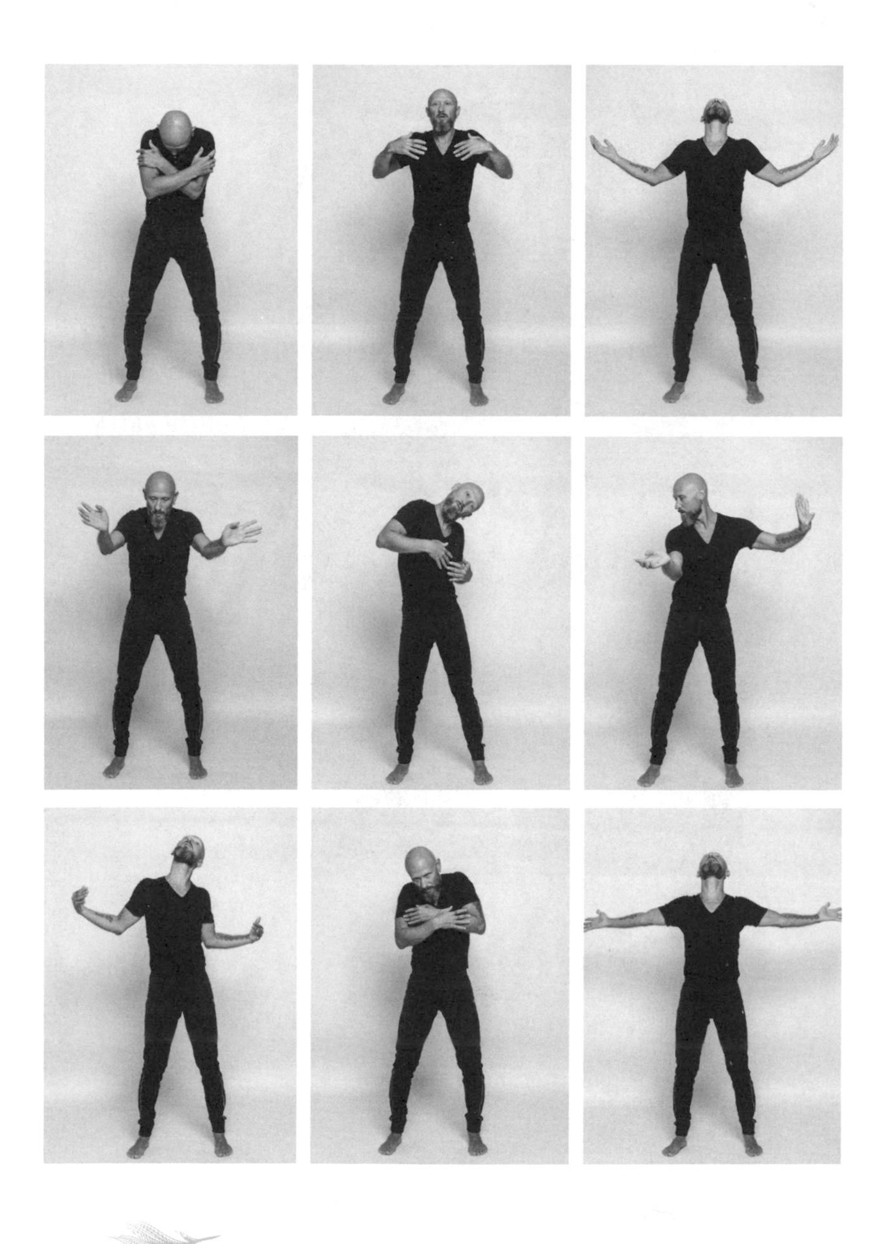

3. 坐下，從臀部和腰部開始螺旋式旋轉。假設頸部能夠自由活動，就把頸部的活動加進來而與脊椎的活動分開。

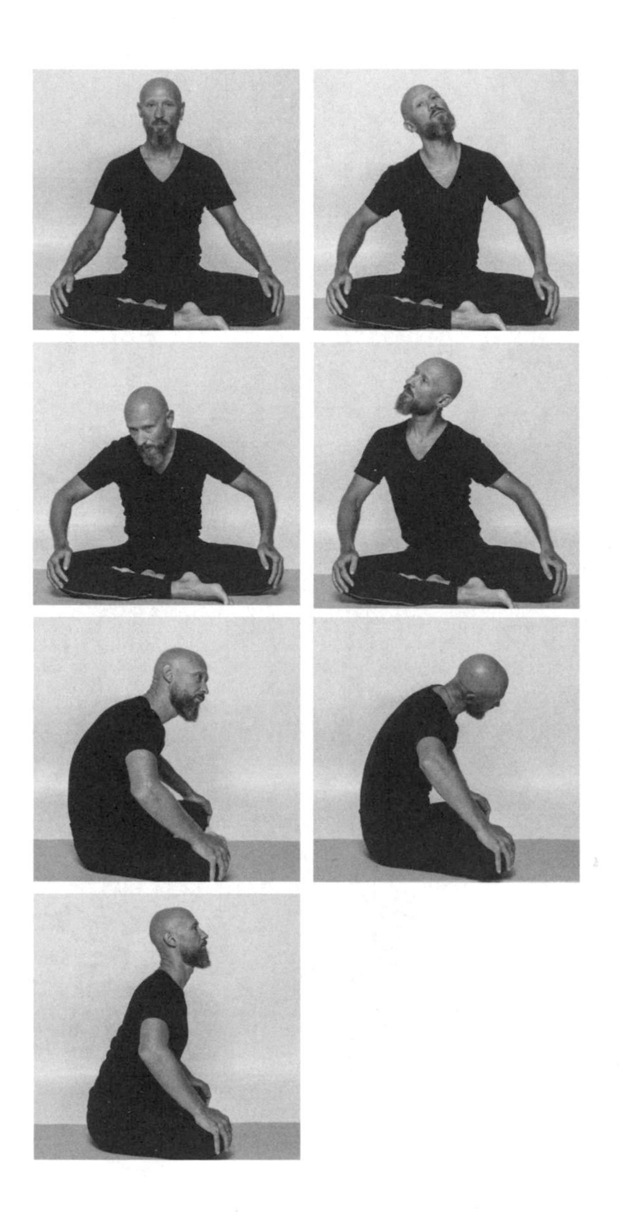

4. 躺下來，膝蓋彎曲，雙腳踩在地板上。讓骨盆隨著呼吸微微旋轉，吸氣時向下推開，吐氣時縮回。把腳後跟稍微壓入地板。

請注意：如果你在站立時感到頭暈，請蹲下來觸摸地板。在任何情況下，都要確保你的身體之下和周圍有足夠的墊子，以防你失去平衡。

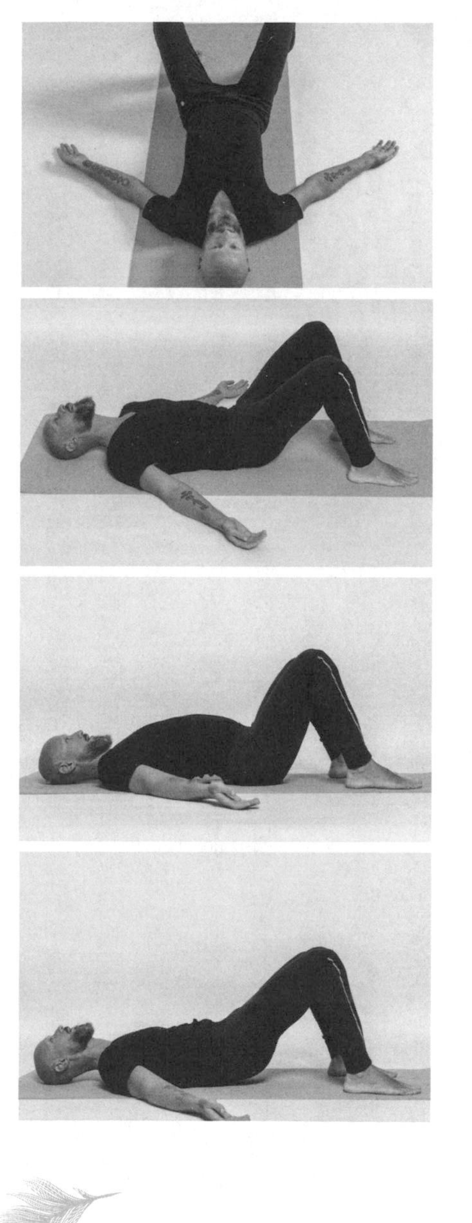

一開始，你可能會設定比較短的間隔時間，也許是十到十五分鐘的深層、連結式的呼吸，加上較短的資源休息時間。對於那些有肺部或其他限制的患者，呼吸間隔可以從二到五分鐘開始，然後延長到大約十分鐘。隨著舒適度和經驗的增加，每一輪的時間長度可以加長，也可增加更多的輪次。此外，一旦呼吸者適應了生物能呼吸法，那麼在壓力特別大的日子裡或需要釋放緊張狀態的時刻，只要進行一輪小規模的呼吸「複習」療程就會有幫助。這些練習甚至可以在坐著的時候進行，從腰部、臀部、肩膀、手臂和頸部鬆開。

有規律的、完整的療程可以從坐姿或臥姿開始；但是，除非呼吸者有身體上的限制，否則臥姿時動作的表達是最大幅度的。以下是如何組織療程的範例。這些例子都是假設患者已經開始了深層的連結式呼吸。

療程範例1：

準備和掃描：5分鐘
呼吸輪次：10分鐘
資源輪次：5分鐘
呼吸輪次：10分鐘

資源輪次：15分鐘

療程範例2：

準備和掃描：5分鐘

呼吸輪次：15分鐘

資源輪次：5－10分鐘，視激發狀況而定

呼吸輪次：15分鐘

資源輪次：20分鐘

療程範例3：

準備和掃描：5分鐘

呼吸輪次：15分鐘

資源輪次：5－10分鐘

呼吸輪次：15分鐘

資源輪次：10分鐘

呼吸輪次：15－20分鐘

資源輪次：20分鐘

療程範例4：

準備和掃描：5分鐘

呼吸輪次：15－20分鐘

資源輪次：5－10分鐘

呼吸輪次：20分鐘

資源輪次：5－10分鐘

呼吸輪次：20－30分鐘

資源輪次：20分鐘

對於那些肺活量或活動受限的人：

療程範例1修訂版：

準備和掃描：5分鐘

呼吸輪次：2－5分鐘

資源輪次：5分鐘

呼吸輪次：2－5分鐘

資源輪次：15分鐘

療程範例2修訂版：

準備和掃描：5分鐘
呼吸輪次：5－10分鐘
資源輪次：5－10分鐘，視激發狀況而定
呼吸輪次：5－10分鐘
資源輪次：5－10分鐘，視激發狀況而定
呼吸輪次：5－10分鐘
資源輪次：20分鐘

起步

- 檢查空間：確保你有你需要的一切。除非你用手機來計時，否則請關機。
- 自然地站在一面全身鏡的前面，評估自己的身體狀況。你的身體是如何維持自己的？肩膀的一邊比另一邊高嗎？你的骨盆是否傾斜？你的頭是否在脖子上前傾呢？稍後，你將以這些細節為出發點，並運用你的感官覺知，從內在開始做掃描。
- 盤腿或用其他舒適的方式坐在你的坐墊中間或有鋪軟墊的區域。如有需要，可以使用靠枕。閉上雙眼，讓自己凝定中心。做幾次充分的呼吸，但不要開始激發。

- 集中注意力到你的情緒狀態上。哪些情緒在表面，哪些情緒可能埋藏得更深並希望能浮現出來？注意你的情緒狀態如何反映在你的身體上。
- 留意你的呼吸深度。你的呼吸本來就很淺嗎？如果是這樣，就做幾次自然但比較深的呼吸，感受身體是否自然地放鬆。確保你的下顎放鬆，嘴巴完全張開，這樣你就不會噘起嘴或咬緊牙來呼吸。
- 從雙腳開始往上規律地掃描身體，注意有哪些地方或多或少地放鬆或緊張。身體是否有任何地方感覺特別開放或封閉，充滿「空間」或「傷痕」，是過度伸展或拘束？
- 注意張力帶，看看你的緊張部位是否與張力帶上的區域相對應。
- 找出資源。希望你能找到一些讓你覺得特別吸引人或有幫助的內在資源，但外在資源也很好。請記住，資源可能每天都會變化，甚至在我們進行療程時也是如此。這個想法是要絕對確保你擁有有用的資源，並且有你可以去尋求力量的地方。如果你很難在你的身體上找到一個作為資源的地方，那就把你的注意力集中在身體上感覺比其他部位好的地方。注意這種差異是什麼，並為它命名。
- 開始深層、連結式的口呼吸。一定要保持在體內，感覺呼吸「進入」緊張的部位。幾分鐘之後（對某些人來說，激發發生得很快；但對另一些人來說，可能需要五到十分鐘，尤其是剛開始的時候），你會感覺到你的身體自然而然地開始移動。如果是坐著，活動很可能從臀部的搖擺或旋轉運動開始。手臂和頭部也是反應迅速的部位。如果是仰臥，臀部和腿部往往是最先表達的地方。

- 讓身體系統性地動起來。如果是坐著，當你感覺到表達需要擴展時，就移到背部的某個位置。繼續表達，專注在緊張的部位。
- 當計時器響起，或當激發感覺到很高亢時，就開始用鼻子呼吸，專注在資源的部位。注意身體的感覺，使這些資源部位突顯出來，感覺與你身體的其餘地方不一樣。密切注意身體開始出現的其他所有感覺。這些感覺可能包括你的手臂和手，以及嘴唇和臉部周圍的刺痛。把所有的感覺都融入你的練習中。把自己當成一個整體來觀察。你可能會覺得自己是一個充滿能量、精力充沛的人。
- 重複練習這樣的循環。覺察更深層次的激發和釋放。
- 如果出現情緒化的表達——大哭、大笑，允許它發生，但要避免進入頭腦去思考這種表達的來源或意義，持續待在身體中。如果有念頭出現，就讓它們通過，只要想想它們在你身體裡的感覺。例如，「我因為Y而對X生氣」轉換到身體中是什麼感覺？藉著不停地回到情緒是如何轉化為身體的感覺，情緒衝動就會失去強度。每看一眼情緒離去，我們就會感受到自己的肉體。

- 如果你發現「卡住」的地方，可以隨時用手觸摸它們。施加輕微的壓力或按摩動作來協助釋放，用你的直覺來幫忙。
- 如果在呼吸週期的時候，你意識到自己的身體沒有表達出來，或你覺得自己好像與激發「失去連繫」，那麼就把注意力放在連接呼吸上，或許可以更深地呼吸。另外，將雙腿擺在「顫抖姿勢」或使骨盆在地板上輕輕彈動，都可以啟動腰肌，協助連接自主神經系統。

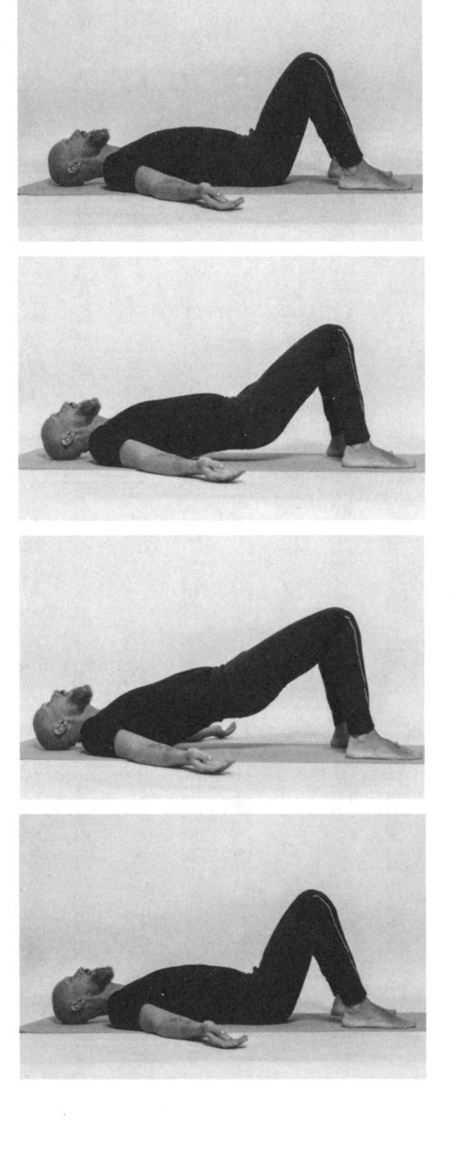

在呼吸週期完成後，允許有一段重要的接地／資源連接期。大多數人在療程結束都很平靜、安詳，如果你在這之後睡著了也沒關係。不過，多數人在生物能呼吸法的療程結束後通常並不會「疲倦」。

輔助練習

你可以在附錄中找到各種練習來增強生物能呼吸的訓練。這些練習可以在療程之前完成，也可以在療程當天較早的時間進行，或是在療程開始前立即進行。在計劃療程時，考慮按順序來運用練習——從視覺帶的張力帶開始向下移動，也許每週以一次療程處理一個張力帶。

保持覺知

假設一個人身體健康，並為這次經歷做好了準備，那麼體驗生物能呼吸法是一種樂趣。它不像談話療法，你知道在談話療法中你必須「面對自己的惡魔」，或是只能解決一個小問題，生物能呼吸法應該是一種清晰、愉快的體驗。當然，一個人可能也會意識到深層的創傷正在釋放，但與這個過程相關的通常是緩解。我們對身體越感到舒適，對積極改變的態度就越開放，生物能呼吸法就變得越具活性和自然。隨著對它的熟悉感，我們就可以享受它，並臣服於這個過程。

為了使生物能呼吸法發揮作用，我們需要去感覺。我們需要感覺身體上的跡象，亦即在哪裡可以找到緊張、恐懼、收縮、猶豫或其他任何提供訊息給我們的徵兆。一次小小的體驗勝過千言萬語。一旦我們感覺到起頭的張力和它的釋放，我們就會明白這個過程的力量。我們可能會先認為自己瞭解它了（這些想法對我們的頭腦來說可能非常有意義），但那只是訊息。釋放的體驗是隨時可以獲得的。

重要的是要認識到，創傷經歷與我們的情緒反應是相伴出現的。因此，當我們使用和操練生物能呼吸法的模式時，我們可能會注意到與創傷經歷相關情緒的存在，特別是恐懼。無論我們是否記得或是正在考慮創傷經歷的本身，都會發生這種情況。恐懼可以使我們停下腳步，或是指出我們需要移動的確切方向。如果你在身上或經由你產生的情緒感受到恐懼，請輕輕地、謹慎地進入它。把你的注意力帶到感受恐懼的身體上。當恐懼的情緒出現時，你身體的哪些部位會收縮和縮小？把恐懼當成一種工具，但同時要對自己非常溫柔。不要進入劇烈痛苦或情緒表達激烈的地方。不要把自己逼到任何極限，而是擴展你認為自己所在的載體。在這條路上每走一步，你都可以把這些界限拓寬一點。一開始，你可能只是觸及恐懼的邊緣，然後回到你的資源。下一次，停留的時間稍微長一點。第三次，通常就沒有你想像的那麼可怕。你的復原力比以前更大了。你知道可能會發生什麼，你的應付能力也會增強。

這是生物能呼吸法整體的一般模式。當我們在這個世界上行走時，我們會變得更有彈性。我們加強了我們的「彈性肌肉」。我們加強自己在身體、心理和精神上的存在。我們的心變得更加廣闊，我們與他人的關係也是如此。

進一步探索

如果本書中的資料能引起你的共鳴，那麼請探索能讓你親身體驗它的各種方法。其中一種方法是簡單地找到在你附近的一位執行師，幫助進入創傷釋放的下一階段。此外，生物能呼吸法還提供兩種培訓途徑，一種是體驗路線——開放給任何人參加，另一種是「專業認證課程」。這個專業課程開放給有或沒有經驗的療癒藝術家參加，他們都是受感動而幫助他人的人。這兩種途徑每年都會透過生物能呼吸法的培訓工作坊在全球不同國家提供。

無論你以何種方式體驗這項工作，都要感謝你的開放性和治癒的意願。我們希望你將生物能呼吸法納入自己的練習中，並分享它的可能性。要知道更多關於尋找執行師、參加工作坊或加入生物能呼吸法團隊的訊息，請瀏覽 biodynamicbreath.com。

觀照

謝謝你讀完這一章。現在，請花一點時間把你的注意力帶到自己身上。請閱讀以下的段落，然後閉上眼睛並掃描你的身體。注意你讀到的內容如何反映在你身上。你的體內正發生什麼事——它放鬆了嗎？也許從注意你的呼吸開始，看看它是否能自由地流動。接著，無論你是坐著或躺著，都請注意你的姿勢。你感覺平衡嗎？或是你的身體有緊張、疼痛或不舒服的感覺？留意你身體的不同面向，包括內在和外在的緊繃感。深吸一口氣，然後用嘴巴吐氣。接下來，觀察你的想法——你的念頭是不是通常聚焦於你本身以外的所在？如果外在有什麼東西吸引你的注意，此刻你能放下它嗎？

現在，想一想本章的內容是否引起你內心的共鳴，以及這種共鳴是否與你或你認識的人有關。如果有一些觸動你的因素——正面的、負面的、情緒上、身體上、精神上或其他層面的體驗，那麼，它像什麼感覺？也許你覺得你在閱讀關於自己的一些很私密的、個人的或很真實的東西，或者你不喜歡你讀到的內容，那是什麼呢？你的反應是因為這些訊息正揭穿、挑戰、滋養你或其他原因嗎？有可能那是某些你心裡沒有注意到的事，或是你曾經忽略或已遺忘的事，它們可能還在發揮作用，並藉此讓你知道它們的存在嗎？也有可能這些資訊喚醒了你的內在，也可能並非如此。你才是那個下判斷的人。

當你讀完這段文字，閉上雙眼並做完觀照後，請張開眼睛，並將注意力帶到你周圍的環境。聽一聽聲音。注意你看到什麼？在各章節之間，也許可以做個簡短的散步，或隨著歌曲舞動身體。四處走動一下，重新就定位，然後準備好進入下一章。謝謝。

致謝

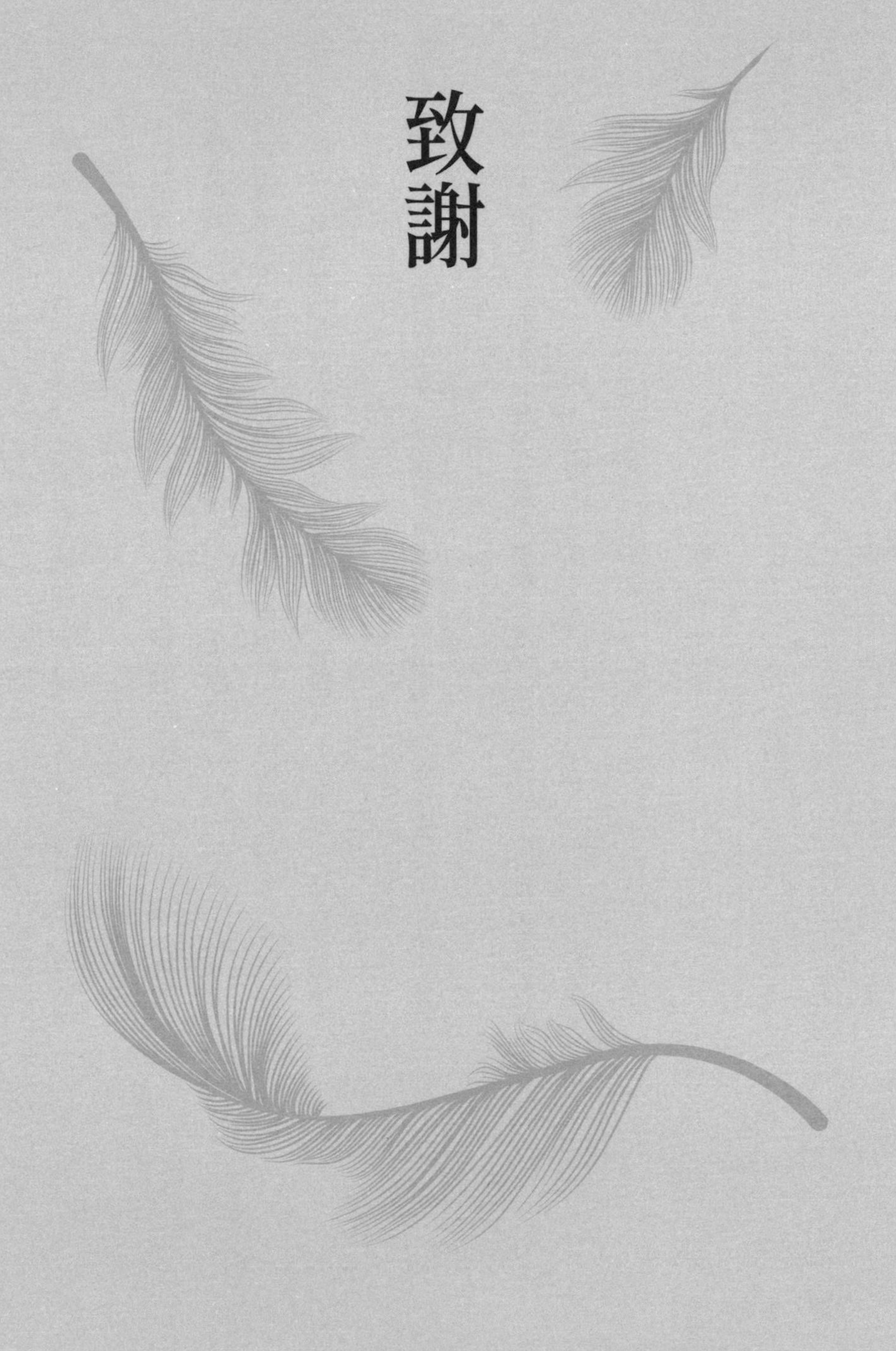

衷心感謝：

我的父母賜予我生命，信任我，並支持我在生命的道途上做我想做的一切。我兒子聖吉和他的母親珊卓・費蕾拉（Sandra Ferreira）向我展現了如何順應生命的流動，並為任何事情做好準備。感謝你們在我的生命中，始終給予愛與接納。

從一開始就在我身邊支持我的雀塔娜・巴肯（Chetana Barkan），她見證了生物能呼吸法（BBTRS）如何發展到今天的規模。我滿心感謝雀塔娜繼續地全心全意地付出，為了相信我和生物能呼吸法，在生物能呼吸法成長的過程中給予支持，並追蹤所有的細節。感謝妳在小組會議室裡全然投入，並在我們於世界各地共同領導的眾多工作坊中，無私地展現出強大的女性形象。

普萊瑪・麥基芙（Prema McKeever）感謝她運用自己的科學頭腦，以及孜孜不倦地將所學知識應用於實務的渴望。也感謝她為生物能呼吸法的網路培訓研討會所做的貢獻。

感謝尼薩加・多伯斯（NisargaDobosz）是一位了不起的兄弟，也是生物能呼吸法在世界上發展的共同推動者和支持者。

感謝「奧修鑽石呼吸」（Osho Diamond Breath）的博迪芮（Bodhiray）、德瓦帕斯（Devapath）和杜娃莉（Dwari），他們是我最初學習呼吸法的老師，支持我去發現自己脆弱的地方，並分享他們在呼吸法和身體導向治療的知識。感謝我生命中無數其他教導我所有知識的其他老師。

感謝所有的音樂和聲音——它們是我生命中最大的資源。

紐約市健康科學學院（College of Health Sciences）中的瑞典按摩治療研究所（Swedish Institute of Massage Therapy）。這所學校幫助我瞭解人體解剖學和生物學的奧妙，並教導我非常寶貴的藝術和科學，包括治療和醫學按摩、身體工作和指壓。感謝它給了我必要的知識和靈感，使我成為一名按摩治療師和身體工作者，也給了我一個專業，作為發展生物能呼吸法的基礎。

柯林・里奚・康納（Colin Rishi Connor）是我最親密、也是最老的朋友之一。謝謝你對我的信任，以及為生物能呼吸法的成長和架構做出的貢獻。

克莉斯汀・唐楠（Kristin Donnan），沒有妳，這本書就不會顯化為現在的成果。感謝妳為研究和寫作方面提供了難以置信的援助，以及在一年半的時間裡，全力以赴地我們的線上和面晤訪談。感謝妳對這項工作的信任，並將它書寫得如此巧妙而有文采。

賽巴斯蒂安・辛普夫（Sebastian Schimpf）為生物能呼吸法創造了最漂亮的網站和圖形。還有約翰・愛德華（John Edwards）提供的設計諮詢。

阿南德・普拉瓦斯（Anand Pravas）、娜塔莉・凱尼（Natalie Keany）以及世界各地許多其他的支持者和生物能呼吸法的引導師們，感謝你們在我們全球的培訓中給予不可思議的、無私的協助。在我們的培訓中，如「天使」般出現在無數的學員面前。

世界各地相信這項工作的無數團體和培訓的組織者，他們都希望自己國家的人們能從中受益。

我所有的朋友和愛人，不論過去或現在，都是我的鏡子——他們支持我保持與心靈的連繫，並教會我什麼是愛、性、誠實、脆弱和信任。

先驅彼得．列汶（Peter Levine）、斯坦尼斯拉夫．格羅夫（Stanislav Grof）、亞歷山大．駱文（Alexander Lowen）、威廉．賴希（Wilhelm Reich）、貝塞爾．范德寇（Bessel van der Kolk）、大衛．貝賽利（David Berceli）和安妮迪亞．茱迪絲（Anodea Judith），感謝他們在我的創傷和身體導向治療模式方面的工作給予我的啟發。感謝他們分享自己的見解和資訊，讓其他人能從他們身上獲益。

奧修，在我的自我觀照、靜心和覺察的練習中，他是一個巨大的靈感和持續的支持。他用他的論述和書籍鼓勵我在生活中冒險，而不是滿足於舒適自在的欺騙性幻象。激勵我永遠不要停止客觀地看待自己。

感謝我個人的客戶、小組參與者和受訓學員，感謝你們多年來賦予我的信任。感謝你們對這項工作的信任，並有勇氣深入個人的探索過程。你們成為一個活生生的證明，印證這項工作能給那些信任並準備好採取自我療癒措施的人帶來奇妙的療效。

謝謝印度，多年來，她以她的美挹注我，擁抱我，「按下我的心裡按鈕」，並教會我向任何我遭遇到的事情臣服和學習。

紐約市教會我街頭智慧的生存之道，事實證明這些方法在我生活中的許多方面都很有用。

峇里島，感謝它與我分享它的美麗，在多年來的行旅中一直是一個令人讚嘆的大本營。

感謝希臘的萊斯沃斯島（Island of Lesvos）和奧修阿弗羅茲靜心中心（Osho Afroz Meditation Center），它們是我多年來夏日的靜心之所，也是我可以為自己充電、沉浸於靜心、與世界各地無數朋友分享我的工作和存在的地方。

附錄

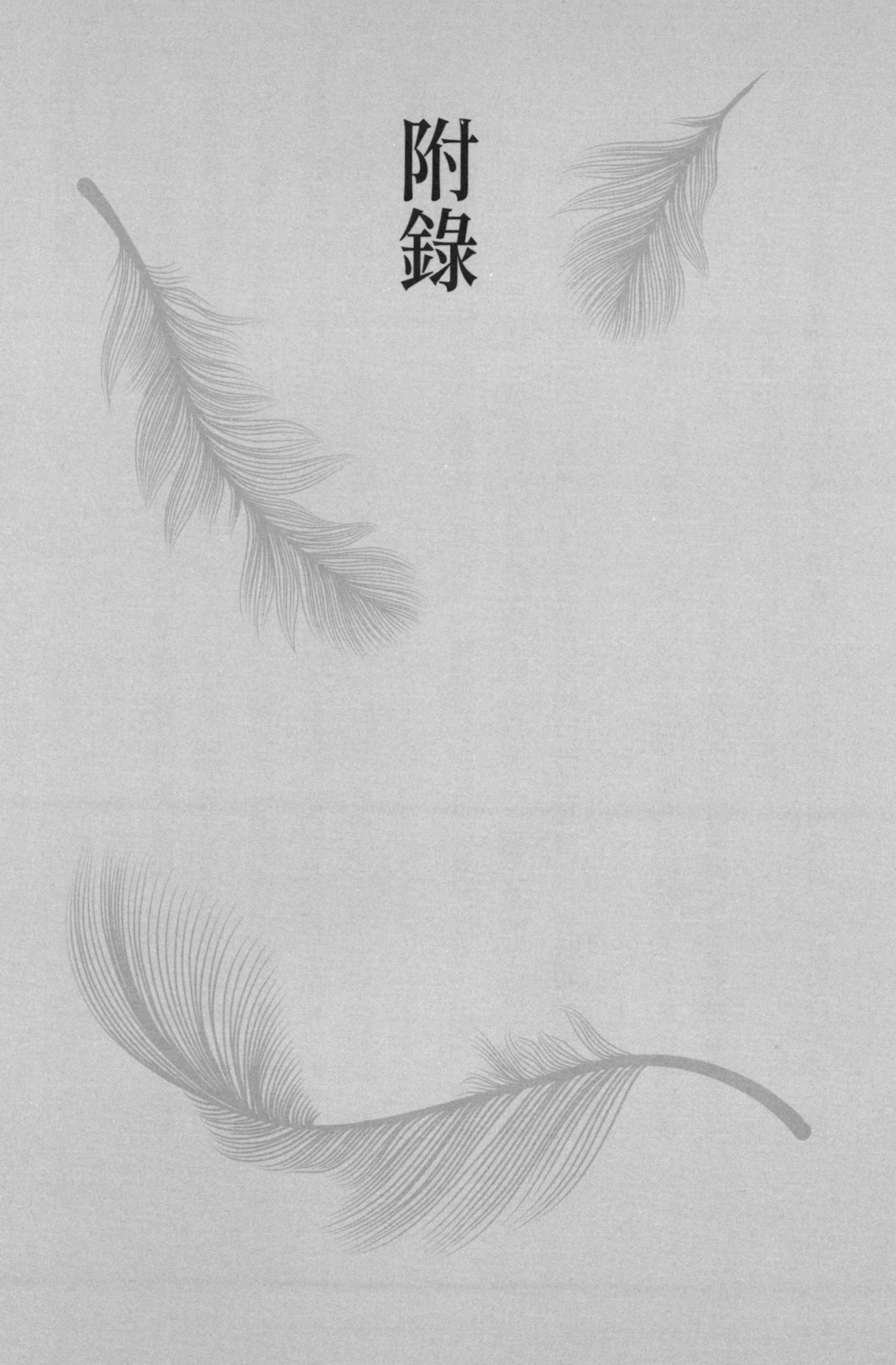

張力帶的練習

呼吸者可以針對身體各部位的鍛練來增強生物能呼吸法的體驗。在意識到張力在特定部位積聚的位置和原因後，當身體有一個或另一個部位需要特別注意時，就很容易把它們連繫起來。這些練習可以單獨進行，也可以結合生物能呼吸法的課程一起完成。如果一個特定的練習與生物能呼吸的課程有關，那麼最好在課程當天的早晨進行，這樣你的注意力和能量就已經集中了。透過這種方式，呼吸者可以用意念來增強、加深和連接課程。請注意：

- 雖然一天可以做很多個練習，但任何一個練習都會帶來大量的能量。因此，建議每次的課程只做一個練習，或最多兩個。無論是進入一個完整的生物能呼吸法課程，或是進入當天的其他部分，都要留出足夠的時間來處理已經出現的問題，然後再繼續前進。
- 注意不要讓練習進入一種過度刺激的狀態，因為這樣有可能與過去的創傷重新連接起來。為了讓療癒發生，呼吸者必須全然與他們的經歷同在。當他們被過度刺激時，這種強度會切斷呼吸者的感覺和他的感官覺知。
- 如果這樣做會加重身體的限制或傷害，就不要進行任何練習。如果對呼吸者的健康和這些練習的適宜性有任何疑問，請要求參與者諮詢他們的醫生。此外，如果引導師在這些練習中提供協助，他們應該謹慎地保護呼吸者的身體和情緒的健康。

運動的重要性

雖然一個人可以用無數的練習和準備工作來籌備一次生物能呼吸的課程，但我們發現，運動和靜止的完善結合通常是最好的。「活躍式靜心」可能特別有用，因為它顧慮到現代人都很忙的事實。我們的思維是活躍的；我們的日子是行程滿檔的。這就是靜心冥想也是一種極佳的抗衡作用的原因。動與靜都很重要。

當我們的身體在運動時，它們提供了一個機會來檢查並感知作為生命體的我們正在發生的事情。運動可以由內而外，也可以由外而內地進行。我們在生物能呼吸法培訓工作坊中的練習能在身體內產生運動，幫助打開呼吸器官並增進自我意識。

我們習慣在坐著不動時感覺自己。我們知道如何調諧到內在樣貌，我們也知道情緒衝動是什麼感覺。我們習慣於自己身體的內在活動，即使那活動很微小。然而，我們並不習慣在運動時注意身體的內在運作。我們沒有注意到運動可以軟化收縮的筋膜組織，使頭腦進入靜謐的狀態，活化情緒體，增加血液循環和呼吸功能及呼吸量。我們也沒有注意到，如果我們在活動時關注身體的感覺，我們實際上就是和我們正在做的事情同在。以下的練習有助於我們培養與感覺同在、在運動中與自己同在、以及更瞭解自己的能力。

昆達里尼靜心

雖然這個靜心的重點是在骨盆帶，但它首先被列出來是因為它是一個任何人都可以隨時運用的一般靜心方式。這是一種舞蹈靜心，可以搭配各種舞蹈音樂。也許你會想製作一段背景音樂（或是使用生物能呼吸法網站提供給你的 Spotify 曲目）並在每天選擇不同的音樂。選擇一個寬敞的空間，因為你要戴著眼罩進行這個靜心。

第一階段，遮住眼睛的自由舞動：30—40分鐘

在確保空間內沒有任何你會撞到的東西後，開始放音樂，戴上眼罩，用你的身體探索移動。除非真有不能戴眼罩的原因，否則不要摘下它，戴著它的目的是讓運動產生的能量保留在體內。否則，它就會從眼睛逃逸出去。

第二階段，靜坐：20分鐘

繼續戴著眼罩，靜默地坐著。

視覺帶的練習

生物能呼吸的流動靜心

這個靜心持續一小時，分為四個階段。

第一階段，站姿鬆解：15分鐘

閉上雙眼，以鬆解、波浪起伏的動作從頸部開始向下移動到脊柱。包括整個臉部、下顎和眼睛，然後讓鬆解的動作向下延伸到骨盆。既然這樣做的目的是為了創造脊柱的靈活性，那麼現在就反方向做同樣動作。也就是說，一旦鬆解已經達到骨盆，就開始把向上的「波浪」帶回到整個脊柱。在這十五分鐘內，都用鼻子深深吸氣，用嘴巴吐氣。

第二階段，坐姿鬆解：15分鐘

坐下來，閉上眼睛，張開嘴巴並放鬆。讓你的身體從腰部開始擺動，就像蘆葦在風中搖曳般左右搖擺。讓動作系統性地、自然地、一個片刻接著一個片刻地慢慢展開。你的覺醒能量將聚集在肚臍中心（腹部）。接下來，讓這個動作變成螺旋式運動，從中心開始往外變成大的、圓形運動。在整個十五分鐘內，用鼻子吸氣，用嘴巴吐氣。

第三階段，臥姿鬆解：15分鐘

舒舒服服地躺在墊子上，睜開眼睛。開始以順時針方向移動你的眼睛一大圈，好像你的眼睛在追蹤天花板上的一個大時鐘那樣。你的頭要保持不動，只有眼睛在動。用嘴呼吸，保持溫和、緩慢的呼吸模式。盡量不要恍神。覺察你的身體內因為眼睛的移動和呼吸的刺激而出現的一切感受，或它們所導致的移動。讓你的身體以緩慢而連貫的動作自由地表達。運用你的感官覺知來觀察所有身體的感覺。

第四階段，靜默：15分鐘

閉上眼睛，保持躺著的姿勢，單純地成為你身體的觀照者。

口腔帶的練習

我們經常把生氣、憤怒、沮喪和怨恨等情緒憋在下巴和嘴邊。當人們在睡眠中磨牙時，會導致下顎肌肉緊張。這種緊張會讓人感到疼痛，甚至會導致關節惡化，或稱為TMD或TMJD的疾病，亦即顳下顎關節功能障礙／失調。

奧修的動態靜心

「在這個靜心中，無論你在做什麼，都要持續地保持警覺、保持有意識、保持覺察。第一階段是呼吸；第二階段是宣洩；第三階段是喊出咒音『呼』。保持當一名觀照者。不要失神了。很容易便會忘記觀照。當你在呼吸時，你可能會忘記；你可能會過度地和呼吸融為一體，以至於忘記觀照。但這樣你就錯過了那個重點。盡可能快且盡可能深地呼吸，把你全部的能量投入進去，但是仍然保持是一個觀照者。彷彿你只是一名旁觀者，觀察著正在發生的一切，就好像整件事情是發生在別人身上一樣，又好像整件事情都發生在身體上，而意識只是凝定中心地看著。這個觀照必須在這三個階段中都要進行。而當一切都停止時，在第四階段，你將完全不再活動，完全地停格，那麼這種警覺就會達到它的顛峰。」——奧修

這種靜心是一種快速而激烈的，也是一種強有力的方法，它可以打破身心結構裡那些陳舊的、根深蒂固的、限制性的模式，正是這些模式使人被囚禁在過去。這個靜心能幫助人們體驗自由、觀照、寧靜。

動態靜心為時一小時，有五個階段。它是在特定的音樂背景下進行的。在整個靜心過程中要閉著眼睛，或如果有眼罩的話，也可以戴上。它可以單獨練習，但如果和其他人一起練習，能量會更為強大。

第一階段：10分鐘

首先，用鼻子吹氣，清一清鼻子。然後，用鼻子胡亂地、無規律地呼吸，同時讓呼吸變得激烈、深沉而快速，但沒有規律的節奏、沒有固定模式，始終專注於吐氣上。身體本身會吸氣。盡可能快速和用力地深呼吸到肺部，直到你真的成為那個呼吸。利用你身體的自然擺動來幫助你積累能量。感覺能量逐漸地聚合，在這個階段只專注在這種類型的呼吸上。

第二階段：10分鐘

爆發開來！放下所有需要扔掉的東西。跟隨你的身體，讓它自由地表達一切。尖叫、呼喊、哭泣、跳躍、踢打、抖動、跳舞、唱歌、大笑，把你自己完全放開。沒有一點保留；讓你的全身保持不停地活動。稍微假裝動起來通常能幫助你開始。絕不要讓你的頭腦干擾正在發生的事情。不要退縮！（有一個訣竅可以幫助你釋放口腔、顎骨和喉嚨周圍的張力——假設牙齒是堅固、健康的：用臼齒咬住一條已扭轉的毛巾，同時用手把毛巾往前拉。注意：這可能會產生引吐的作用。）

第三階段：10分鐘

高舉雙臂超過頭頂，上下跳躍，高喊「呼！呼！呼！」的咒音，從你的腹腔深處喊出這個咒音。每當你的雙腳著地時，讓這聲音深深敲擊性能量的中心（海底輪）。全心全力地投入其中，直到精疲力竭。盡可能舉起你的手臂。相信自己能堅持下去。

第四階段：15分鐘

停！無論你站在哪個位置或發現自己是什麼姿勢，都立即凍結在那個狀態。不要以任何方式調整身體。咳嗽、移動或其他任何事情都會使聚合的能量流消散，減輕其成效。觀照發生在你身上的一切。不要去想，只要觀照，全程維持十五分鐘。

第五階段：15分鐘

慶祝！一旦音樂響起，就隨著起舞，表達當下的一切。大笑、微笑、移動，或只是存在。依你的靈魂希望用來表達歡慶的任何方式動起來。

頸椎帶的練習

頸椎的張力帶與「吞嚥」的表達有關，尤其是發聲的表達。能量通過喉嚨的自由流動被打斷，並在頦下和喉嚨底部形成一個張力環形區。這就損害了你為自己說話與自由表達真實的自己的能力。

亂語靜心

這個長達一小時的靜心，來自神祕主義蘇菲派的傳統。

第一階段：30分鐘

說一種沒有意義的語言。發出任何聲音、做任何的手勢和動作。中途不要有任何停頓。滔滔不絕地胡亂講話，至少持續三十分鐘。同時，身體也要動起來，要用表情豐富的、肯定自信的聲音發出亂語。搭配你全身的動作來說話。在房間裡隨意地走動。如果你和同屋子裡的其他人一起做這個靜心，不要聽別人的胡言亂語，只要聽自己的聲音。

第二階段：30分鐘

安靜地坐著或躺下。觀照你的思想、身體和呼吸。

胸腔帶的練習

胸腔帶包括肩膀、手臂和胸部。這個部位通常與伸手尋求快樂和愛的感覺有關。當這種伸手探取的衝動被打斷時，我們會在胸部和肩膀周圍形成盔甲。實際上我們是在保護自己的心不受傷害，但我們卻感受到分離的痛苦，它就像中世紀鐵甲武士的胸鎧一樣。然而，不管這種衝動被中斷多久，這種自然而然地伸出手去——渴望在愛中相遇和被滿足的願望始終都是存在的。當這種衝動再次開始從心臟往周邊流動時，我們的碰觸就有了不同的品質。雙手充滿了來自心臟的能量，然後能量上傳到頭部，下傳到生殖器、腿和腳。這徹底地改變了我們與自己和周遭世界的關係。這時愛又開始流動了。

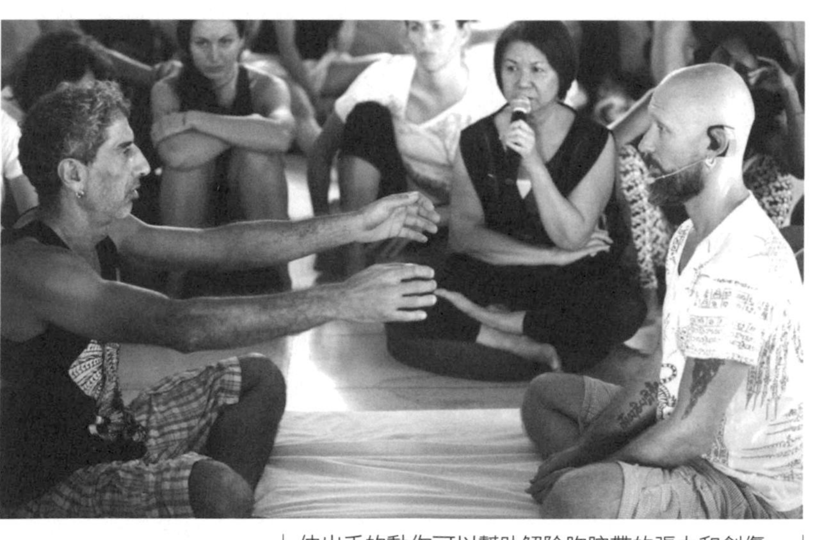

伸出手的動作可以幫助解除胸腔帶的張力和創傷。

心—呼吸靜心

這個練習要找一位同伴一起進行。你和你的同伴面對面，在整個靜心過程中保持眼神交流。在開始這個靜心之前，先問問自己以下的問題，並為這些問題保留至少五至七分鐘的時間。

「我在生活中訂下了什麼策略來保護自己的心呢？」

徹底探索這個問題。試著說出你可能會採取的任何手段，以避免分離和心碎的痛苦。

這些手段可能是：

- 發呆恍神
- 避免與人有更深的連結
- 暴飲暴食
- 忽視你的衝動
- 當一個好男人／好女人
- 當一個外向的人
- 寂寞／孤獨
- 毫無意義的性關係
- 避免性關係
- 更多其他策略

第一階段

站在你同伴的對面。閉上眼睛，用你的手臂抱住自己，就像緊緊擁抱自己一樣。收縮你身體的每一塊肌肉。讓你自己體驗帶著這種保護措施的痛苦。用這個姿勢站一會兒。

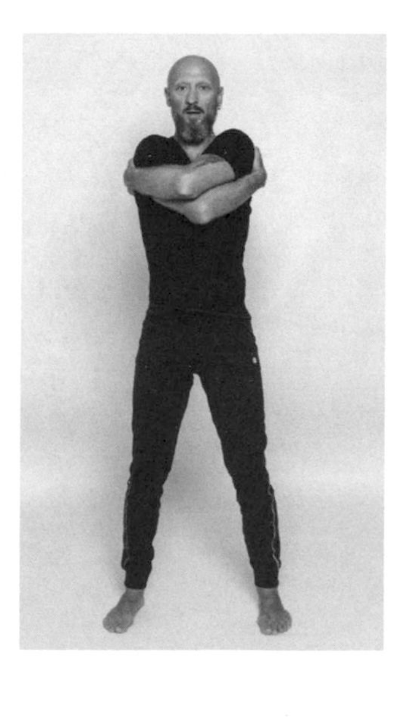

第二階段

慢慢地張開眼睛，面對你的同伴，保持眼神的接觸。把你的手臂抬高到肩膀的高度；伸出手臂，定住手肘，雙手做出阻擋別人靠近你的那種保護性的姿勢。感覺你的手臂是心臟的延伸，讓自己和這種感覺做連結——這個姿勢可以保護心臟不受別人的傷害。保持和同伴的眼神接觸，以及深層的連結式深呼吸。當肩膀開始疼痛時，再堅持這個姿勢幾分鐘。慢慢地開始向對方張開雙臂，開始放下這種保護。讓任何的情緒流動，保持眼神交流。幾分鐘之後，雙方開始慢慢地朝著對方前進，直到你們相互擁抱。給予一些時間讓這一切發生。

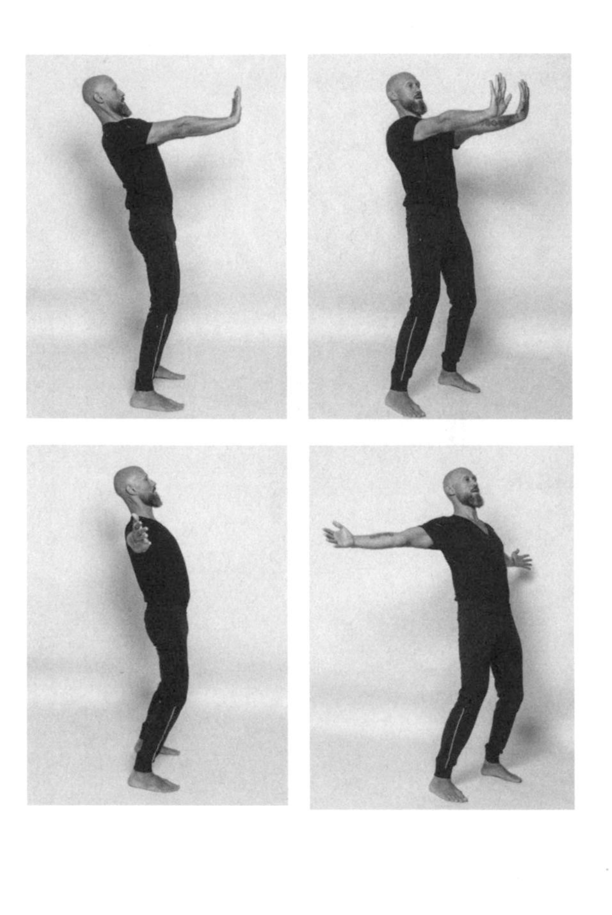

第三階段

彼此相對而坐。把雙手放在你的心臟上，看著對方的眼睛，將呼吸帶入你的心臟。每次吸氣時開始張開雙臂，每次吐氣時都將雙臂帶回到自己身邊。回過頭來用你的雙手觸摸你的心臟，然後再次吸氣時，盡可能地張開你的手臂——向四面八方伸展，接著在每次吐氣都把手臂收回來。每次吐氣時，手臂都收回到你自己身上來感受你內心的感覺。每次吸氣時，向對方以及你周圍的區域擴展。在整個練習的過程中，保持彼此眼神的交流，並保持手臂動作和呼吸的同步是非常重要的。

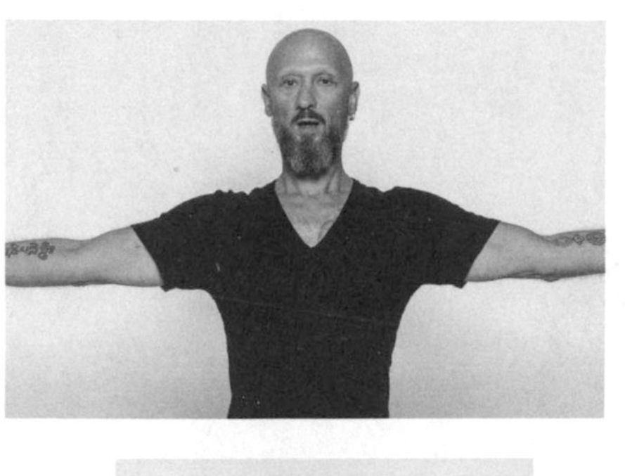

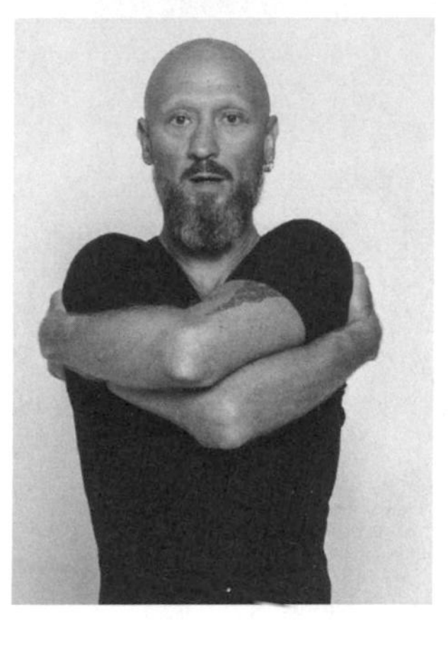

第四階段

把你的雙手放在你自己的心臟部位上，閉上眼睛做呼吸。

讓自己感受到你內心的能量，讓每一次呼吸都充分擴展到你的胸部。靠近你的同伴，和他坐在一起，腹對腹，心對心。保持這個姿勢，互相擁抱並將呼吸帶入你的腹腔和心臟。

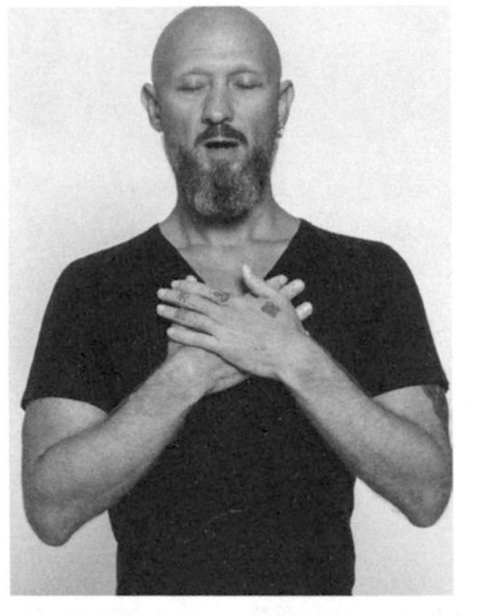

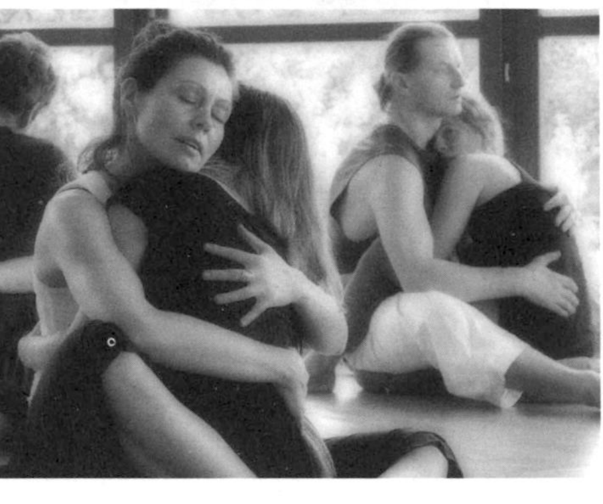

第五階段

仰臥，膝蓋向上，雙手放在你的心臟上。呼吸，每次呼吸的同時都要轉動骨盆。臣服於這個動作，讓能量流向你的心臟，上傳到你的脖子，再通過頭頂流出。完全臣服於這動作，讓你的身體隨著呼吸自由移動。

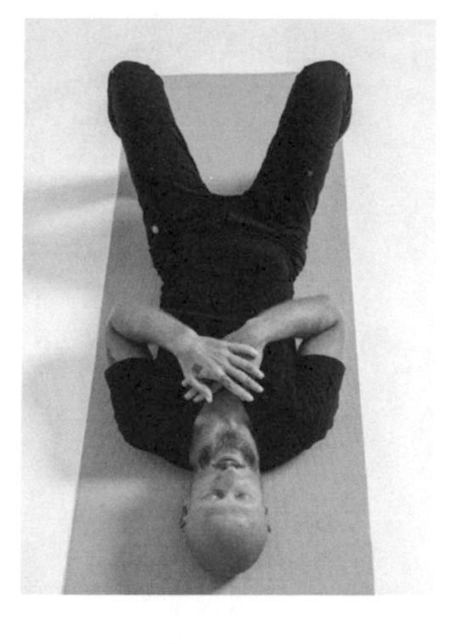

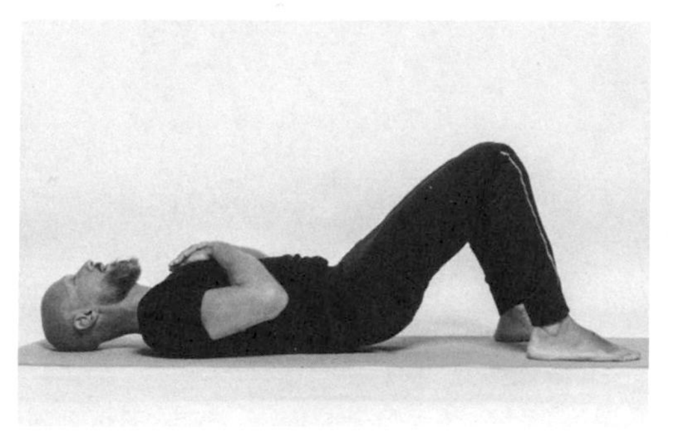

第六階段

放鬆呼吸，讓自己完全地臣服，放鬆體驗任何身體的感覺。保持與當下同在，不要切斷連結。保持警覺，感受身體的所有感覺和情緒是很重要的。最後，向你的同伴伸出雙手，以臣服的深刻擁抱與他連結。允許自己擁抱對方，也允許自己被你的同伴擁抱。

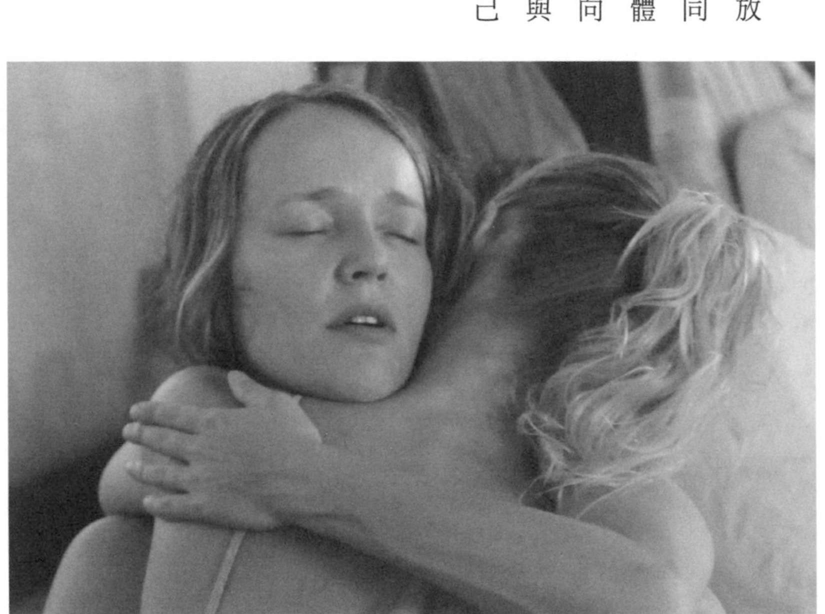

橫膈膜帶的練習

橫膈膜是我們的主要呼吸肌。它是一座「橋」，能將我們的上半身和下半身連接或分開。橫隔膜的活動受情緒壓力和創傷事件的影響非常大。它透過收縮來應付恐懼的情況。當它變成慢性收縮時，就會出現焦慮。「焦慮」一詞實際上來自德語的「angst」，它的拉丁語和希臘語字根的含義是緊繃、窒息和扼殺，有時與狹口（narrows）有關。

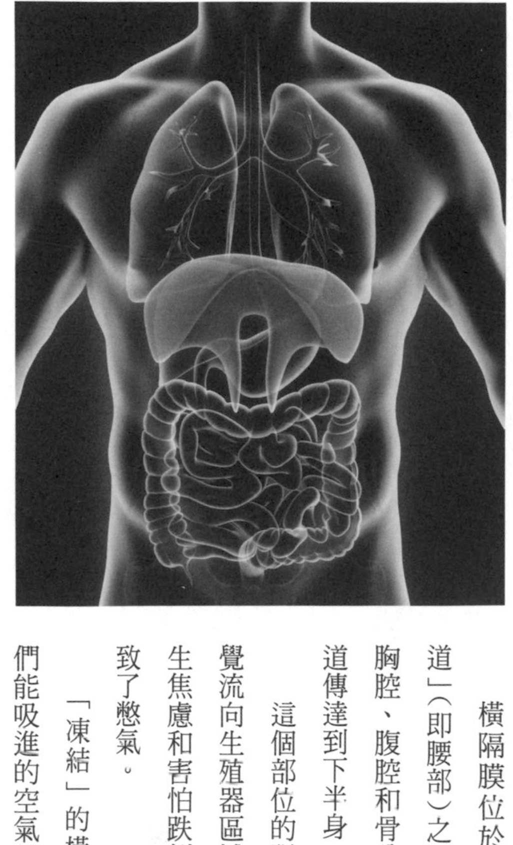

橫隔膜位於另一條通道或「狹道」（即腰部）之上。這條通道連接著胸腔、腹腔和骨盆。脈衝通過這條通道傳達到下半身。

這個部位的張力會遏止能量和感覺流向生殖器區域和腿部，使我們產生焦慮和害怕跌倒的感覺，於是就導致了憋氣。

「凍結」的橫隔膜和肋骨會使我們能吸進的空氣量降到最低，這又會引起焦慮感的產生。

把你要在特定療程裡處理的張力帶，連同它以上的張力帶一起處理好，可以支持整個身體的能量流動。這為整個系統的釋放奠定了基礎。

打開肋骨架和橫隔膜的靜心

第一階段

呼吸者踏踏實實地站在地面上，雙腳分開，膝蓋微微彎曲。觀察自然的呼吸是如何流經整個身體的，包括哪些部位會隨著吸氣而膨脹，以及這是如何在體內產生運動的。把你的手放在你感覺到有運動的身體部位。想像胸口有一個橡皮球；想像它隨著每一次的吸氣和吐氣而脹大及恢復原形。熟悉這種感覺。對某些人來說，以這種方式來感受身體可能是一種全新的體驗。將兩手各自放在身體的不同部位，促使呼吸帶到這些不同的位置，同時仍然想像著橡皮球會隨著每次的呼吸而充氣和消氣。

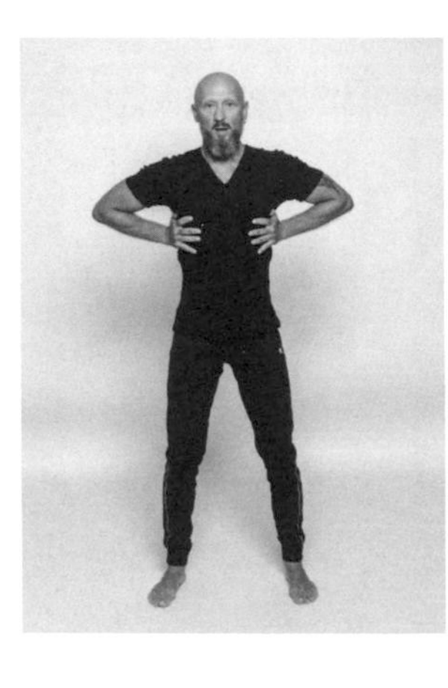

然後，在把注意力轉移到肋骨上的同時，將雙手放在肋骨的兩側，吐氣時用手輕輕擠壓，吸氣時鬆手。這樣可以促進肋骨架的運動和肋間肌肉的放鬆。在這個部位停留一段時間，因為打開這部分的身體需要一段時間。引導師可以用觸摸呼吸者背部的方式來支持他，也可以將自己的雙手放在呼吸者的雙手之上，對肋骨施加更大的壓力，以獲得更多支持。

第二階段

將手指放在身體的中線，用指尖勾住肋骨下方，從胸骨向浮肋移動，每次吐氣時你的手都要向下沿著肋骨的線條移動。這種自我按壓可以鍛練橫隔膜的附著力。停留那裡做幾次呼吸。

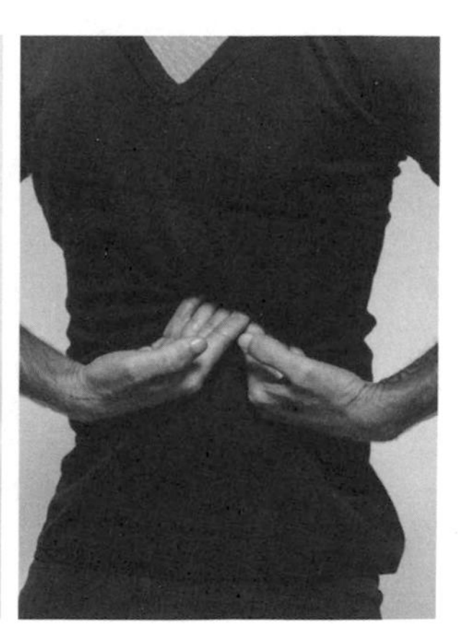

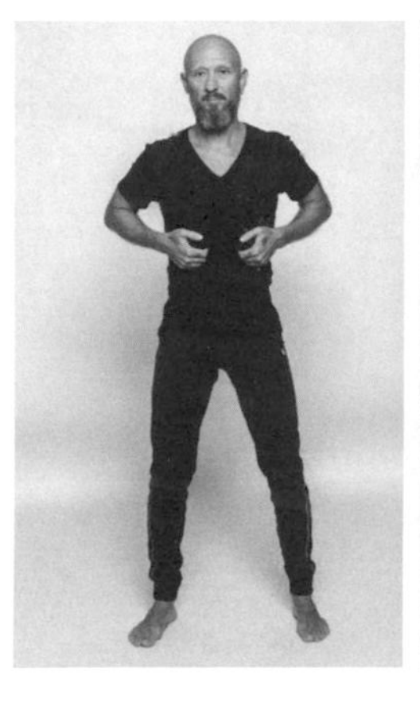

更多打開橫膈肌、肋骨架和喉嚨的練習

1. 坐著或站著，用「氣喘吁吁」的方式呼吸，用橫隔膜深深吸氣兩到三分鐘。感受身體的本能反應。通常這種呼吸方式是先深吸一口氣，之後再深吐一口氣。這樣做幾次，並將你的手放在橫隔膜上來感受它的活動。

2. 做出擬人火車的動作，將手臂前後地移動（手肘彎曲），再讓呼吸肌肉參與進來。讓聲音從橫膈膜振動到喉嚨。打開橫隔膜和喉嚨的練習做起來很好玩。每次吐氣時都發出「呿」的聲音，把氣確實地推出去。

3. 把自己想像成是一隻狗。開始吠叫。這種遊戲式的呼吸會深深地影響橫隔膜。

4. 站立著，吸氣時彎腰，雙手手臂放在胸前。吐氣時，爆發出宣洩式的聲音，比如嘆氣或呻吟。像這樣做幾次。你也可以蹲下來縮成一個小球，然後站起來用力地張開雙臂，吐氣時發出很大的聲音。

5. 完成練習4後，如果與引導師一起練習，請看著引導師的眼睛。站立不動，呼吸並將腳牢牢地固定在地面上，同時發出聲音——比如咆哮或強烈地說「不」。

當全身隨著能量振動時，躺下來並繼續進行深層的連結式呼吸。

允許出現任何的情緒表達，包括踢、打、拳擊和任何其他表達。無論是單獨進行還是和他人共同練習，只要注意不要過度刺激，不要脫離和身體同在就可以了！

腹腔帶的練習

我們的肚子裡儲存著恐懼和信任的情緒。它是我們身體最脆弱的地方之一。我們有頭蓋骨保護著我們的大腦，肋骨架保護著我們上半身的器官，但是只有一層薄薄的肌肉和皮膚來保護我們的消化器官。由於我們害怕傷害這些身體部位，我們許多人已學會了讓腹部肌肉持續地收縮。此外，「與健康有關」的廣告以我們想要「六塊腹肌」來約束我們，這創造了一個我們拼命想去順應這個條件的虛假理想。

打開腹腔的靜心

這個靜心可以單獨進行，也能和引導導師一起進行，它也可以作為生物能呼吸療程的一部分，也可以當作是整個課程的本身來進行。這可能有些令人困惑，所以請仔細閱讀並查看插圖。

第一階段

先坐好，將脊柱挺直，雙手放在膝蓋上。開始用嘴巴輕輕地、連貫地呼吸。把你的注意力集中到肚臍下方的第二個脈輪。從這個中心點開始，以順時針的方向旋轉身體，用鬆解的螺旋動作來進行，持續大約五分鐘，然後以同樣的方向螺旋轉回到中心，時間長度相同。在整個過程中，旋轉和「回轉」返回原點的方向是不變的。也就是說，「螺旋轉回中心」並不是改變方向，而是縮減圓周大小的意思。

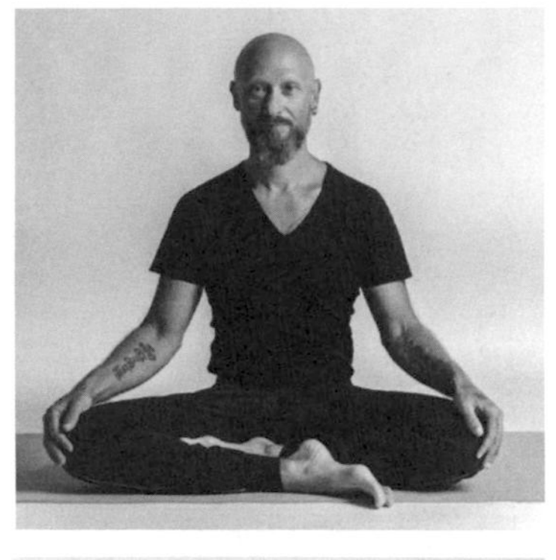

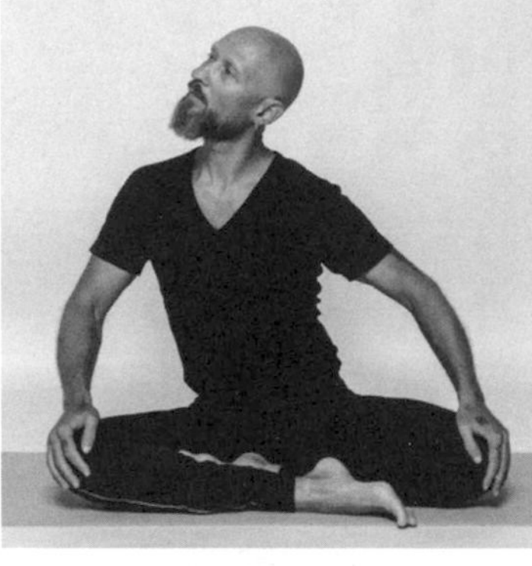

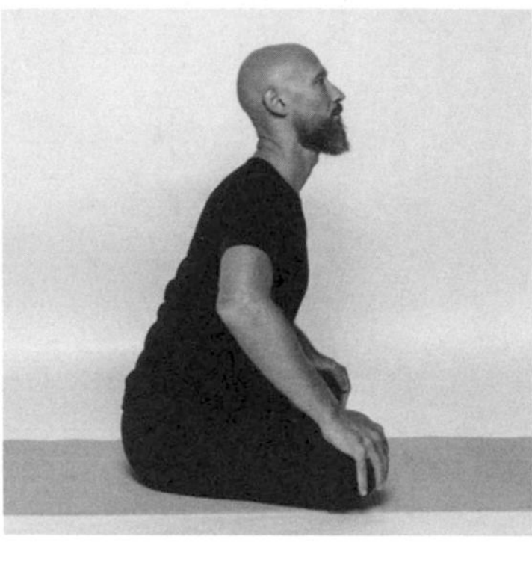

第二階段

仰臥，每次吐氣時用指尖按壓第二個脈輪的區域。用堅實的壓力按壓，但不要非常深入地挖入腹部。

釋放吸氣時的壓力，以便這個部位能隨著每次的呼吸而更加開放和擴展。以類似的方式探索腹部的其他部位，並以順時針的方向移動。尋找呼吸不容易移動的緊張或敏感的地方。在那裡停留做幾次呼吸，讓任何受限的部位打開。留些時間進行肋骨架以下的練習，並在橫隔膜下移動。引導師可以根據需要增加壓力。

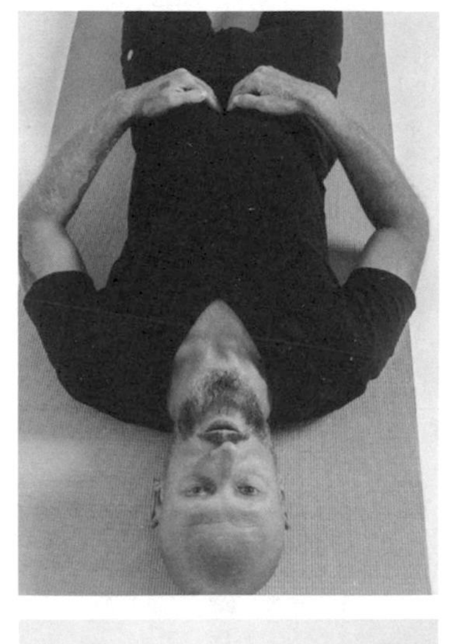

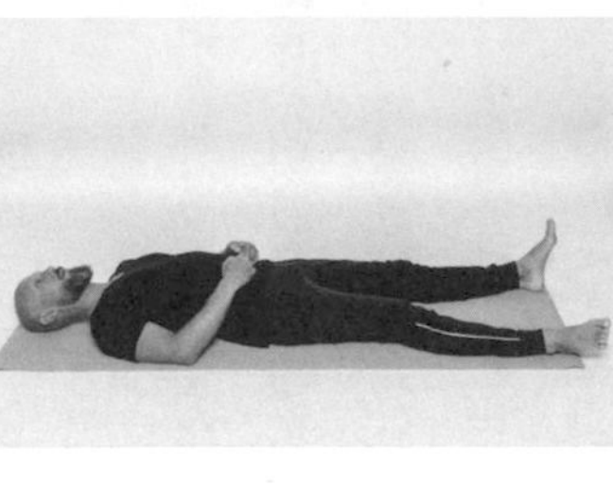

骨盆帶的練習

從個人經驗來看，我們很多人都知道，骨盆腔的張力與被切斷的性慾或控制性衝動有直接的關係。社會制約的各個方面圍繞著人類最自然的狀況，創造出內疚感和羞恥感。我們的性能量會受到影響，因而卡在我們的骨盆區域。這就導致它向上的流動受到限制。當性慾變得內斂時，它就不能自由地表達，也不能與心靈相通；緊繃的腹部和橫膈膜進一步限制了性衝動朝向心的向上流動。當我們在緊張的上半身創造出一個開口，並為這些能量清理出向上提升的途徑時，我們就把性和性慾與心連接起來了。

創傷釋放練習（TRE）療程

第一階段

為了解除骨盆的張力，請仰臥，膝蓋朝上，腳底併攏。使腳後跟靠近臀部。讓膝蓋盡量向兩側落下，不要用力。如果你的柔韌度非常好，可以用雙手支撐膝蓋，將骨盆稍微離地地抬起來。

第二階段

慢慢地開始將膝蓋靠攏，直到大腿內側出現輕微地顫動。停在那裡，充分將呼吸帶到這個顫動上，直到顫動開始加大。顫抖會向上移動到骨盆和下腹部。讓下顎下拉；充分而深入地呼吸，把這氣息帶入身體出現的任何感覺。

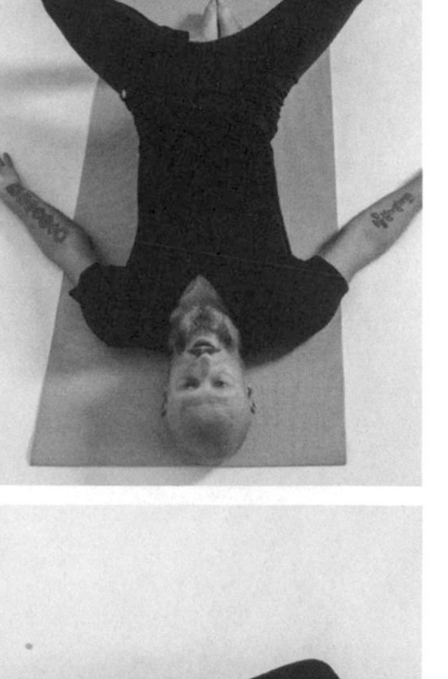

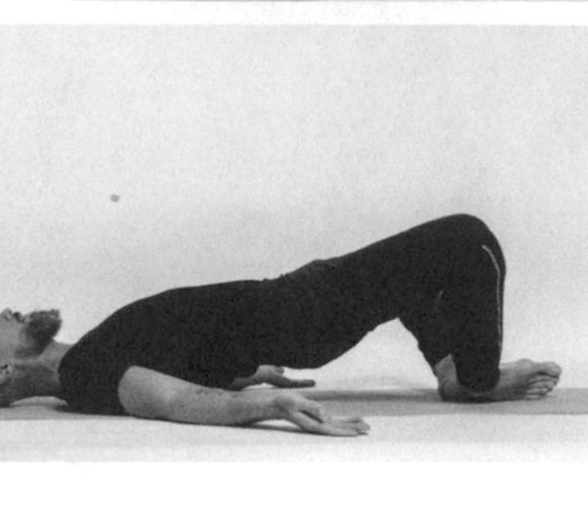

第三階段

讓全身跟隨著這個動作。放棄對身體的控制，臣服於從骨盆產生的振動，並讓它傳播到全身。臣服於完整、深沉且連結的呼吸。

簡單補充能量的練習

1. **雙腳平行站立與肩同寬**。吸氣時，膝蓋往下沉，讓雙腳來到半蹲的位置。吐氣時起身，這樣能量就可以從地面通過腿部進入身體。為了加強這個動作和能量在身體中的流動，還可以運用你的手：吸氣時手掌向下，吐氣手掌向上。給它一些時間，使存留在肌肉中的張力可以慢慢地釋放。

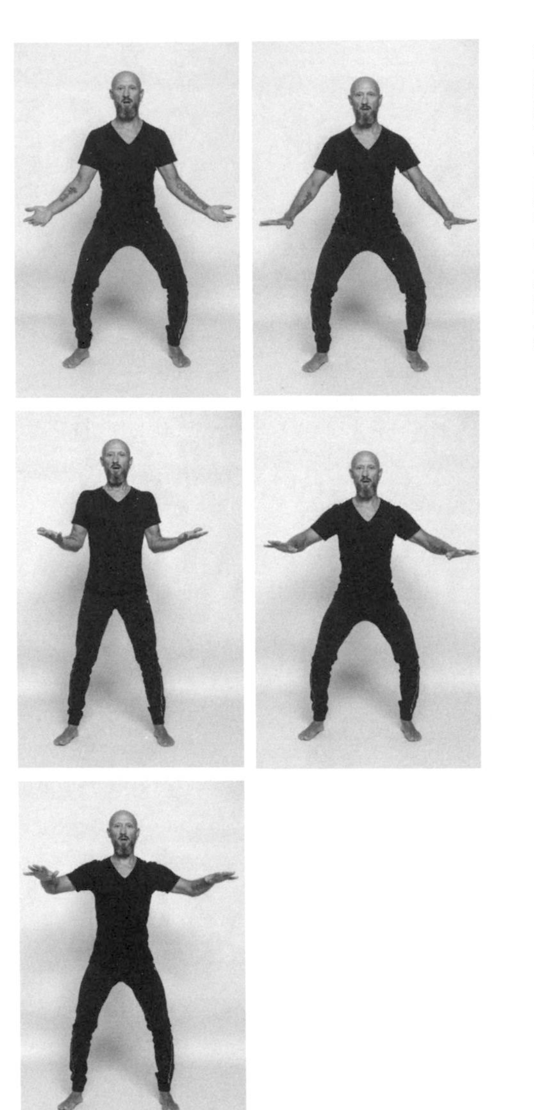

2. **躺下來，雙腳著地，膝蓋向上**，開始抬起骨盆。骨盆慢慢向上抬起時吐氣，向下移動時吸氣。保持不斷地移動，盡可能地抬高骨盆，然後再慢慢回到地板上。這樣做五到十分鐘，如此就可以通過腿部補充能量。通常可以觀察到能量以輕微的振動或顫抖的形式出現。

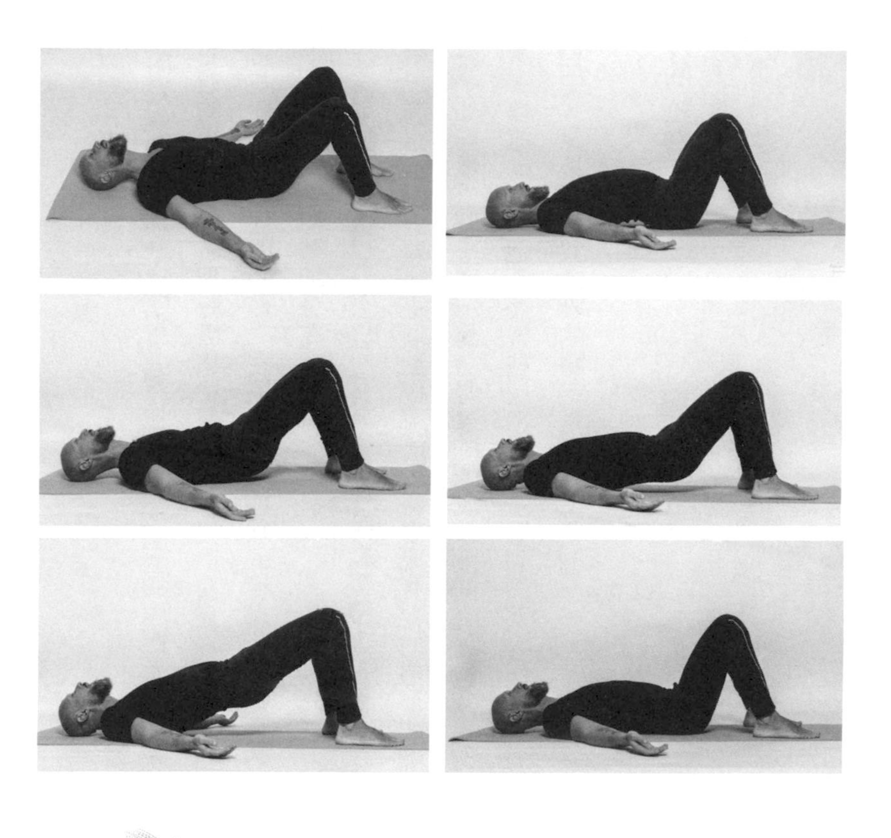

骨盆／脊柱的放鬆練習

雙腳牢牢地站在地板上，距離與臀部同寬。將重心轉移到身體的右側。開始做一個柔和的連結式呼吸。注意身體右側的感覺，同時把呼吸集中在那裡。允許身體右側產生自發的動作。慢慢來，最後在身體左側重複相同的動作。在完成一次這樣的循環後，把你的體重轉移到中心，感受體重在中心的支撐下均勻地分布。

盡量只用數字八的字形或無窮大的圖樣模式來移動骨盆。把呼吸直接帶入這個動作中。從一個非常緩慢的動作開始，讓它繼續放鬆。這個動作可能會轉變成骨盆的環形或螺旋形旋轉，或是骨盆的前後傾斜，如同做愛時一樣。保持骨盆的運動被隔開，這樣身體的其他部位就是靜止但放鬆的。讓這種運動逐漸地沿著脊柱向上移動，直到頸部，然後向肩膀和手臂延伸。在整個練習過程中，保持連結式呼吸的穩定是非常重要的。

生物能量學、接地和壓力的練習

生物能量弓

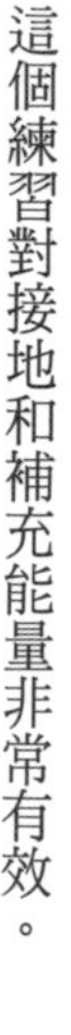

這個練習對接地和補充能量非常有效。

第一階段

雙腳平行站立，與肩同寬。當你的雙腿下沉時，鬆開膝蓋，就像你要坐下來一樣，注意骨盆向前移動。雙手可以從骶骨處支撐骨盆（拳頭放在骶骨上，手肘向後，肩膀向下）。頭部挺直，眼睛張開直視前方。如果與引導師一起練習，請放鬆地看著他的眼睛，以便保持接觸。上下移動眉毛，用嘴深呼吸。**花時間做這個練習**，維持三至五分鐘。

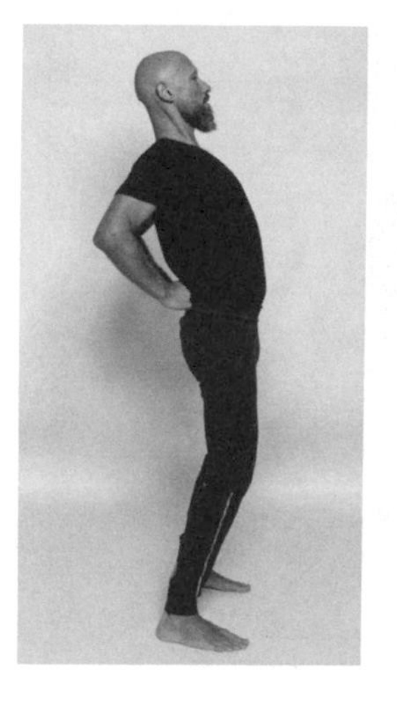

第二階段

接下來，彎腰，頭向下垂，雙臂懸空，讓雙腿後側充滿能量並抖動起來。最後，慢慢地起身、抖動、發出聲音、踢腿，釋放能量的積累。重複整個過程一次或兩次。如果覺得不堪負荷，就發出聲音並深呼吸，但盡量利用弓步的姿勢繼續進行。

第三階段

從腰部彎下，讓整個身體垂下。膝蓋微微彎曲，輕輕地、緩慢地將膝蓋彎曲又伸直，直到你感覺到雙腿和膝蓋產生輕微的顫動。讓顫動逐漸增強並擴散到雙腿。保持這個姿勢一段時間。接著要轉變這個姿勢，請慢慢抬起軀幹，就像要把從骨盆到耳朵的每一節脊椎骨一個一個地疊起來那般地起身。最後抬起頭部。

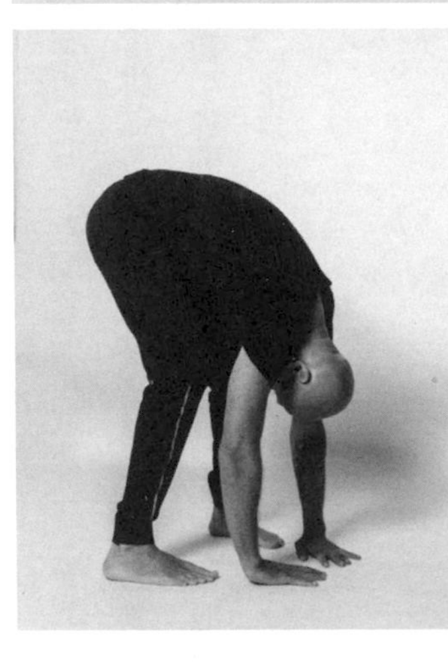

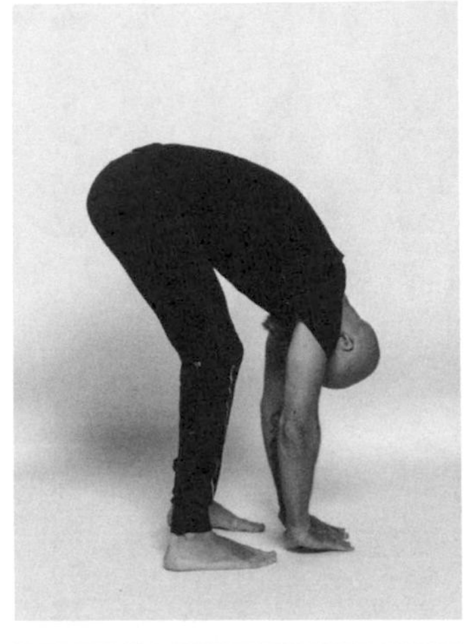

橋式

仰躺在地上，雙腳踩在地上，膝蓋往上，用雙腿的力量把骨盆推高。讓骨盆維持上抬的狀態五到十分鐘，直到腿部開始有些抖動。在整個練習過程中都要保持深呼吸，當有需要時，可以讓聲音發出來。即使要維持橋式的姿勢有困難度，也要做到盡可能長的時間（最多十分鐘）。

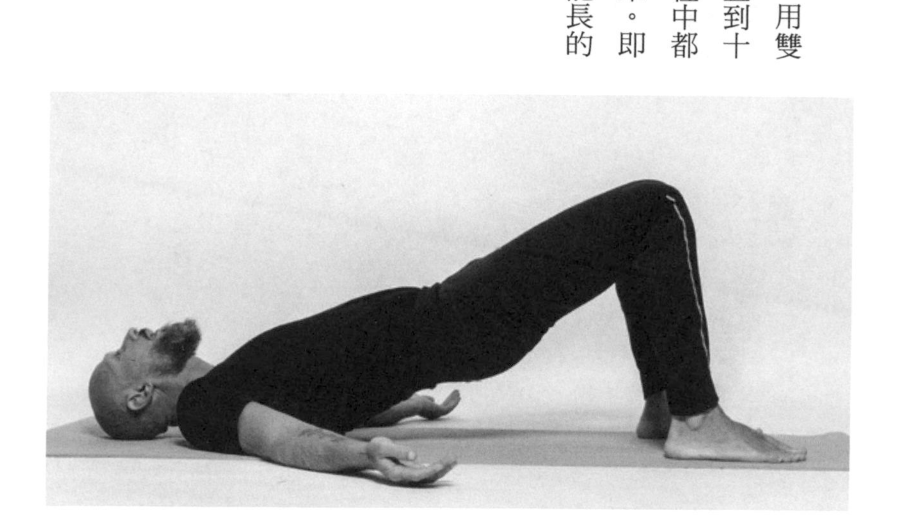

捲腹

仰臥，雙腿伸直並垂直於地面，彎曲雙腳，使其與天花板保持平行。腿部所有的肌肉都投入這動作。腹部和下背部肌肉都參與這個動作。這是一項強有力的充能運動。如果你為了要把腿抬起來而強行彎曲頸部和使頭部後仰，隨後就要做相反的動作來放鬆脊柱：雙腳和骨盆保持在地板上，頭部抬起，好像要穿過膝蓋看著腳那樣。這可以伸展腿部和脊柱。如果頸部緊繃，就支撐頭部。

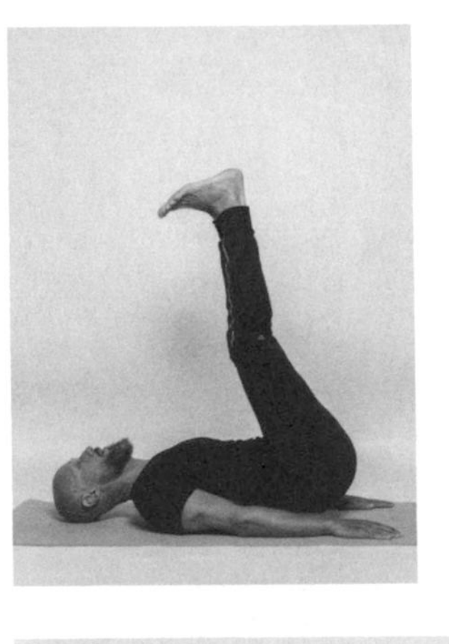

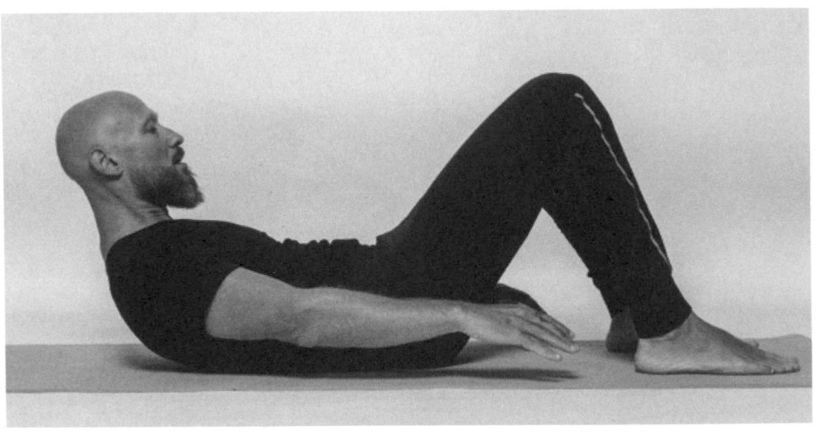

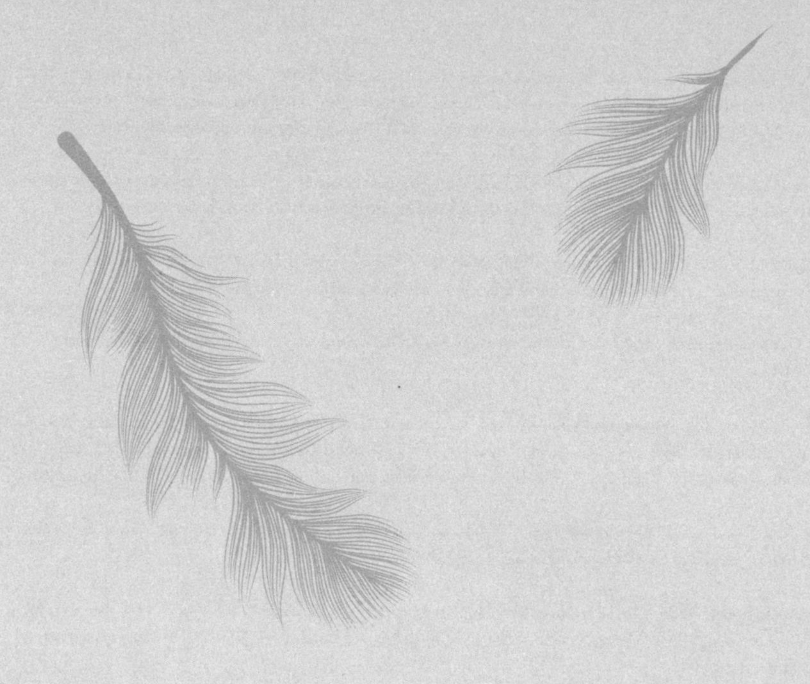

"Bert Hellinger's controversial therapy by Herman Nimis, September 2005." Ini tially accessed February 8, 2018, via *Alert!* magazine, https://afa.home.xs4all.nl/alert/engels/hellinger_e.html (link since defunct). Found also on May 27, 2019, https://magonia.com/wp-content/uploads/Alert-bert-hellingers-con-troversial-therapy.pdf.

"Bessel van der Kolk on Trauma, Development and Healing." Interview by Da vid Bullard, *psychotherapy.net*. Accessed May 8, 2018. https://www.psycho-therapy.net/interview/bessel-van-der-kolk-trauma.

Blasband, Richard A., MD. Review of *Adventures in the Orgasmatron: How the Sexual Revolution Came to America*, by Christopher Turner. In Subtle Energies & Energy Medicine, 21:2 (2010):63–71.

Bond, Michael Harris (ed.). *The Oxford Handbook of Chinese Psychology*. New York: Oxford University Press (2010).

Brom, Danny, Yaffa Stokar, Cathy Lawi, Vered Nuriel-Porat, Yuval Ziv, Karen Lerner, and Gina Ross. "Somatic Experiencing for Posttraumatic Stress Disorder: A Randomized Controlled Outcome Study." *Journal of Traumatic Stress*, 30:3 (June 2017): 304-312. Published online June 6, 2017. https://doi.org/10.1002/jts.22189.

Brown, Theodore M., and Elizabeth Fee. "Walter Bradford Cannon: Pioneer Physiologist of Human Emotions," *American Journal of Public Health*, 92:10 (200):1594-1595.

Carroll, Robert Todd. "Bert Hellinger and family constellations." *The Skeptic's Dictionary*. Hoboken, NJ: John Wiley & Sons (2003). Viewed online at the ac-companying website, February 10, 2018. http://skepdic.com/hellinger.html.

Centre for Research on the Epidemiology of Disasters (CRED). *The Human Cost of Natural Disasters 2015: A global perspective* (2015).

《美國退伍軍人克萊杭特自殺防治法》Clay Hunt Suicide Prevention for American Veterans Act (HR203). Pub. L. No. 114-2 (2015-2016).

Clinchy, Michael, Michael J. Sheriff, and Liana Y. Zanette. "The Ecology of Stress: Preadator-induced stress and the ecology of fear," *Functional Ecology*, 27 (2013):56-65.

Cohen, Bonnie Bainbridge. "Fluidity of Movement in Health and Vitality." Body-Mind Centering (website). Accessed February 15, 2018. https://www.bodymindcentering.com/fluidity-of-movement-in-health-and-vitality/.

Cohen, Bonnie Bainbridge. "The Role of Organs in Movement," Body-Mind Centering (website). Accessed February 15, 2018. https://www.bodymind-centering.com/the-role-of-the-organs-in-movement/.

Dadomo, Harold, Alessandro Grecucci, Irene Giardini, Erika Ugolini, Alessandro Carmelita, & Marta Panzeri. "Schema Therapy for Emotional Dysregulation: Theoretical Implication and Clinical Applications." *Frontiers in Psychology*, 7 (2016):1987. Published online December 22, 2016. https://doi.org/10.3389/fpsyg.2016.01987.

Diener, E. "Subjective well-being," *Psychological Bulletin*, 95(1984), 542-575.

參考資料

"60 篇關於靜坐及其效果的最新科學研究文章" 超覺靜坐（網站）

American Psychiatric Association. *Diagnostic and Statistical Manual of Mental Disorders: DSM-5* (5th Edition). Arlington, VA (2013).

American Psychiatric Association. "DSM-5 Fact Sheets: Posttraumatic Stress Disorder," 2013. Accessed January 10, 2018. https://www.psychiatry.org/psychiatrists/practice/dsm/educational-resources/dsm-5-fact-sheets.

American Psychological Association. "Different approaches to psychotherapy." Adapted from the *Encyclopedia of Psychology* (website). Accessed May 12, 2018. https://www.apa.org/topics/therapy/psychotherapy-approaches.

Argyle, M., M. Martin, and J. Crossland. "Happiness as a function of personality and social encounters." In J.P. Forgas & J. M. Innes (eds.). Recent advances in social psychology: *An international perspective*, North Holland, The Netherlands: Elsevier (1989).

"狒狒如何從豹和鬣狗手中救出黑斑羚（Baboons Save Impala From Leopard and Hyena）." 影片 100100Channel (website), May 2, 2017. https://youtu.be/lAtW7nJUcRA.

Baker, Julian. "Fascia Facts." Functional Fascia (website). Accessed February 13, 2018. https://functionalfascia.com/whats-it-all-about/fascia-facts/.

Bedi, Updesh Singh, and Arora, Rohit. "Cardiovascular Manifestations of Posttraumatic Stress Disorder." *Journal of the National Medical Association*, 99:6 (June 2007).

Benjet, C., E. Bromet, E.G. Karam, R.C. Kessler, K.A. McLaughlin, A.M. Ruscio, V. Shahly, D.J. Stein, M. Petukhova, E. Hill, J. Alonso, L. Atwoli, B. Bunting, R. Bruffaerts, J.M. Caldas-de-Almeida, G. de Girolamo, S. Florescu, O. Gureje, Y. Huang, J.P. Lepine, N. Kawakami, V. Kovess-Masfety, M.E. Medina-Mora, F. Navarro-Mateu, M. Piazza, J. Posada-Villa, K.M. Scott, A. Shalev, T. Slade, M. ten Have, Y. Torres, M.C. Viana, Z. Zarkov, and K.C. Koenen. "全球創傷事件暴露的流行病學：世界心理健康調查聯合會的結果（The epidemi ology of traumatic event exposure worldwide: results from the World Mental Health Survey Consortium）," *Psychological Medicine*, 46:2 (January 2016):327-343. Published online by Cambridge University Press, October 29, 2015. Accessed January 14, 2018. https://doi.org/10.1017/S0033291715001981.

Berceli, David. "創傷釋放練習的解說（TRE Explanation）." YouTube 影片, published Nov. 8, 2009. https://youtu.be/Cre_xwI3Oxg.

Bergland, Christopher. "Chronic Stress Can Damage Brain Structure and Connectivity: Chronic stress and high levels of cortisol create long-lasting brain changes." *The Athlete's Way* (blog). *Psychology Today*, February 12, 2014. https://www.psychologytoday.com/us/blog/the-athletes-way/201402/chronic-stress-can-damage-brain-structure-and-connectivity.

Greally, John. "Over-interpreted epigenetics study of the week," *EpgntxEinstein* (blog), published August 23, 2015, by the Center for Epigenetics at the Albert Einstein College of Medicine (website), New York City. http://epgntxein-stein.tumblr.com/post/127416455028/over-interpreted-epigenetics-study-of-the-week.

Griffin, Morgan. "Give Your Body a Boost—With Laughter." WebMD. Accessed November 15, 2017. https://www.webmd.com/balance/features/give-your-body-boost-with-laughter#1.

Griffiths, Frank. "創傷釋放練習‧張力、壓力、創傷釋放：一個讓你感覺更好的革命性方式（TRE‧Tension, Stress, Trauma Release: A Revolutionary Way to Feel Better）." YouTube 影片 , published August 3, 2015, copyright ©2012 – The Berceli Foundation. https://youtu.be/WReAjA7Nx4M.

Griner, David. "Ikea 'Bullied' a Potted Plant While Encouraging Another, Then Showed Schoolkids the Impact." *Adfreak* (blog), *Adweek*, May 8, 2018. https://www.adweek.com/brand-marketing/ikea-bullied-a-potted-plant-while-en-couraging-another-then-showed-schoolkids-the-impact/.

Grof, Stanislav. "Holotropic Breathing." YouTube video, published July 4, 2006, by Philippe Hanna. https://youtu.be/qCzG9QsM-Pw.

Grof, Stanislav, Christina Grof, & Jack Kornfield. *Holotropic Breathwork: A New Approach to Self-Exploration and Therapy*. In *SUNY Series in Transpersonal and Humanistic Psychology*, Albany, NY: SUNY Press Excelsior Editions (2010).

Heard, Edith and Robert A. Martienssen. "Transgenerational Epigentic Inheri tance: Myths and Mechansims." *Cell*, 157:1 (27 March 2014):95-109. https://doi.org/10.1016/j.cell.2014.02.045.

茱蒂絲‧赫曼，《從創傷到復原：性侵與家暴倖存者的絕望與重生》，左岸文化，2018年。

"History of MBSR." Center for Mindfulness in Medicine, Health Care, and Soci ety (website), Accessed January 14, 2018. https://www.umassmed.edu/cfm/mindfulness-based-programs/mbsr-courses/about-mbsr/history-of-mbsr/.

Hollander, Roel. "The ancient Solfeggio frequencies: fact or fiction?" *Roel's World* (blog). Accessed June 8, 2018. https://roelhollander.eu/en/tuning-frequen-cy/Ancient-Solfeggio-Frequencies/.

Hostege, Gert, Richard Bandler, & Clifford B. Saper (eds.). *The Emotional Motor System*, Vol. 107. In *Progress in Brain Research*. Atlanta, GA: Elsevier Science (1996).

"How the Measurement Works." The Global Consciousness Project (website). Ac-cessed January 8, 2018. http://noosphere.princeton.edu/measurement.html.

"Hyperventilation Home Treatment." WebMD. Accessed March 27, 2018. https://www.webmd.com/a-to-z-guides/tc/hyperventilation-home-treat ment#1.

Jabr, Ferris. "The evolution of emotion: Charles Darwin's little-known psy chology experiment." *Observations* (blog), *Scientific American*, May 24, 2010. https://blogs.scientificamerican.com/observations/the-evolution-of-emo-tion-charles-darwins-little-known-psychology-experiment/.

Ding, Xiaoyun, Zhangli Peng, Sz-Chin Steven Lin, Michela Geri, SixingLi, Peng Li, Yuchao Chen, Ming Dao, Subra Suresh, & Tony Jun Huang. "Cell separation using tilted-angle standing surface acoustic waves." *Proceedings of the National Academy of Sciences*, 111:36 (Sept. 9, 2014):12992-12997. Published online August 25, 2014. https://doi.org/10.1073/pnas.1413325111.

Douillard, John. *Perfect Health for Kids: Ten Ayurvedic Health Secrets Every Parent Must Know*. Berkeley, CA: North Atlantic Books (2004).

Drury, Stacy S., Emily Mabile, Zoë H. Brett, Kyle Esteves, Edward Jones, Elizabeth A. Shirtcliff, & Katherine Theall. "The Association of Telo mere Length with Family Violence and Disruption." *Pediatrics*, 134 (June 2014):e128-e137. http://pediatrics.aappublications.org/content/pediatrics/early/2014/06/10/peds.2013-3415.full.pdf.

Ekman, Paul, Robert W. Levenson, and Wallace V. Friesen. "Autonomic Nervous System Activity Distinguishes Among Emotions." *Science*, 221:4616 (6 Sep tember 1983):1208-1210.

"Family Systems Therapy." *Psychology Today* (website). Accessed February 10, 2018. https://www.psychologytoday.com/therapy-types/family-sys tems-therapy.

Farnsworth, Bryn, PhD. "Top 5 Facial Expression Research Articles." *iMotions* (blog), May 9, 2017. https://imotions.com/blog/top-5-facial-expression-re-search-articles/#.

"戰或逃的反應（Fight or Flight Response）," featuring Dr. Angela Brüns and Zaheer Ismail. May 11, 2015. 影片，10:02. National Zoological Gardens of South Africa General Channel. National Research Foundation. https://youtu.be/kkwjSq8jNdY.

FitzGordon, Jonathan. "Walking and Breathing: The Psoas Muscle and the Diaphragm." CoreWalking for Pain Relief (website), June 14, 2016, https://corewalking.com/walking-and-breathing/.

"Five Element Framework." Traditional Chinese Medicine World Foundation (website). Accessed November 11, 2017. https://www.tcmworld.org/what-is-tcm/five-elements/.

Garrido, Marta I., Gareth R. Barnes, Maneesh Sahani, and Raymond J. Dolan. "Functional Evidence for a Dual Route to Amygdala." *Current Biology*, 22:2 (January 24, 2012):129-134. https://doi.org/10.1016/j.cub.2011.11.056.

Gendlin, Eugene. *Focusing*, New York: Bantam Dell (1981).

Gerard, Jack. "Chest vs. Stomach Breathing," *healthyliving.azcentral.com*. Accessed February 14, 2018. https://healthyliving.azcentral.com/chest-vs-stomach-breathing-5640.html.

Giaimo, Cara. "Are Prey Animals Scared All the Time?" Atlas Obscura (website), October 28, 2015. https://www.atlasobscura.com/articles/are-prey-animals-scared-all-the-time.

Gradus, Jaimie L., DSc, MPH. "Epidemiology of PTSD." PTSD: National Center for PTSD, *US Department of Veterans Affairs* (website). Initially accessed November 11, 2017, via https://www.ptsd.va.gov/professional/PTSD-over-view/epidemiological-facts-ptsd.asp (link since defunct). New link, accessed May 27, 2019: https://www.ptsd.va.gov/professional/treat/essentials/epidemiology.asp.

Lowen, Alexander. *Bioenergetics: The revolutionary therapy that uses the language of the body to heal the problems of the mind.* New York: Penguin Books (1994).

Lu, Luo. "Chinese well-being." In Michael Harris Bond (ed.). *The Oxford Handbook of Chinese Psychology.* Oxford, England: Oxford University Press (2010):327-342.

MacKinnon, Matthew, MD. "The Science of Slow Deep Breathing." *Psychology Today* (website), February 7, 2016. https://www.psychologytoday.com/blog/neuraptitude/201602/the-science-slow-deep-breathing.

Maret, Karl. "Energy Medicine in the United States: Historical Roots and the Current Status." Foundation for Alternative and Integrative Medicine. Ac cessed January 10, 2018. http://www.faim.org/energy-medicine-in-the-unit ed-states.

Masters, Robert Augustus, PhD. "Spiritual Bypassing: Avoidance in Holy Drag." Masters Center for Transformation (website). Accessed February 7, 2018. http://robertmasters.com/writings/spiritual-bypassing/.

McDade, Thomas W., Julienne N. Rutherford, Linda Adair, and Christopher W. Kuzawa. "Early origins of inflammation: microbial exposures in infancy pre dict lower levels of C-reactive protein in adulthood." *Proceedings of the Royal Society B: Biological Sciences,* 277(1684):1129-37 (December 9, 2009). https://doi.org/10.1098/rspb.2009.1795.

"Meaningful Correlations in Random Data." The Global Consciousness Project (website). Accessed January 8, 2018. http://noosphere.princeton.edu.

Moore, Sarah R., Lisa M. McEwen, Jill Quirt, Alex Morin, Sarah M. Mah, Ronald G. Barr, W. Thomas Boyce, and Michael S. Kobor. "Epigenetic correlates of neonatal contact in humans." *Development and Psychopathology,* Vol. 29, Special Issue 5 (Dec. 2017):1517-1538. Published online Nov. 22, 2017. https://doi.org/10.1017/S0954579417001213.

Natural Medicine Journal contributors. "An Evidence-based Review of Qi Gong by the Natural Standard Research Collaboration," 2:5 (May 2010). https://www.naturalmedicinejournal.com/journal/2010-05/evidence-based-re-view-qi-gong-natural-standard-research-collaboration.

National Trauma Institute. "Trauma Statistics & Facts," 2017. Accessed January 10, 2018. https://www.nattrauma.org/what-is-trauma/trauma-statis tics-facts/.

O'Brien, Barbara. "Three Kinds of Mind: Understanding Citta, Vijnana and Manas." *Rethinking Religion* (blog), February 8, 2017. https://rethinkingre-ligion-book.info/three-kinds-of-mind-understanding-citta-vijnana-and-manas/.

Okumura, Shohaku. "What is Kokoro?" Lion's Roar (website), June 16, 2017. https://www.lionsroar.com/dharma-dictionary-kokoro/.

Oosterwijk, Suzanne, Kristen A. Lindquist, Eric Anderson, Rebecca Dautoff, Yoshiya Moriguchi, and Lisa Feldman Barrett. "States of mind: Emotions, body feelings, and thoughts share distributed neural networks." *NeuroImage,* 62:3 (September 2012):2110-2128. Published online June 5, 2012. https://doi.org/10.1016/j.neuroimage.2012.05.079.

Jones, Laura K. and Jenny L. Cureton. "Trauma Redefined in the DSM-5: Ratio nale and Implications for Counseling Practice." *The Professional Counselor.* Accessed January 10, 2018. http://tpcjournal.nbcc.org/trauma-rede-fined-in-the-dsm-5-rationale-and-implications-for-counseling-practice/.

Judith, Anodea. *Eastern Body, Western Mind: Psychology and the Chakra System As a Path to the Self.* Berkeley, CA: Celestial Arts (2004).

Kabat-Zinn, Jon. "Heartfulness." YouTube video published by Omega Institute for Holistic Studies, September 23, 2011. https://youtu.be/6aaJtBKwK9U.

Kluger, Jeffrey. "How Cuddling Saves Tiny Babies." *Time* (website), January 8, 2014. http://time.com/504/how-cuddling-saves-tiny-babies/.

Koch, Liz. *Core Awareness: Enhancing Yoga, Pilates, Exercise and Dance.* Berkeley, CA: North Atlantic Books (2012).

Lamb, F. Bruce. *Wizard of the Upper Amazon: The Story of Manual* Córdova-Rios. Berkeley, CA: North Atlantic Books (1993).

Lanz, Shantam. "Home." Fluid Presence (website). Accessed April 13, 2018. http://fluidpresence.net.

Lara, Lorena Infante. "Your Childhood Experiences Can Permanently Change Your DNA." *Smithsonian.com* (website), September 14, 2017. https://www.smithsonianmag.com/science-nature/your-childhood-environment-can-per manently-change-DNA-180964869/.

Leitch, Laurie. "The Nervous System and Resilience." Threshold GlobalWorks (website). January 2015. https://www.thresholdglobalworks.com/portfo-lio-items/nervous-system-resilience/.

Levine, Peter. *Healing Trauma: A Pioneering Program for Restoring the Wisdom of Your Body.* Audiobook. Louisville, CO: Sounds True (October 1, 2008).

彼得・列文，《解鎖：創傷療癒地圖》，張老師文化，2013年。

彼得・列汶，《不再受傷：孩童創傷預防指南》，奧修生命之道學苑，2011年。

彼得・列汶，《喚醒老虎：啟動自我療癒本能》，奧修生命之道學苑，2013年。

Li, Jing, Christer Ericsson, and Mikael Quennerstedt. "The meaning of the Chinese cultural keyword xīn." *Journal of Languages and Culture,* 4:5(July 2013):75-89. https://academicjournals.org/journal/JLC/article-abstract/22274EC2067.

Ling, Yang, Dan Yang, & Wenlong Shao. "Understanding vomiting from the perspective of traditional Chinese medicine." *Annals of Palliative Medicine,* 1:2 (July 2012). https://doi.org/10.3978/j.issn.2224-5820.2012.07.03.

"List of ethnic cleansing campaigns." Wikipedia. Accessed November 13, 2017. https://en.wikipedia.org/wiki/List_of_ethnic_cleansing_campaigns.

Roberts, Andrea L., PhD, Jessica C. Agnew-Blais, ScD, Donna Spiegelman, ScD, Laura D. Kubzansky, MPH, PhD, Susan M. Mason, PhD, Sandro Galea, MD, Frank B. Hu, MD, Janet W. Rich-Edwards, SdD, and Karestan C. Koenen, PhD. "Posttraumatic Stress Disorder and Incidence of Type 2 Diabetes Melli tus in a Sample of Women: A 22-Year Longitudinal Study." *JAMA Psychiatry* 72:3 (March 2015):203-210. Published online January 7, 2015. https://doi.org/10.1001/jamapsychiatry.2014.2632.

Rosenberg, Jack Lee. *Body, Self, & Soul: Sustaining Integration.* Atlanta, GA: Hu-manics Limited (1985).

Rosenfeld, Jordan. "9 Nervy Facts About the Vagus Nerve." Mental Floss (website), July 2, 2015. http://mentalfloss.com/article/65710/9-nervy-facts-about-vagus-nerve.

Ryan, R.M. & E.I. Deci. "On happiness and human potentials: A review of research on hedonic and eudaimonic well-being, *Annual Review of Psychology,* 52, 141-166 (2001).

Ryff, C.D. "Happiness is everything, or is it? Exploration on the meaning of psy-chological well-being, *Journal of Personality and Social Psychology,* 57, 1069-1081 (1989).

Sahraf, Myron. *Fury on Earth: A Biography of Wilhelm Reich.* From Editions les atomes de l'me (2011). Originally published: New York: St. Martin' s Press, 1983.

Saklatvala, J., J. Dean, and A. Clark. "Control of the expression of inflammato ry response genes." *Proceedings from the Biochemical Society Symposium,* 70 (2003):95-106.

Saltsman, Kirstie and Emily Carlson. "Five Ways Your Cells Deal With Stress." Inside Life Science (blog), *National Institute of General Medical Sciences.* May 17, 2012. Accessed June 12, 2018. https://publications.nigms.nih.gov/insidelife-science/cells-deal-with-stress.html.

"Schema Therapy." American Psychological Association description of a video with Jeffrey E. Young, PhD. Accessed June 12, 2018. http://www.apa.org/pubs/videos/4310804.aspx?tab=2.

Searle, Leo. "Heartfulness—Could it Be the Key to Mindfulness?" *Break Out of Your Mind...and awaken to Being* (blog), February 7, 2015. https://breakout-ofyourmind.wordpress.com/2015/02/07/heartfulness-mindfulness/.

Selye, Hans (Istvan Berczi, DVM, PhD, ed.). "Walter Cannon's Fight or Flight Response – Acute Stress Response." University of Manitoba. First published in 1932; site visited November 11, 2017. https://home.cc.umanitoba.ca/~ber-czii/hans-selye/walter-cannon-fight-or-flight-response.html.

"Sound = Vibration, Vibration, Vibration." Science World at Telus World of Science (website). Accessed May 20, 2018. https://www.scienceworld.ca/resources/activities/sound-vibration-vibration-vibration.

"Statistics by Topic / Sexual Violence." United Nation's Children's Fund (website). Accessed June 11, 2018. https://data.unicef.org/topic/child-protection/violence/sexual-violence/.

Storbeck, Justin and Clore, Gerald L. "On the interdependence of cognition and emotion." *Cognition & Emotion,* 21:6 (2007):1212-1237. https://doi.org/10.1080/02699930701438020.

"Story of England—Victorians: Religion." English Heritage (website). Accessed February 15, 2018. http://www.english-heritage.org.uk/learn/story-of-en-gland/victorian/religion/.

Paddock, Catharine PhD. "Sound waves separate tumor and blood cells." *Medical News Today*, August 28, 2014. https://www.medicalnewstoday.com/arti-cles/281632.php.

"Part 1 Dr. Peter Salovey – Yale University." YouTube interview by Lea Brove dani, published August 3, 2008. https://youtu.be/zfZkbyjP7w0.

"Part 2 Dr. Peter Salovey – Yale University." YouTube interview by Lea Brove dani, published August 3, 2008. https://youtu.be/HH86sYY6zWU.

Payne, Peter, Peter A. Levine, and Mardi A. Crane-Godreau. "Somatic experi encing: using interoception and proprioception as core elements of trauma therapy." *Frontiers in Psychology* 6:93 (2015). https://www.ncbi.nlm.nih.gov/pmc/articles/PMC4316402/.

"People Want the Choice on Hijab—But the Regime Won't Listen." *IranWire.com* (website). Accessed February 15, 2018. https://iranwire.com/en/fea tures/5148.

"Peter Levine on Somatic Experiencing." Interview by Victor Yalom and Ma-rie-Helene Yalom. *Psychotherapy.net*. April 2010. https://www.psychothera-py.net/interview/interview-peter-levine.

Pfau, Madeline L. and Scott J. Russo. "Peripheral and central mechanisms of stress resilience." Neurobiology of Stress, 1(January 2015):66-79. Published online September 30, 2014. https://doi.org/10.1016/j.ynstr.2014.09.004.

Porges, Stephen W. PhD. "The polyvagal theory: New insights into adaptive reac tions of the autonomic nervous system." *Cleveland Clinical Journal of Medicine*, 76, Supplement 2, (April 2009):S86-S90. https://doi.org/10.3949/ccjm.76.s2.17.

Price, Maggi, Joseph Spinazzola, Regina Musicaro, Jennifer Turner, Michael Su vak, David Emerson, and Bessel van der Kolk. "Effectiveness of an Extended Yoga Treatment for Women with Chronic Posttraumatic Stress Disorder." *The Journal of Alternative and Complementary Medicine*, 23:4 (2017):300-309. Pub lished online January 25, 2017. https://doi.org/10.1089/acm.2015.0266.

"PTSD Statistics." PTSD United, Inc. (website). Accessed November 11, 2017. http://www.ptsdunited.org/ptsd-statistics-2/.

Randal, J. M., R.T. Matthews, and M.A. Stiles. "Resonant frequencies of standing humans." *Journal of Ergonomics*, 40:9 (2010):879-886. Published online Nov. 10, 2010. https://doi.org/10.1080/001401397187711.

Ranganathan, Vinoth K., Vlodek Siemionow, Jing Z. Liu, Vinod Sahgal, and Guang H. Yue. "From mental power to muscle power—gaining strength by using the mind." *Neuropsychologia*, 42:7 (2004):944-956. Accessed November 5, 2018. https://doi.org/10.1016/j.neuropsychologia.2003.11.018.

"Reiki." National Center for Complementary and Integrative Health, Nation al Institutes of Health. Accessed January 15, 2018. https://nccih.nih.gov/health/reiki-info.

Weisberger, Mindy. "Why Are Human Babies So Helpless?" *LiveScience* (website), May 2, 2016. https://www.livescience.com/54605-why-are-babies-helpless.html.

Williamson, John B., Eric C. Porges, Damon G. Lamb, and Stephen W. Porg es. "Maladaptive autonomic regulation in PTSD accelerates physiological aging." *Frontiers in Psychology*, January 21, 2015. https://doi.org/10.3389/fpsyg.2014.01571.

Woon, Fu Lye, Shabnam Sood, and Dawson W. Hedges. "Hippocampal volume deficits associated with exposure to psychological trauma and posttraumatic stress disorder in adults: A meta-analysis." *Progress in Neuro-Psychopharma cology and Biological Psychiatry*, 34:7 (October 1, 2010):1181-1188. https://doi.org/10.1016/j.pnpbp.2010.06.016.

Yehuda, Rachel, Nikolaos P. Daskalakis, Linda M. Bierer, Heather N. Bader, Torsten Klengel, Florian Holsboer, & Elisabeth B. Binder. "Holocaust Ex posure Induced Intergenerational Effects on FKBP5 Methylation." *Biolog ical Psychiatry*, 80 (September 1, 2016):372-380. https://doi.org/10.1016/j.biopsych.2015.08.005.

Yehuda, Rachel, Linda M. Bierer, James Schmeidler, Daniel H. Aferiat, Ilana Bresiau, & Susan Dolan. "Low Cortisol and Risk for PTSD in Adult Offspring of Holocaust Survivors." *The American Journal of Psychiatry,* 157:8 (August 2000):1252-1259. Published online August 1, 2000, https://doi.org/10.1176/appi.ajp.157.8.1252.

Yehuda, Rachel, Stephanie Mulherin Engel, Sarah R. Brand, Honathan Seckl, Sue M. Marcus, & Gertrud S. Berkowitz. "Transgenerational Effects of Post traumatic Stress Disorder in Babies of Mothers Exposed to the World Trade Center Attacks during Pregnancy." *The Journal of Clinical Endocrinology & Me tabolism*, 90:7 (July 1, 2005):4115-4118. https://doi.org/10.1210/jc.2005-0550.

Young, Jeffrey E., Janet S. Klosko, and Marjorie E. Weishaar. *Schema Therapy: A Practitioner's Guide*. New York: The Guilford Press (2003).

插圖來源

Andrey ART—吉騰・湯柯夫的照片拍攝

BBTRS 提供的圖片和插圖

Bharata, Aryo Dewa—原創插圖

Endless Loving Design—原創插圖

iStock 攝影作品
wiratgasem: Terraced rice fields
through-my-lens: Cheetah/warthog
sciencestock: Vagus nerve,
7activestudio: Diaphragm (pink) / ribs
lukaves: Breathing illustrations (human figures)
Eraxion: Psoas graphics
bboserup: Sedona red rocks
drbimages: "Disgust" microexpression

Strom, Max. "Breathe to Heal." TEDxCapeMay video. Published December 7, 2015. https://youtu.be/4Lb5L-VEm34.

鈴木俊隆，《禪者的初心》，橡樹林，2015年。

"Tetany." ScienceDirect (website), Elsevier's compilation of peer-reviewed journals. Accessed October 14, 2018. https://www.sciencedirect.com/topics/medicine-and-dentistry/tetany.

"The Elegant Universe." *NOVA*, Public Broadcasting Service. Accessed May 20, 2018. www.pbs.org/wgbh/nova/elegant/resonance.html.

"The Emotions." Chinese Medicine Living. Accessed May 13, 2018. https://www.chinesemedicineliving.com/philosophy/the-emotions/.

"Top 5 Strongest Muscles in the Body." *FitnessBuilder* (blog), published by Any-Time Health, LLC, August 24, 2012. https://www.pumpone.com/blog/57.

Trafton, Anne. "How the brain processes emotions: Neuroscientists identify circuits that could play a role in mental illnesses, including depression." *MIT News* (website), March 31, 2016. http://news.mit.edu/2016/brain-process-es-emotions-mental-illness-depression-0331.

"Trauma and the Brain: Why Congress is Finally Helping Traumatized Veterans." National Institute for the Clinical Application of Behavioral Medicine. Ac cessed November 2, 2017. https://www.nicabm.com/trauma-and-the-brain-why-congress-is-finally-helping-traumatized-veterans/.

Tsipursky, Gleb, PhD. "How to Manage Your Thoughts, Feelings, and Behaviors: New research helps explain how we manage our brains and achieve our goals." *Psychology Today*, April 13, 2016. https://www.psychologytoday.com/blog/intentional-insights/201604/how-manage-your-thoughts-feelings-and-behaviors.

貝塞爾・范德寇，《心靈的傷，身體會記住》，大家出版，2017年。

Van der Kolk, Bessel, Alexander C. McFarlane, and Lars Weisaeth. *Traumatic Stress: The Effects of Overwhelming Experience on Mind, Body, and Society*. New York: The Guilford Press (2006).

Vanderwert, Ross E., Peter J. Marshall, Charles A. Nelson III, Charles H. Zeanah, and Nathan A. Fox. "Timing of Intervention Affects Brain Electrical Activity in Children Exposed to Severe Psychosocial Neglect." Plos One (website), July 1, 2010. https://doi.org/10.1371/journal.pone.0011415.

"Victims of Sexual Violence: Statistics." Rape, Abuse & Incest National Network (website). Accessed June 11, 2018. https://www.rainn.org/statistics/vic-tims-sexual-violence.

Viegas, Jennifer. "Researchers Find the Proteins in Your Body are Vibrating Con-stantly." *Discovery News*, published on io9 Gizmodo (website), January 19, 2014. https://io9.gizmodo.com/researchers-find-the-proteins-in-your-body-are-vibratin-1504512048.

"Violence against women." *World Health Organization* (website), November 29, 2017. http://www.who.int/news-room/fact-sheets/detail/vio lence-against-women.

注釋

第1章

1. Max Strom, "Breathe to Heal," TEDxCapeMay video, published December 7, 2015, https://youtu.be/4Lb5L-VEm34.
2.Clay Hunt Suicide Prevention for American Veterans Act (HR203), Pub. L. No. 114-2 (2015-2016)
3. "Fight or Flight Response," featuring Dr. Angela Brüns and Zaheer Ismail, May 11, 2015, video, 10:02, National Zoological Gardens of South Africa General Channel, National Research Foundation, https://youtu.be/kkwjSq8jNdY.
4. "Peter Levine on Somatic Experiencing,"interview by Victor Yalom and Marie-Helene Yalom,*Psychotherapy.net*, April 2010, https://www.psychotherapy. net/interview/interview-peter-levine.
5. Bessel van der Kolk, *The Body Keeps the Score: Brain, Mind, and Body in the Healing of Trauma*, (New York: Viking, 2014) 31.

中文版：貝塞爾．范德寇，《心靈的傷，身體會記住》，大家出版，2017年。

6. Nisarga Eryk Dobosz 接受 Kristin Donnan 的訪談，September 18, 2018..
7.Laurie Leitch, "The Nervous System and Resilience," Threshold GlobalWorks (website), January 2015, https://www.thresholdglobalworks.com/ portfolio-items/nervous-system-resilience/.
8. 同注釋7, 6-7.
9. Christopher Bergland, "Chronic Stress Can Damage Brain Structure and Connectivity: Chronic stress and high levels of cortisol create long-lasting brain changes," *The Athlete's Way* (blog), *Psychology Today*, February 12, 2014, https:// www.psychologytoday.com/us/blog/the-athletes-way/201402/chronic-stress-can-damage-brain-structure-and-connectivity.

第2章

10. "Baboons Save Impala From Leopard and Hyena," 100100Channel (website), May 2, 2017, video, 4:17, https://youtu.be/lAtW7nJUcRA.
11. Michael Clinchy, Michael J. Sheriff, and Liana Y. Zanette, "The Ecology of Stress: Predator-induced stress and the ecology of fear," Functional Ecology, 27 (2013):56-65.
12. 同注釋11.
13. Cara Giaimo, "Are Prey Animals Scared All the Time?" Atlas Obscura (website), October 28, 2015, https://www.atlasobscura.com/articles/are-prey-animals-scared-all-the-time.
14. 同注釋13.
15. 同注釋11.
16. Peter Payne, Peter A. Levine, and Mardi A. Crane-Godreau, "Somatic experiencing: using interoception and proprioception as core elements of trauma therapy," Frontiers in Psychology 6:93 (2015), https://www.ncbi.nlm.nih.gov/pmc/articles/PMC4316402/.

mihailomilovanovic: “Happiness” microexpression
Olesya22: “Surprise” microexpression
ttsz: Diaphragm/lung illustration
Aljndr: Costa Rica waterfall
Nerthuz: Diaphragm (orange) / organs

Lowen, Alexander—"Bullseye" 插圖

國家創傷研究所的插圖

jamapsychiatry.2014.2632.

38. "PTSD Statistics," PTSD United, Inc. (website), accessed November 11, 2017, http://www.ptsdunited.org/ptsd-statistics-2/.

39. Roberts et al; Jaimie L. Gradus, DSc, MPH, "Epidemiology of PTSD," PTSD: National Center for PTSD, *US Department of Veterans Affairs* (website), ini tially accessed November 11, 2017, via https://www.ptsd.va.gov/professional/PTSD-overview/epidemiological-facts-ptsd.asp (link since defunct). New link, accessed May 27, 2019: https://www.ptsd.va.gov/professional/treat/essentials/epidemiology.asp.

40. Roberts et al; Gradus.

41. 同注釋5, 175.

42. 同注釋5, 175

43. Fu Lye Woon, Shabnam Sood, and Dawson W. Hedges, "Hippocampal volume deficits associated with exposure to psychological trauma and posttrau matic stress disorder in adults: A meta-analysis," *Progress in Neuro-Psychophar macology and Biological Psychiatry*,34:7 (October 1, 2010):1181-1188, https://doi.org/10.1016/j.pnpbp.2010.06.016.

44. 同注釋5, 56-60.

45. "Bessel van der Kolk on Trauma, Development and Healing," interview by David Bullard, *psychotherapy.net*, accessed May 8, 2018, https://www.psycho-therapy.net/interview/bessel-van-der-kolk-trauma.

46. "Trauma and the Brain: Why Congress is Finally Helping Traumatized Veterans," National Institute for the Clinical Application of Behavioral Medicine (website), accessed November 2, 2017. https://www.nicabm.com/trauma-and-the-brain-why-congress-is-finally-helping-traumatized-veterans/.

47. Claire Kearney 接受 Kristin Donnan 的訪談 , November 29, 2017.

48. Ross E. Vanderwert et al, "Timing of Intervention Affects Brain Electrical Activity in Children Exposed to Severe Psychosocial Neglect," Plos One (website), July 1, 2010, https://doi.org/10.1371/journal.pone.0011415.

49. Sarah R. Moore et al, "Epigenetic correlates of neonatal contact in humans," *Development and Psychopathology*, Vol. 29, Special Issue 5 (Dec. 2017):1517-1538. Published online Nov. 22, 2017. https://doi.org/10.1017/S0954579417001213.

50. 同注釋5, 96.

第3章

51. Thomas Ischler 與 Kristin Donnan 的訪談和通信 , May 18, 2018.

52. "Catherine," post on Thomas Ischler’ s Facebook page, "Breath Journey @ Trauma Release India," provided by Ischler.

53. "Five Element Framework," Traditional Chinese Medicine World Founda tion (website), accessed November 11, 2017, https://www.tcmworld.org/what-is-tcm/five-elements/.

54. Yang Ling, Dan Yang, and Wenlong Shao, "Understanding vomiting from the perspective of

17. Gert Hostege, Richard Bandler, and Clifford B. Saper (eds.), The Emotional Motor System, Vol. 107, in Progress in Brain Research. (Atlanta, GA: Elsevier Sci ence, 1996).
18. Prema McKeever 與 Kristin Donnan 的訪談和通信，September 23, 2018.
19. Jordan Rosenfeld, "9 Nervy Facts About the Vagus Nerve," Mental Floss (website), July 2, 2015, http://mentalfloss.com/article/65710/9-nervy-facts-about-vagus-nerve.
20. McKeever 的訪談
21. Stephen W. Porges, PhD, "The polyvagal theory: New insights into adap tive reactions of the autonomic nervous system," *Cleveland Clinical Journal of Medicine, 76,* Supplement 2 (April 2009):S86-S90, https://doi.org/10.3949/ccjm.76.s2.17
22. 同注釋21.
23. Michael Harris Bond (ed.), *The Oxford Handbook of Chinese Psychology,* quoting Ryan and Deci (2001), cf. Ryff (1989), New York: Oxford University Press (2010), 327.
24. 同注釋23, 330.
25. Bond, quoting Argyle, Martin, and Crossland (1989); Diener (1984), 329.
26. National Trauma Institute, "Trauma Statistics & Facts," 2017, accessed January 10, 2018, https://www.nattrauma.org/what-is-trauma/trauma-statis tics-facts/.
27. Centre for Research on the Epidemiology of Disasters (CRED), *The Human Cost of Natural Disasters 2015: A global perspective (2015).*
28. C. Benjet et al, "The epidemiology of traumatic event exposure world wide: results from the World Mental Health Survey Consortium," *Psychological Medicine,* 46:2 (January 2016):327-343, published online by Cambridge University Press, October 29, 2015, https://doi.org/10.1017/S0033291715001981.
29. National Trauma Institute.
30. American Psychiatric Association, "DSM-5 Fact Sheets: Posttraumatic Stress Disorder," 2013, accessed January 10, 2018, https://www.psychiatry.org/psychiatrists/practice/dsm/educational-resources/dsm-5-fact-sheets.
31. Laura K. Jones and Jenny L. Cureton, "Trauma Redefined in the DSM-5: Rationale and Implications for Counseling Practice," *The Professional Counselor,* accessed January 10, 2018, http://tpcjournal.nbcc.org/trauma-redefined-in-the-dsm-5-rationale-and-implications-for-counseling-practice/.
32. 同注釋5.
33. Updesh Singh Bedi and Rohit Arora, "Cardiovascular Manifestations of Posttraumatic Stress Disorder," *Journal of the National Medical Association,* 99:6 (June 2007).
34. John B. Williamson et al, "Maladaptive autonomic regulation in PTSD ac celerates physiological aging," *Frontiers in Psychology,* January 21, 2015, https://doi.org/10.3389/fpsyg.2014.01571.
35. 同注釋34.
36. 同注釋34
37. Andrea L. Roberts, PhD, et al, "Posttraumatic Stress Disorder and Inci dence of Type 2 Diabetes Mellitus in a Sample of Women: A 22-Year Longitudinal Study," *JAMA Psychiatry,* 72:3 (2015):203-210. Published online January 7, 2015, https://doi.org/10.1001/

76. 同注釋74.

77. Natural Medicine Journal contributors, "An Evidence-based Review of Qi Gong by the Natural Standard Research Collaboration," 2:5 (May 2010), https://www.naturalmedicinejournal.com/journal/2010-05/evidence-based-review-qi-gong-natural-standard-research-collaboration.

78. "Reiki," National Center for Complementary and Integrative Health, National Institutes of Health, accessed January 15, 2018, https://nccih.nih.gov/health/reiki-info.

79. Karl Maret, "Energy Medicine in the United States: Historical Roots and the Current Status," Foundation for Alternative and Integrative Medicine, accessed January 10, 2018, http://www.faim.org/energy-medicine-in-the-united-states.

80. David Griner, "Ikea 'Bullied' a Potted Plant While Encouraging Another, Then Showed Schoolkids the Impact," Adfreak (blog), Adweek, May 8, 2018, https://www.adweek.com/brand-marketing/ikea-bullied-a-potted-plant-while-encouraging-another-then-showed-schoolkids-the-impact/.

81. "Meaningful Correlations in Random Data," The Global Consciousness Project, accessed January 8, 2018, http://noosphere.princeton.edu.

82. "How the Measurement Works," The Global Consciousness Project (website), accessed January 8, 2018, http://noosphere.princeton.edu/measurement.html.

83. "Measurement," The Global Consciousness Project.

第4章

84."The Elegant Universe," *NOVA*, Public Broadcasting Service, accessed May 20, 2018, www.pbs.org/wgbh/nova/elegant/resonance.html.

85. Jennifer Viegas, "Researchers Find the Proteins in Your Body are Vibrat ing Constantly," *Discovery News*, published on io9 Gizmodo (website), January 19, 2014, https://io9.gizmodo.com/researchers-find-the-proteins-in-your-body-are-vibratin-1504512048.

86. Kirstie Saltsman and Emily Carlson, "Five Ways Your Cells Deal With Stress," *Inside Life Science* (blog), *National Institute of General Medical Sciences*, 17 May, 2012, https://publications.nigms.nih.gov/insidelifescience/cells-deal-with-stress.html.

87. J. M. Randal, R.T. Matthews, and M.A. Stiles, "Resonant frequencies of standing humans," *Journal of Ergonomics*, 40:9 (2010):879-886, published online 10 Nov. 2010, https://doi.org/10.1080/001401397187711.

88. Catharine Paddock, PhD, "Sound waves separate tumor and blood cells," *Medical News Today* (website), August 28, 2014, https://www.medicalnewstoday.com/articles/281632.php.

89. Xiaoyun Ding et al, "Cell separation using tilted-angle standing surface acoustic waves," *Proceedings of the National Academy of Sciences*, 111:36 (Sept. 9, 2014):12992-12997, published online Aug. 25, 2014, https://doi.org/10.1073/pnas.1413325111.

90. "Sound = Vibration, Vibration, Vibration," Science World at Telus World of Science (website), https://www.scienceworld.ca/resources/activities/sound-vi bration-vibration-vibration, accessed May 20, 2018. (Note: U.S. English spelling replaced "neighbour" with "neighbor.")

traditional Chinese medicine," *Annals of Palliative Medicine*, 1:2 (July 2012), https://doi.org/10.3978/j.issn.2224-5820.2012.07.03.

55. 同注釋54.
56. "The Emotions," Chinese Medicine Living, accessed May 13, 2018, https://www.chinesemedicineliving.com/philosophy/the-emotions/.
57. Kate Macnamara 接受 Kristin Donnan 的訪談，May 19, 2018.
58. American Psychological Association, "Different approaches to psycho therapy," adapted from the *Encyclopedia of Psychology*(website), accessed 12 May, 2018, https://www.apa.org/topics/therapy/psychotherapy-approaches.
59. Macnamara 的個人交流 .
60. 同注釋59.
61. Matthew MacKinnon, MD, "The Science of Slow Deep Breathing," *Psy chology Today*(website), February 7, 2016, https://www.psychologytoday.com/blog/neuraptitude/201602/the-science-slow-deep-breathing.
62. 同注釋1.
63. 同注釋1.
64. Stanislav Grof, "Holotropic Breathing," YouTube video, published July 4, 2006, by Philippe Hanna, https://youtu.be/qCzG9QsM-Pw.
65. 同注釋64.
66. 同注釋64.
67. 同注釋5, 38.
68. Maggi Price, MA, et al, "Effectiveness of an Extended Yoga Treatment for Women with Chronic Posttraumatic Stress Disorder," *The Journal of Alternative and Complementary Medicine*,23:4 (2017):300-309.
69. 同注釋5, 206-7, 271.
70. Danny Brom et al, "Somatic Experiencing for Posttraumatic Stress Disorder: A Randomized Controlled Outcome Study," *Journal of Traumatic Stress*, 30:3 (June 2017): 304-312. Published online June 6, 2017, https://doi.org/10.1002/jts.22189.
71. David Berceli, "TRE Explanation," YouTube video, published Nov. 8, 2009, https://youtu.be/Cre_xwI3Oxg.
72. Frank Griffiths, "TRE® Tension, Stress, Trauma Release: A Revolutionary Way to Feel Better," YouTube video, published August 3, 2015, copyright ©2012 – The Berceli Foundation, https://youtu.be/WReAjA7Nx4M.
73. "60 latest scientific research articles on meditation and its effects," Tran scendental Meditation (website), April 11, 2016, https://tmhome.com/benefits/scientific-research-on-transcendental-meditation-benefits/.
74. "History of MBSR," Center for Mindfulness in Medicine, Health Care, and Society (website), accessed January 14, 2018, https://www.umassmed.edu/cfm/mindfulness-based-programs/mbsr-courses/about-mbsr/history-of-mbsr/.
75. 同注釋74.

for Transformation (website), accessed February 7, 2018, http://robertmasters.com/writings/spiritual-bypassing/.

110. 同注釋109.

111. Leo Searle, "Heartfulness—Could it Be the Key to Mindfulness?"*Break Out of Your Mind... and awaken to Being* (blog), February 7, 2015, https://break-outofyourmind.wordpress.com/2015/02/07/heartfulness-mindfulness/.

112. Jon Kabat-Zinn, "Heartfulness," YouTube video published by Omega In stitute for Holistic Studies, September 23, 2011, https://youtu.be/6aaJtBKwK9U.

113. Jing Li, Christer Ericsson, and Mikael Quennerstedt, "The mean ing of the Chinese cultural keyword xin,"*Journal of Languages and Cul ture*, 4:5(July 2013):75, https://academicjournals.org/journal/JLC/article-abstract/22274EC2067.

114. Shohaku Okumura, "What is Kokoro?" Lion's Roar (website), June 16, 2017, https://www.lionsroar.com/dharma-dictionary-kokoro/.

115. Barbara O'Brien, "Three Kinds of Mind: Understanding Citta, Vijnana and Manas,"*Rethinking Religion*(blog), February 8, 2017, https://rethinkingreli-gion-book.info/three-kinds-of-mind-understanding-citta-vijnana-and-manas/.

116. 同注釋114.

117. 同注釋114.

118. Okumura; Shunryu Suzuki,Zen Mind, Beginner's Mind, Boston: Shamb hala Publications, Inc. (2006). 中文版：鈴木俊隆，《禪者的初心》，橡樹林，2015年。

119. 同注釋114.

第6章

120. Stacy S. Drury et al, "The Association of Telomere Length with Family Violence and Disruption,"Pediatrics, 134 (June 2014):e128-e137, http://pediat-rics.aappublications.org/content/pediatrics/early/2014/06/10/peds.2013-3415.full.pdf.

121. Thomas W. McDade et al, "Early origins of inflammation: microbial exposures in infancy predict lower levels of C-reactive protein in adulthood,"Proceedings of the Royal Society B: Biological Sciences, 277(1684):1129-37 (De cember 9, 2009). https://doi.org/10.1098/rspb.2009.1795.

122. J. Saklatvala, J. Dean, and A. Clark, "Control of the expression of inflam matory response genes,"Proceedings from the Biochemical Society Symposium, 70 (2003):95-106.

123. Rachel Yehuda et al, "Transgenerational Effects of Posttraumatic Stress Disorder in Babies of Mothers Exposed to the World Trade Center Attacks dur ing Pregnancy,"The Journal of Clinical Endocrin*ology & Metabolism*, 90:7 (July 1, 2005):4115-4118, https://doi.org/10.1210/jc.2005-0550.

124. Yehuda et al, "Transgenerational Effects."

125. Rachel Yehuda et al, "Low Cortisol and Risk for PTSD in Adult Offspring of Holocaust Survivors,"*The American Journal of Psychiatry*, 157:8 (August 2000):1252-1259. Published

第二部
第5章

91. "List of ethnic cleansing campaigns," Wikipedia, accessed November 13, 2017, https://en.wikipedia.org/wiki/List_of_ethnic_cleansing_campaigns.

92. GlebTsipursky, PhD, "How to Manage Your Thoughts, Feelings, and Behaviors: New research helps explain how we manage our brains and achieveourgoals,"*Psychology Today*, April 13, 2016, https://www.psychologytoday.com/blog/intentional-insights/201604/how-manage-your-thoughts-feelings-and-behaviors.

93. 同注釋92.

94. 同注釋92.

95. Morgan Griffin, "Give Your Body a Boost—With Laughter," WebMD, accessed November 15, 2017, https://www.webmd.com/balance/features/give-your-body-boost-with-laughter#*1*.

96. Justin Storbeck and Gerald L. Clore, "On the interdependence of cogni tion and emotion,"*Cognition& Emotio*, 21:6 (2007):1212-1237, https://doi.org/10.1080/02699930701438020.

97. Suzanne Oosterwijk et al, "States of mind: Emotions, body feelings, and thoughts share distributed neural networks,"NeuroImage, 62:3 (September 2012):2110-2128. Published online June 5, 2012, https://doi.org/10.1016/j.neu roimage.2012.05.079.

98. Marta I. Garrido et al, "Functional Evidence for a Dual Route to Amygda la,"*Current Biology*,22:2 (January 24, 2012):129-134, https://doi.org/10.1016/j.cub.2011.11.056.

99. 同注釋96.

100. 同注釋97.

101. 同注釋97.

102. Anne Trafton, "How the brain processes emotions: Neuroscientists iden tify circuits that could play a role in mental illnesses, including depression,"*MIT News*(website), March 31, 2016, http://news.mit.edu/2016/brain-processes-emotions-mental-illness-depression-0331.

103. Ferris Jabr, "The evolution of emotion: Charles Darwin's little-known psychology experiment,"*Observations* (blog), *Scientific American*, May 24, 2010. https://blogs.scientificamerican.com/observations/the-evolution-of-emotion-charles-darwins-little-known-psychology-experiment/.

104. Paul Ekman, Robert W. Levenson, and Wallace V. Friesen, "Autonomic Nervous System Activity Distinguishes Among Emotions,"Science, 221:4616 (6 September 1983):1208-1210.

105. Bryn Farnsworth, PhD, "Top 5 Facial Expression Research Articles,"iMotions(blog), May 9, 2017, https://imotions.com/blog/top-5-facial-expres sion-research-articles/#.

106. "Part 1 Dr. Peter Salovey – Yale University," YouTube interview by Lea Brovedani, published August 3, 2008, https://youtu.be/zfZkbyjP7w0.

107. "Part 2 Dr. Peter Salovey – Yale University," YouTube interview by Lea Brovedani, published August 3, 2008, https://youtu.be/HH86sYY6zWU.

108. 同註解106.

109. Robert Augustus Masters, PhD, "Spiritual Bypassing: Avoidance in Holy Drag," Masters Center

143. Julian Baker, "Fascia Facts," Functional Fascia (website), accessed Febru ary 13, 2018, https://functionalfascia.com/whats-it-all-about/fascia-facts/.
144. Jonathan FitzGordon, "Walking and Breathing: The Psoas Muscle and the Diaphragm,"CoreWalking for Pain Relief (website), June 14, 2016, https://corewalking.com/walking-and-breathing/.
145. FitzGordon.
146. "Story of England—Victorians: Religion," English Heritage (website), accessed February 15, 2018, http://www.english-heritage.org.uk/learn/story-of-england/victorian/religion/.
147. "People Want the Choice on Hijab—But the Regime Won't Listen,"IranWire.com(website), accessed February 15, 2018, https://iranwire.com/en/features/5148.
148. Jeffrey Kluger, "How Cuddling Saves Tiny Babies,"Time (website), Janu ary 8, 2014, http://time.com/504/how-cuddling-saves-tiny-babies/.
149. "Violence against women,"World Health Organization(website), No vember 29, 2017, http://www.who.int/news-room/fact-sheets/detail/violence-against-women.
150. "Statistics by Topic / Sexual Violence," United Nation's Children's Fund (website), accessed June 11, 2018, https://data.unicef.org/topic/child-protection/violence/sexual-violence/.
151. "Victims of Sexual Violence: Statistics," Rape, Abuse & Incest National Network (website), accessed June 11, 2018, https://www.rainn.org/statistics/victims-sexual-violence.
152. 同注釋151.

第8章

153. Mindy Weisberger, "Why Are Human Babies So Helpless?"*LiveScience* (website), May 2, 2016, https://www.livescience.com/54605-why-are-babies-helpless.html.
154. 同注釋153.
155. Madeline L. Pfau and Scott J. Russo, "Peripheral and central mechanisms of stress resilience," *Neurobiology of Stress*, 1(January 2015):66-79. Published online September 30, 2014, https://doi.org/10.1016/j.ynstr.2014.09.004.
156. Jeffrey E. Young, Janet S. Klosko, and Marjorie E. Weishaar, *Schema Therapy: A Practitioner's Guide*, New York: The Guilford Press (2003), 33.
157. "Schema Therapy," American Psychological Association description of a video with Jeffrey E. Young, PhD, accessed June 12, 2018, http://www.apa.org/pubs/videos/4310804.aspx?tab=2.
158. Myron Sahraf, *Fury on Earth: A Biography of Wilhelm Reich*, from *Editions les atomes de l'âme* (2011), 45-51. Originally published: New York: St. Martin's Press, 1983.
159. Richard A. Blasband, MD, review of *Adventures in the Orgasmatron: How the Sexual Revolution Came to America*, by Christopher Turner, in *Subtle Ener gies & Energy Medicine*, 21:2 (2010):65.
160. 同注釋159, 65.
161. 同注釋159, 70.
162. 同注釋159, 70.
163. "Top 5 Strongest Muscles in the Body," *FitnessBuilder* (blog), published by AnyTime Health, LLC, August 24, 2012, https://www.pumpone.com/blog/57.

online August 1, 2000, https://doi.org/10.1176/appi.ajp.157.8.1252.

126. Rachel Yehuda et al, "Holocaust Exposure Induced Intergenerational Ef fects on FKBP5 Methylation,"*Biological Psychiatry*, 80 (September 1, 2016):372-380, https://doi.org/10.1016/j.biopsych.2015.08.005.

127. John Greally, "Over-interpreted epigenetics study of the week,"*Epgntx Einstein* (blog), published August 23, 2015, by the Center for Epigenetics at the Albert Einstein College of Medicine (website), New York City, http://epgntxein-stein.tumblr.com/post/127416455028/over-interpreted-epigenetics-study-of-the-week.

128. Edith Heard and Robert A. Martienssen, "Transgenerational Epigentic Inheritance: Myths and Mechansims,"Cell, 157:1 (27 March 2014):95-109, https://doi.org/10.1016/j.cell.2014.02.045.

129. "Family Systems Therapy,"*Psychology Today* (website), accessed February 10, 2018, https://www.psychologytoday.com/therapy-types/family-systems-therapy.

130. Robert Todd Carroll, "Bert Hellinger and family constellations,"*The Skeptic's Dictionary*, Hoboken, NJ: John Wiley & Sons (2003). Viewed online at the accompanying website, February, 10, 2018. http://skepdic.com/hellinger.html.

131. "Bert Hellinger's controversial therapy by Herman Nimis, September 2005,"initially accessed February 8, 2018, via Alert! magazine, https://afa.home.xs4all.nl/alert/engels/hellinger_e.html (link since defunct). Found also on May 27, 2019, https://magonia.com/wp-content/uploads/Alert-bert-hellingers-con troversial-therapy.pdf.

第7章

132. Eugene Gendlin, *Focusing*, New York: Bantam Dell (1981), 37.

133. 同注釋132.

134. Peter Levine, Healing Trauma: A Pioneering Program for Restoring the Wisdom of Your Body, Audiobook, Chapter 3. Louisville, CO: Sounds True (October 1, 2008).

135. 同注釋132, 38.

136. Bonnie Bainbridge Cohen, "The Role of Organs in Movement," Body-Mind Centering (website), accessed February 15, 2018, https://www.bodymind centering.com/the-role-of-the-organs-in-movement/.

137. Bonnie Bainbridge Cohen, "Fluidity of Movement in Health and Vital ity," Body-Mind Centering (websiie), accessed February 15, 2018, https://www.bodymindcentering.com/fluidity-of-movement-in-health-and-vitality/.

138. 同注釋136

139. John Douillard, Perfect Health for Kids: Ten Ayurvedic Health Secrets Every Parent Must Know, Berkeley, CA: North Atlantic Books (2004), 296.

140. 同注釋139, 296.

141. 同注釋139, 299.

142. 同注釋139, 296-7.

164. Natalie Keany 書面信件，June 13, 2018.

165. MizukiImazu 接受 Kristin Donnan 的訪談 , November 30, 2017.

第9章

166. Peter Levine, *Waking the Tiger*, Berkeley, CA: North Atlantic Books (1997), 31.
彼得・列汶，《喚醒老虎》，奧修生命之道學苑，2013年。

167. 同注釋166, 31.

168. 同注釋166, 49–50

169. 同注釋166, 50–51.

170. 同注釋166, 50.

第三部

第10章

171. Vinoth K. Ranganathan et al, "From mental power to muscle power —gaining strength by using the mind," Neuropsychologia, 42:7 (2004):944-956, accessed November 5, 2018, https://doi.org/10.1016/j.neuropsychologia.2003.11.018.

172. "Hyperventilation Home Treatment," WebMD, accessed March 27, 2018, https://www.webmd.com/a-to-z-guides/tc/hyperventilation-home-treatment#1.

173. Jack Lee Rosenberg, Body, Self, & Soul: Sustaining Integration, Atlanta, GA: Humanics Limited (1985):106-107. (Page numbers from 3rd printing, 1989).

174. Jack Lee Rosenberg, *Body, Self, & Soul: Sustaining Integration*, Atlanta, GA: Humanics Limited (1985):106-107. (Page numbers from 3rd printing, 1989).

175. 同注釋173, 108.

176. 同注釋173, 111-112.

177. "Tetany," ScienceDirect (website), Elsevier' s compilation of peer-reviewed journals, accessed October 14, 2018,https://www.sciencedirect.com/topics/medicine-and-dentistry/tetany.

178. Lanz, "About Shantam."

第11章

179. Shantam Lanz, "Home," Fluid Presence (website), accessed April 13, 2018, http://fluidpresence.net.

Feel to Heal: Releasing Trauma Through Body Awareness and Breathwork Practice by Giten Tonkov

First published in English by BioDynamic Breathwork & Trauma Release Institute.

Published by arrangement with Alexander "Giten" Tonkov c/o BioDynamic Breathwork & Trauma Release LLC., through LEE's Literary Agency

釋放創傷，從呼吸開始

出　　版／楓樹林出版事業有限公司
地　　址／新北市板橋區信義路163巷3號10樓
郵 政 劃 撥／19907596 楓書坊文化出版社
網　　址／www.maplebook.com.tw
電　　話／02-2957-6096
傳　　真／02-2957-6435
作　　者／吉騰・湯柯夫
譯　　者／祝家康
企 劃 編 輯／王瀅晴
港 澳 經 銷／泛華發行代理有限公司
定　　價／480元
初 版 日 期／2021年8月

國家圖書館出版品預行編目資料

釋放創傷,從呼吸開始 / 吉騰・湯柯夫作；祝家康翻譯. -- 初版. -- 新北市：楓樹林出版事業有限公司, 2021.08　面； 公分

ISBN 978-986-5572-51-8（平裝）

1. 呼吸法 2. 健康法

411.12　110010439